Von Sascha Leßmann bisher erschienen:
„Besuch der Schatten". ISBN 978-3-940818-32-4. Herbst 2009

www.himmelstuermer.de
E-mail: info@himmelstuermer.de
Originalausgabe, September 2010
Nachdruck, auch auszugsweise, nur mit Genehmigung des Verlages
Rechtschreibung nach Duden, 24. Auflage

Coverfoto: © http://www.bennothoma.nl
Das Modell auf dem Coverfoto steht in keinen Zusammenhang mit dem Inhalt des Buches und der Inhalt des Buches sagt nichts über die sexuelle Orientierung des Modells aus.

Umschlaggestaltung: Olaf Welling, Grafik-Designer AGD, Hamburg.
www.olafwelling.de
Printed in Czech Republic

ISBN 978-3-940818-47-8

Sascha Lessmann

Mandibular

ROMAN

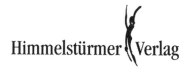

Ich bin der Geist der stets verneint!
Und das mit Recht, denn alles was entsteht,
ist wert das es zugrunde geht;
Drum besser wär's, dass nichts entstünde.
So ist denn alles was ihr Sünde, Zerstörung,
kurz das Böse nennt,
mein eigentliches Element!

Goethe

1
7. Dezember 2008

Smooth hatte in seiner kurzlebigen Stricherkarriere so manch bizarren Kundenwunsch erfüllt, doch kein Wunsch war so bizarr wie der jenes Klienten, den er vor ein paar Wochen im Westpark kennen lernte. Dass Fynn – so nannte sich besagter Klient – nicht auf einen Blowjob oder den üblichen Fick aus war, schnallte Smooth schon während ihrer ersten Begegnung.

Bereits mehrere Abende hatte ihn dieser Fremde an seinem Stammplatz im Park beobachtet, bevor er ihn ansprach und zu sich nach Hause einlud. Normalerweise lehnte Smooth solche Angebote ab, da es viel zu riskant war, aber die Sehnsucht nach Amphetaminen und ein paar neuen Klamotten ließ ihn oft seine Prinzipien vergessen.

„Kommst mit mir nach Hause?", hatte Fynn gefragt, die Hände in den Seitentaschen seiner schwarzen Sommerjacke aus glänzendem Polyester vergraben.

„Mach ich nicht. Niemals", wehrte Smooth ab, wohl eher aus Gewohnheit als aus ernst gemeinter Ablehnung. „Hier oder von mir aus auch in deinem Auto."

„Hab kein Auto. Komm mit zu mir." Der Typ scharrte mit seiner Schuhspitze nervös im staubigen Schotter, bis eine dünne graue Schicht das weiße Leder bedeckte. Nur selten schaute er Smooth in die Augen und es schien, als traue er sich nicht, mit einer krassen Nachricht herauszurücken. Smooth wusste, wann er es mit Leuten zu tun hatte, denen Spezielles auf den Nägeln brannte.

„Sorry, aber was mach ich, wenn du irgendein Perverser bist? Die Welt ist voll davon."

„Bin ich nicht. Zumindest möchte ich dir nicht wehtun."

Smooth grinste und entblößte eine Reihe Raucherzähne, die er offenbar auch durch mehrmaliges Putzen nicht ganz vom gelblichen Belag befreien konnte. „Oh, das beruhigt mich ungemein, ehrlich. Ich mein, dass du mir nicht wehtun möchtest."

„Ich bitte dich nur, mich zu begleiten."

„Alter, was machst du so ein Affentheater? Ich blas dir einen oder ich fick dich, egal in welches Loch. Meinetwegen kannste auch mich ficken. Aber ich geh nicht mit in deine Butze. Das mach ich erst dann, wenn ich dich besser kenne."

Der Klient legte den Kopf schief. „Ach, und du glaubst, du lernst mich in einer dieser dunklen Ecken jemals so gut kennen, dass du mir vertrauen kannst?" In seiner Stimme schwang schnörkelloser Zynismus mit.

„Mann, du kapierst es echt nicht, oder? Lass es uns hier machen", Smooth nickte rasch in die Richtung des Toilettenhäuschens, „oder gar nicht!"

Der Klient ignorierte ihn und probierte eine andere Taktik aus. „Deine Geschäfte laufen zurzeit nicht besonders …"

Das hörte Smooth nicht gern, zumal der Fremde Recht hatte. Er war 22 Jahre alt und viele seiner Konkurrenten erheblich jünger als er. Trotzdem wollte er diese Anmerkung nicht kommentarlos auf sich sitzen lassen. „Das liegt daran, dass die meisten Kerle dich in meiner Nähe sehen und vorher Leine ziehen", konterte er. „Du bist ihnen nicht geheuer."

Daraufhin schüttelte der Klient hoffnungslos den Kopf, wie ein Vater, der einsah, dass es nichts brachte, seinem Sohn wieder und wieder etwas zu erklären, das er partout nicht verstand. Er angelte ein kleines transparentes Plastiktütchen aus der Jackentasche und gleichzeitig begannen Smooth' Augen beim Anblick des zuckerartigen Inhalts erwartungsvoll zu funkeln.

„Kannst alles haben."

„Wie viel ist das?"

„Keine Ahnung, aber es ist nicht mit irgendeinem Scheiß gestreckt. Und es lässt dich vergessen, wer du bist. Darum geht es dir doch?"

In der Tat. Sobald Smooth das Zeug durch seine Nasenlöcher schniefte, war es ihm ein paar Stunden egal, dass seine Mutter tot und sein Vater ein Säufer war. Und seine Schwester, die sich von der Familie abgegrenzt hatte, war ihm auch schnuppe. Dieses arrogante Miststück, das sich nicht mal zu Weihnachten bei ihm meldete, obwohl sie wusste, dass ihm manchmal sogar das Geld für eine warme Mittagsmahlzeit fehlte. Deswegen musste er regelmäßig den Fraß aus der Suppenküche runterschlingen, während ihm der ordinäre Pennergestank den Appetit verdarb.

„Lass uns einen Kompromiss schließen, mein Schöner", sagte Smooth versöhnend. „Du gehst mit zu mir und dann kommen wir zum Geschäftlichen. Ich mache alles, außer kranker Scheiße. Nichts mit Kacke, Blut oder was weiß ich."

„In Ordnung. Mir schwebt nichts dergleichen vor."

Später, als Smooth seinen hartnäckigen Begleiter in die versiffte, jedoch aufgeräumte 45 Quadratmeterwohnung führte, dachte er betrübt darüber nach, dass er sein Leben für ein lächerliches Tütchen Koks aufs Spiel setzte. Man wusste nie, an wen man geriet. Je verführerischer die Lockangebote waren, desto sicherer konnte man sein, dass die Kunden Außergewöhnliches verlangten. Zumindest nicht etwas, was man als tagtäglich betrachtete. Smooth hatte schon Windeln getragen, an Schnullern genuckelt und einem 60jährigen Opa in der Duschwanne in den Mund gepisst. Aber das waren Tätigkeiten, die er noch als erträglich empfand, denn er fügte sich dabei selbst keinen Schaden zu und die Kunden waren bei solchen Spielereien so spendabel, dass der Pillenvorrat für zwei Wochen reichte. Wenn, dann pisste er seinen Klienten an und nicht der Klient ihn. Und selbst das machte er nur, wenn er wirklich knapp bei Kasse war. Er war nicht wie Matteo, die billige Schlampe. Der ließ für ein bisschen Gras noch ganz andere Dinge mit sich machen. Einige seiner Bekannten gingen auf Autobahnrastplätzen anschaffen und waren so blutjung, dass sie keine andere Möglichkeit hatten, als mit dem Fahrrad dorthin zu kommen. Manche lutschten ihren Lehrern die Schwänze, um trotz hoher Fehlstundenzahlen gute Noten zu kriegen.

Im Großen und Ganzen konnte Smooth getrost behaupten, dass er abgehärtet war gegenüber allen fremdartigen sexuellen Begierden, die da noch auf ihn zukommen mochten. Beim Anliegen des obskuren Fremden in der warmen Juninacht gruselte es ihm dann aber doch etwas.

„Sag mal, kannst du schauspielern?"

Die Frage verwirrte Smooth. „Was meinst du?"

Sie saßen an seinem Couchtisch, auf dem die leeren Bierflaschen vom gestrigen Abend noch standen. Hätte er geahnt, heute einen Klienten zu Besuch zu haben, hätte er sie natürlich weggeräumt und die Tischplatte abgewischt. Er legte großen Wert auf Hygiene, doch da er sich wenig in den eigenen vier Wänden aufhielt, konnte er sich immer nur ums Gröbste kümmern. Den Laminatfußboden saugte er regelmäßig ab, zum Wischen war er zu faul. Vor die losen Tapetenstellen an der

Wand hatte er Bilder gehängt. Keine Schnappschüsse von Freunden, sondern von Fließbandmännermodells, die er uninspiriert aus dem Internet gezogen und ausgedruckt hatte. Gegen die Wichsflecken auf den Sitzmöbeln hatte er auch mit dem stärksten Polsterreiniger nichts ausrichten können. Deshalb hatte er Überzüge gekauft, die ihn im Rahmen seiner finanziellen Verhältnisse ein Vermögen kosteten und die er über die Couchgruppe stülpte. Aber sie verrutschten leicht, sobald man sich draufsetzte oder die Stellung wechselte. Es gab keine Schränke, in denen sich überflüssiger Krimskrams ansammeln konnte. Die staubigen Gardinen schüttelte er jeden Monat aus.

„Bist du emphatisch? Besitzt du Empathie?"

„Was heißt das?"

Der Fremde schmunzelte: „Kannst du dich gut in andere Leute hineinversetzen?"

Ach so. Jetzt klingelte es. „Rollenspiele?", fragte Smooth.

„Richtig", antwortete der Klient. „Wirst du ja sicher kennen?"

„Logo. Wen soll ich spielen? Für einen Grundschüler bin ich leider zu alt. Obwohl …", Smooth legte den Zeigefinger an die Unterlippe, „ich hab schon mal ein Baby gespielt. Hat mir nicht gefallen. In den Windelhosen hab ich geschwitzt. War letztes Jahr im Hochsommer."

„Nein, du sollst keinen Schüler spielen. Und auch kein Baby."

„Was dann?"

Der Klient zögerte und überlegte einen Moment, ob er den folgenden Schritt wagen sollte. Er malte mit dem Fingernagel eine Ringelblume in den Stoff der Sofalehne. Seine Augen blickten starr und ausdruckslos durch Smooth hindurch, was dem Jungen Angst einflößte. Schließlich verschwand seine Hand in der Jackeninnentasche und kam mit einem Foto zwischen Zeige- und Mittelfinger wieder zum Vorschein. Er legte es auf den Tisch, tippte mit dem Zeigefinger darauf und schob es im Slalom um die Bierflaschen Smooth unter die Nase.

Neugierig schaute er sich das Motiv an und furchte die Stirn: „So einen soll ich spielen?"

„Nicht ganz", entgegnete der Klient, der ein weiteres Foto hervorzauberte und es neben das erste legte.

Dieses Foto war noch abgefahrener, jedenfalls empfand Smooth es so. Er hatte so eine Abbildung noch nie gesehen und im trüben Licht des Deckenfluters konnte er nicht einmal erkennen, ob es sich bei dem Motiv um einen Menschen oder ein Tier oder um eine Mischung aus beidem handelte.

„Ist das aus einem Film?"
„Das Foto ist echt."
Allmählich dämmerte es Smooth und er fühlte sich wie vor den Kopf geschlagen. Von allen Storys, die er bei anderen Strichern aufgeschnappt hatte, war ihm derart Ausgefallenes noch nicht untergekommen.

Der Klient musste das Entsetzen in seiner Miene bemerkt haben, denn er schob ihm das Koks über den Tisch zu und sagte besänftigend: „Nimm's und überleg's dir. Wir müssen heute noch nicht damit anfangen, wenn du nicht willst und Bedenkzeit brauchst."

„Du bist echt ganz schön durchgeknallt", stöhnte Smooth und stöberte zwischen den uralten Computerspielzeitschriften unter dem Tisch den zerkratzten Schminkspiegel seiner Mutter auf und balancierte ihn vor sich auf den Knien. Dann nahm er den großzügigen Obolus, warf ihn von einer gewölbten Handfläche in die andere und schätzte das Gewicht wie in einer Waagschale. Vielleicht sechs bis sieben Gramm, die der Freier ihm für diese Unterhaltung spendierte.

Nicht schlecht, Herr Specht, dachte Smooth.

„Du bekommst für jedes Treffen 500 Euro", sagte der Klient. „Wenn du deine Sache gut machst, leg ich noch mal 500 drauf."

Nach diesen Worten blühte Smooth innerlich auf. 1.000 Mäuse! Was für eine irre Summe! Soviel verdiente er meist in 14 Tagen nicht! Und wenn es mal besser lief, musste er den Löwenanteil sowieso an Gonzo abdrücken.

„Damit du siehst", fuhr sein Gegenüber fort, „wie ernst es mir ist, gebe ich dir 250 Mäuse für den heutigen Abend."

„Wie?", fragte Smooth verdutzt. „Einfach so?"

Der Klient lächelte begütigend und wiederholte: „Einfach so."

„Ohne, dass ich was mache?" Smooth fasste es nicht. Was war er für ein beschissener Glückspilz! Wie geil, dass Rockefeller nicht einen anderen angesprochen, sondern direkt ihn ausgesucht hatte. „Moment", sagte er und kippte ein Häufchen Koks auf den Spiegel. „Hast du das schon vorher mit irgendwem hier in der Stadt getrieben?" Er fischte die Visitenkarte seines Drogenberaters aus dem Portemonnaie, hakte das Pulver auseinander und bildete unter schabenden Geräuschen zwei parallel verlaufende Linien daraus.

Einen Atemzug lang wanderten die Augäpfel des Klienten nach links, bevor er antwortete. Smooth deutete das als Lüge.

„Nein. Auch für mich ist es das erste Mal. Ich suche jetzt eine vertraute Person, mit der ich es ausleben kann. Du sollst diese Person sein."

„Also dient dieses Gespräch zum Vertrauensaufbau?"

„Als genau das ist es gedacht."

Smooth wickelte das bekritzelte Blatt eines Postblocks um einen Kugelschreiber und rollte es auf den Durchmesser einer Zigarette zusammen. „Und wie heißt du?"

„Mein Name ist nicht wichtig."

„Ich dachte, wir wollen Vertrauen aufbauen?"

„Mein Name ist unwichtig", wiederholte der Mann. „Wenn du unbedingt einen Namen zu meinem Gesicht brauchst, dann nenn mich einfach Fynn."

„Okay, Fynn."

Im Folgenden klärten sie Details. Hauptsächlich legte Fynn dar, was er sich unter einem Treffen vorstellte, welche Praktiken er bevorzugte und was er sich von Smooth wünschte. Smooth hörte ihm nur mit halbem Ohr zu, weil er damit beschäftigt war, sich das Koks reinzuziehen und in Gedanken das Geld ausgab, das er von Fynn bekam. Er musste sich eingestehen, dass Fynn eine ziemlich kranke Fantasie innewohnte, aber er schilderte sein Ansinnen sachlich, höflich und freundlich. Smooth spürte in seiner Gegenwart keine Form von Bedrohung. Also sah er auch keinen Grund darin, das lukrative Geschäft platzen zu lassen.

Inzwischen waren Monate vergangen und sie hatten sich sieben Mal getroffen. Vier Mal in Smooth' und drei Mal in Fynns Wohnung. Fynn hatte ihn stets mit großem Respekt behandelt, obwohl seine Aufforderungen immer grenzwertiger wurden.

Anfangs verlangte Fynn von Smooth, er sollte sich abstrus verhalten und grotesk bewegen. Durch Fynns Bezahlung hatte er sich Internet zulegen können und recherchiert, wie sich Menschen mit Spasmen und körperlichen Behinderungen verhielten, beziehungsweise wie sie gestikulierten und sich artikulierten. Wenn Fynn auf der Couch saß und begann, seinen Schwanz zu massieren, wusste Smooth, dass er seinen Job richtig machte. Sobald er unverständliche Worte lallte und mit künstlich verkrampften Gliedmaßen durch die Wohnung taumelte, leuchteten Fynns Augen vor Erregung. Fynn war sein bester Kunde und ihre Treffen unterlagen festen Terminen. Unter keinen Umständen wollte Smooth ihn verlieren. Er gab sich alle Mühe.

Inzwischen waren Fynns Bitten noch ausufernder geworden. Er wünschte sich zum Beispiel extremen Schweißgeruch, was Smooth dazu veranlasste, vor jedem Treffen Klimmzüge an einem durchgesägten Besenstiel zu machen, den er in zwei gegenüberliegende Löcher im Türrahmen geklemmt hatte. Er rackerte sich an der provisorischen Stange ab, bis er so übel stank, dass er sich vor seinem eigenen Körpergeruch ekelte. Den Stiel nahm er schon gar nicht mehr aus der Zarge, weil er sich angewöhnt hatte, jeden Tag Sport daran zu treiben. Nach und nach hatte er sich auf diese Weise beachtliche Muskeln antrainiert. Ein wirklich netter Nebeneffekt. Normalerweise legte er viel Wert auf ein gepflegtes Äußeres. Für den noblen Fynn machte er allerdings gern eine Ausnahme.

Manchmal fragte sich Smooth, wie Fynn sich die Bezahlung leisten konnte und was er beruflich machte. Für gewöhnlich interessierte ihn das Leben seiner Kunden nicht, solange die Kohle stimmte. Doch als Fynn einen Bonus von 300 Euro anbot, wenn Smooth als Gegenleistung dafür erbrach, war für ihn glasklar, dass er zu den Besserverdienenden zählte.

Kotzen gegen Barzahlung. Das war schon eine skurrile Angelegenheit. Aber Fynn schien es tatsächlich anzuturnen.

Smooth hob und senkte seinen glänzenden Körper an der Stange und beobachtete stolz seinen wohlproportionierten Bizeps. Das spezielle Training, das gleichzeitig fünf Muskelgruppen beanspruchte, zeigte Erfolg. Sein Blick wanderte auf die Zeitanzeige des DVD-Players. Zehn vor acht. Gleich würde Fynn da sein. Geschickt drückte sich Smooth von der Stange ab und ließ sich auf die Füße gleiten. Er lockerte die Muskulatur und klopfte die Kreide von den Handinnenflächen. Das schweißnasse Haar klebte ihm an der Stirn. So mochte es Fynn. Er nahm den Besenstiel aus der Zarge, damit Fynn sich daran nicht versehentlich den Kopf stieß und stellte ihn in einer Ecke des Schlafzimmers ab. Danach spannte er ein altes Bettlaken über die Matratze und legte vorsorglich noch von Fynn besorgte Inkontinenzunterlagen darüber. Sollte das Laken zu schmutzig werden, konnte er es gleich im Anschluss komplett im Müllcontainer entsorgen.

Es läutete an der Tür.

Fynn war pünktlich wie immer.

„Du siehst gut aus", sagte er, als Smooth ihm die Tür öffnete. Winzige, allmählich tauende Schneekristalle bedeckten die Schulter seiner Lederjacke. Sein Gesicht war blass und die Wangen vor

Kälte gerötet.

„Hi, Fynn", stammelte Smooth und imitierte im Folgenden die Sprachstörungen, die ihn so anheizten. Mittlerweile kam er sich nicht mal mehr lächerlich vor, wenn er den Vollspasti mimte. „Möchtest du, dass ich es mir umschnalle?"

„Ja", hauchte Fynn und trat in den dunklen Flur, die Hände fröstelnd aneinander reibend. „Schnall es dir um."

Smooth griff das abenteuerliche Gestell, das neben der Garderobe lehnte. Fynn hatte es entworfen. Mit zwei herkömmlichen Hosengürteln konnte er es sich um den Körper binden. Er schloss die Schnallen vor Brust und Bauch so fest, bis ihm die Riemen ins Fleisch schnitten. Es war ziemlich schwer zu tragen, wenn er sich auf allen Vieren vor Fynn befand und er ihn von hinten in den Arsch fickte. Wie ein Bündel Holzscheite lastete es dann auf seinem Rücken. Fickte Smooth Fynn, beispielsweise auf einem Rollstuhl, dann brauchte er es nicht umschnallen. Aber das passierte nur in Fynns Wohnung, denn dort lagerte er all die Dinge, die man wohl sonst nur in Krankenhäusern vorfand.

Zielstrebig gingen sie ins Schlafzimmer. Smooth war auf dem Weg dorthin damit beschäftigt, die Riemen zu richten. Er trug nichts, außer seiner roten hautengen Markenshorts.

Im Allgemeinen gehörte es für Fynn zur Etikette, etwas Smalltalk zu betreiben, weil er mit Schweigepausen offenbar nicht gut umgehen konnte. Heute war er jedoch merkwürdig still. Er gab ihm nicht einmal Anweisungen, was er tun sollte. Sonst fuhr er richtig darauf ab, ihm zu sagen, er solle mit einem gestörten Gangbild vor ihm auf und ab laufen.

Aus seinen Internetrecherchen wusste Smooth, dass es Fynn nach neurologisch bedingten Gangstörungen gelüstete. Mal wollte er ein watschelndes Gangbild, das bei der Lähmung des mittleren Gesäßmuskels auftreten konnte, mal einen wie durch Huntington verursachten tänzelnden bis schwankenden Gang und mal einseitiges Einknicken, das man häufig bei Menschen mit zentraler Halbseitenlähmung beobachtete.

Da Fynn nur wortlos die Jacke abstreifte, sich den dicken Sweater über den Kopf zerrte und auf den alten Sessel setzte, entschied sich Smooth für einen kleinschrittigen breitbasigen Gang.

Fynn spreizte bei dem Anblick die Beine, zeigte sich aber ansonsten unbeeindruckt. Auch in seinem Gesicht konnte Smooth kein Anzeichen von Erregung erkennen.

„Was ist los? Mache ich was falsch? Du wirkst unzufrieden."

„Nein, du bist großartig. Mach weiter."

„Na gut", sagte Smooth achselzuckend und bewegte sich mit unregelmäßigen Schritten im Raum hin und her. Nach einer Weile – das Gefühl, dass Fynn mit den Gedanken ganz woanders war oder ihn irgendwas beschäftigte, steigerte sich – erkundigte sich Smooth erneut, ob er alles richtig mache. „Möchtest du, dass ich mir den Finger in den Hals stecke?"

Die Lavalampe auf dem Nachtschrank tauchte Fynns Miene in ein eigenwilliges Farbspiel aus rot und gelb. „Mach dir keine Sorgen, du bist meine beste Investition bisher." Er kratzte sich an der Schläfe.

„Irgendwas passt dir doch nicht."

„Ich will dich ficken."

Smooth zögerte. „Okay, wenn du heute nicht auf das Drumherum bestehst ..." Er schlüpfte aus seiner Short und warf sie Fynn zu, damit er daran schnuppern konnte. Doch auch danach war ihm nicht zumute. Stattdessen entblößte er sich kommentarlos bis auf die Haut. Zuletzt zog er sich die Wollhandschuhe von den Fingern. Darunter kamen Latexhandschuhe zum Vorschein. Solche, die man nur einmal benutzte und dann wegwarf.

„Was machst du?"

„Wonach sieht es aus? Ich steh drauf."

„Warum trägst du die Dinger?"

„Das macht's noch überzeugender. Ich bin ein experimenteller Mensch."

„Na, okay."

Verwundert darüber, dass Fynn vom klassischen Zeremoniell abwich, kniete sich Smooth auf die Bettkante. „Tob dich aus."

Er hörte das Quietschen der verschlissenen Polsterfederung des Sessels und ein Rascheln am Boden, als suchte Fynn noch irgendwas in seinen Klamotten. Neugierig wandte Smooth den Kopf zur Seite und sah, wie er etwas vom Boden aufhob. Dann begab er sich hinter ihn und stieß sanft mit der Brust gegen das verformte Plastik auf Smooth' Rücken. Smooth spürte, wie Fynns rechte Hand sich mit gespreizten Fingern auf sein Gesicht legte. Der Daumen blieb hinter den Ohrläppchen hängen und kraulte es gefühlvoll. Das war nicht etwa das Signal für Zuneigung, sondern dafür, dass es losgehen konnte.

Smooth wandte den Kopf hin und her, als wolle er sich von der Hand im Gesicht befreien und wehrte sich latent gegen den hartnäckigen Zeigefinger, der versuchte, in seine Mundhöhle einzudringen. Er presste die Lippen fest aufeinander, so dass Fynn etwas forscher vorgehen musste, bevor er mit seinem Finger bis zur Rachenhöhle gelangte und mit der Kuppe am Gaumenzäpfchen kitzelte.

Das gehörte zum Spiel. Gemäß der Situation, dass Fynn beim Akt versehentlich über die Stränge schlug, hatten sie ein Losungswort vereinbart, das Smooth nur auszusprechen brauchte, um einen sofortigen Abbruch zu erwirken.

In dem Moment, als Smooth zu würgen begann, dachte er plötzlich an einen Ort sehr weit weg von dem Dreckloch, das er seine Wohnung nannte. Er hatte sich als Kind immer gewünscht, einmal zu tauchen. Da sein Vater das wenige Geld aber lieber versoff oder in der Spielhölle verschleuderte, war ein Urlaub am Meer undenkbar gewesen. So stützten sich Smooth' Erinnerungen lediglich an ein paar Dokumentarsendungen, die er im Fernsehen angeschaut hatte.

Für einen Augenblick reiste er zur Costa del Sol, in die Tiefe des kühlen salzigen Mittelmeeres. Die Hitze trieb ihn hinein. Mit einem Kopfsprung und ausreichend Sauerstoff in den Lungen verschwand er aus der befremdlichen Welt, in der es Männer aufgeilte, für den Sex mit ihm Geld zu zahlen. Er tauchte hinab zum Meeresgrund und schwamm durch einen Parcours aus leuchtend purpurroten knorrigen Korallen, die aus den Hängen zerklüfteter Unterwasserfelsen wuchsen. Aus einem Spalt starrten ihn die kugelrunden Augen einer dunkelblauen gelb gesprenkelten Muräne an.

Smooth driftete nach links von dem Unterwasserfelsen ab und glitt über eine strahlend weiße Muschelbank hinweg. Kleine Krebse witterten Gefahr und vergruben sich sofort schützend im Sand, bis man ihre Existenz nicht einmal mehr erahnen konnte. Schollen, groß und flach wie Pizzateller, wagten gelegentlich mit hoher Wachsamkeit, ihre Tarnung auf dem Meeresgrund preiszugeben und ein paar Meter weiter einen nächsten Schlupfwinkel im Sand zu suchen.

Die Reise führte Smooth zu einer submarinen Landschaft aus jadegrünem Seegras, in dem sich allerlei Getier versteckte. Rotmaulgrundeln reckten die Köpfe aus den von Strömungen zum gemächlichen Tanz animierten, hin und her schwingenden Halmen hervor und beobachteten ihre Umgebung, während ein riesiger Hummer, eher hochnäsig, durch das Gras spazierte. Ein Schriftbarsch mit gelbgrüner Schwanzflosse flüchtete hektisch vor einem räuberischen Seeteufel, der offenbar Appetit bekommen hatte. Die Luft wurde knapper.

Smooth stillte seine Gier nach dieser zauberhaften Unterwasserwelt vorerst und schwamm allmählich wieder aufwärts, der silberfarbenen Kräuselung der Wasseroberfläche und der mediterranen Sonne entgegen. Er kreuzte dabei den Weg eines schillernden Sardellenschwarms, der jedoch ruckartig die Richtung änderte. Dann durchstieß sein Kopf die Oberfläche des ruhigen Meeres und frische Atemluft flutete seine Lungen. In der Ferne sprangen Delphine in Halbkreisen aus der See. Ihre perlgrauen Körper glitzerten feucht in der Sonne.

Schmerzen holten ihn in die Realität zurück. Mit jedem Stoß spürte er das Plastik über seine Rückenhaut schaben. Fynn griff ihm um die Taille, hievte ihn hoch und schob ihn ein Stück nach vorn. Smooth drehte den Kopf über die Schulter, sah ihm direkt in die Augen und machte entstellte gutturale Laute.

Wieder bugsierte Fynn ihn weiter auf das Kopfteil zu und Smooth fragte sich, warum er das tat. Dann schaute er schräg zu seinem Nachtschrank auf den Wecker.

Komisch, dachte er, sonst dauert das Vorspiel allein drei bis vier Stunden. Heute geht's schon nach drei bis vier Minuten zur Sache.

Erneut spürte er Fynns filigrane, aber starke Hände, die ihn auf das Kopfteil zuwuchteten. Instinktiv wollte Smooth auf Händen und Knien zurückkriechen, da er sich nicht den Schädel an der Wand stoßen wollte, doch Fynn ließ das nicht zu.

Immer rasanter spürte er Fynns Becken gegen seine Pobacken klatschen. Smooth brachte etwas mehr Kraft auf, um gegen Fynns Potenzial anzukämpfen.

Das Losungswort? Nein, immer mit der Ruhe. Dafür war es noch zu früh. Ein bisschen konnte er noch abwarten. Bis jetzt hatte er den Begriff nie aussprechen müssen.

Er bemerkte, wie Fynns Hand über das entstellte Plastik auf seinem Rücken glitt und schließlich im Nacken stoppte. Ein feiner Stich ließ ihn zusammenzucken. Sicher war er nicht, aber er glaubte, die Kanüle einer Spritze im Hals zu spüren.

„Was spritzt du mir, verdammt?"

„Das ist nur, damit es dir nicht weh tut."

„Was sollte mir denn wehtun …?"

Plötzlich raste ein scharfer Schmerz durch seine Schädeldecke und er wusste, dass Fynn die Finger tief in sein Haar grub und daran zog. Zuerst auf spielerische Weise, dann immer brutaler. Als Smooth' hinterer Schädelteil bis zwischen die Schulterblätter gezerrt wurde und sich seine Kehle so weit nach außen wölbte, dass er befürchtete, sein

Adamsapfel platze heraus, überkam ihn nackte Panik. Irgendetwas stimmte heute absolut nicht mit Fynn.

Smooth wollte *mandibular* sagen, aber er war nicht fähig zu sprechen. Deshalb trat er verzweifelt nach hinten aus, traf Fynn mit der Ferse irgendwo am Oberschenkel. Fynn reagierte nicht auf die Verteidigung und stieß Smooth stattdessen genau auf den Bettpfosten zu.

Das gehörte definitiv nicht mehr zum Spiel.

Ein erschrockener Schmerzensschrei entfuhr ihm. Fynn schmetterte seinen Schädel seitlich gegen die hölzerne Kugel des aufragenden Bettpfostens. Für Smooth war es, als knalle sein Kiefer ungebremst gegen einen Amboss. Seine Brust stach unter einer einsetzenden Hustenattacke und er hatte Angst, sich erneut zu übergeben. Ihm wurde schlecht und schwindelig. Er wollte Fynn etwas sagen, ihn um etwas bitten, um etwas flehen, aber er konnte nicht sprechen. Sein Unterkiefer musste gebrochen sein.

Ein weiteres Mal rammte Fynn seinen Kopf gegen den Pfosten und Smooth schoss die Galle hoch. Unaufhörlich setzte Fynn die Tortur fort. Smooth hörte Knochen unter seiner Gesichtshaut knacken und brechen.

Das letzte, was er hörte, war jedoch Fynns Stimme.

„Es tut mir leid", sagte er.

Er weinte.

2

8. DEZEMBER 2008

Der Neuschnee knirschte unter seinen Schuhsohlen. Und obwohl das Geräusch hypnotisierend wirkte, hastete Marius fuchsteufelswild über den Gehsteig der Hauptstraße. Er war so in Gedanken vertieft, dass ihm sein Tempo überhaupt nicht bewusst war. Die Wut trieb ihn voran und er befürchtete, dass Gleichgewicht zwischen Vernunft und Rachsucht zu verlieren, wenn er emotional geladen war. Die Grenze zwischen Liebe und Wahnsinn war wirklich nur ein dünner schmaler Grat. Ein auf den Fußgängerweg verirrter Postkartenständer kam ihm in die Quere und er rollte das Ding mit voller Wucht beiseite.

Beinahe wäre es umgekippt. Einige Passanten warfen ihm fragende Blicke zu.

Und er selber hatte auch Fragen.

Eine ganze Menge sogar.

An eine einzige Person, die stets den Schwanz einzog, wenn er sie mit prekären Situationen konfrontierte.

Wie viele Klärungsgespräche hatten sie in den letzten sieben Monaten schon geführt? Marius wusste es nicht mehr genau. Und obendrein war es auch völlig belanglos, denn am Ende landeten sie sowieso wieder im Bett. Das empfand Marius gar nicht mal als das Schlimmste, wenn der Sex noch so aufregend wäre wie am Anfang ihrer Affäre im Mai. Selbst küssen war inzwischen tabu.

Jetzt hatte der Dezember begonnen.

Gerade kam er wieder von so einem Gespräch. Er war regelrecht aus dem Apartment geflohen und hätte fast die Nachbarin umgelaufen, die ihre schweren Einkaufstüten die Treppen hochschleppte.

Es hatte wieder keine Ergebnisse gegeben. Dafür eine Menge Sperma. Der Verlauf einer Unterhaltung ähnelte immer wieder den vorangegangenen.

„Wieso triffst du dich eigentlich noch mit mir?"

„Warum eine gute Quelle versiegen lassen?"

„Ach, ich werde als Wirtschaftsfaktor in deinem erbärmlichen Kosmos angesehen?"

„Eigentlich will ich es ja nicht ..."

„Und warum tust du es dann?"

„Für dich würd' ich alles tun. Naja, fast alles, was für mich im Rahmen des Möglichen ist."

„Die Sachen, die wirklich wichtig für mich sind, tust du nicht."

„Die wären?"

„Wenn du mich nicht liebst, dann zieh du doch die Grenzen und lass es nicht zu, dass wir wieder zusammen ins Bett steigen."

„Das ist nicht so einfach für mich, weil ich mir mit dir alles vorstellen könnte, wenn ich nicht mit Kilian zusammen wäre."

„Du hast mir am Tag, als wir uns kennen lernten gesagt, du wärst spontan. Aber genau das Gegenteil bist du. Du hältst dich in deinem eigenen Käfig gefangen."

„Wenn du meinst. Meinetwegen können wir das Ganze sofort beenden. Wir können Freunde bleiben und den Sex vergessen oder auch drüber reden. Ganz wie du möchtest. Sex zerstört Freundschaft. Aber lass es uns doch erstmal auf dem Bett bequem machen ..."

Sex zerstörte also Freundschaft. War Robin die Freundschaft so unwichtig, dass er sie wegen Sex aufs Spiel setzte? Oder war diese ganze tolle Freundschaft am Ende nur eine Illusion?

Robin schaffte es immer, sich klar und deutlich auszudrücken, nur in dieser Beziehung nicht. Da ließ er ihn immer im Trüben fischen. Marius fragte sich, was es ihm bedeutete, wenn sie sich trafen oder ob es ihm überhaupt etwas bedeutete? Letztendlich konnte er das alles nicht verstehen, nicht erklären. Für ihn gab es zwei Möglichkeiten: Entweder existierte eine Seite an Robin, die er einfach nicht zu durchschauen vermochte oder er verarschte ihn schlicht und ergreifend und speiste ihn ständig mit Ausflüchten ab, wenn ihm gerade danach war. Er missbrauchte rücksichtslos seine Gefühle, um sein langweiliges Sexleben aufzupäppeln. Es gab in dieser verkorksten Romanze keine Entwicklung, nur rasenden Stillstand.

Klirrende Kälte biss Marius an den Ohren und er zog sich die Wollmütze tief ins Gesicht. Er wollte schleunigst nach Hause und ein Vollbad nehmen. Gedankenversunken wechselte er die Straßenseite über den Zebrastreifen, als ihn ohrenbetäubender Krach aufscheuchte. Die Mütze dämpfte das Geräusch von quietschenden Reifen. Wie versteinert starrte Marius auf das Geschehen, aber er konnte sich nicht bewegen, fühlte sich nicht als Fragment dieser Welt und damit auch nicht die Bedrohung, der er unmittelbar ausgesetzt war. Es ging alles viel zu schnell und er konnte sich später nur noch an Einzelheiten erinnern. Die Wucht des Aufpralls war heftig und er spürte zuerst einen Druck am rechten Bein, beziehungsweise an der Wade, dort, wo ihn der Kotflügel erwischte. Er knickte seitlich ein, stürzte auf die Motorhaube, sah für den Bruchteil einer Sekunde das entsetzte Gesicht des Autofahrers und rollte seitlich weg, ehe ihm der Asphalt hart ins Gesicht schlug.

3
8. Dezember 2008

Er starrte ein weiteres Mal durch das Fenster, wie es in letzter Zeit häufig in seinen Träumen der Fall war. Robin konnte einfach nicht begreifen, was dort hinter der Scheibe passierte – oder wollte es nicht.
Nein.
So war das eigentlich nicht richtig.
Er starrte permanent. Egal, ob er die Augen offen oder geschlossen hatte. Egal, ob er wach war oder schlief. Was er sah, verfolgte ihn, veränderte ihn, veränderte alles, was er tat.
Es war ihm unglaublich erschienen. Damals im Mai, als ihm die Ereignisse aus der Kindheit schlagartig wieder bewusst wurden. Die Erinnerungen hatten ihn so umgehauen, dass er in die Toilette erbrechen musste und Marius ganz besorgt um ihn gewesen war. Der Arme wusste nichts mit der Situation anzufangen. Und anstatt ihn aufzuklären, schickte Robin ihn aus der Wohnung.
Robin hatte wieder deutlich sein Elternhaus vor Augen. Er musste sechs oder sieben gewesen sein. Es war die Zeit, kurz bevor sie in den grauen Plattenbau im Kameliterweg umsiedelten. Nicht zu vergleichen mit dem gemütlichen Einfamilienhaus am Stadtrand und dem dazugehörigen Stück Garten, in dem Konrad einen Sandkasten aus alten Bodendielen zusammengezimmert hatte. Dort baute Robin regelmäßig die Festungen für sein Spielzeug. So auch an einem der ersten sonnigen Tage des Jahres, an denen man mit T-Shirt vor die Tür gehen konnte. Er war gerade damit beschäftigt, einen Schutzwall aufzuschütten, damit die Plastikmonster nicht in den Hof der kleinen Pappmascheeburg eindringen konnten. Natürlich würden sie den Wall durchbrechen, in die Burg einfallen und keine Gefangenen machen. Wo blieb denn sonst der Spaß?
Plötzlich hörte er einen Schrei hinter sich im Haus. Es klang wie der Schrei seiner Mutter. Erschrocken stand er auf, wischte den Sand von der Hose ab und ging auf das Haus zu. Das Fenster stand auf Kippe. Vorsichtig trat er auf das Beet unter dem Fenster und passte auf, nicht die Stiefmütterchen platt zu trampeln. Er reckte und streckte sich, sah aber natürlich nichts. Auch springen half nichts. Da entdeckte er die Schubkarre. Schnurstracks lief er zu dem windschiefen Bretterver-

schlag mit den winzigen Fenstern. Der Erker bestand aus vier senkrechten Holzbalken, die von Querstreben gehalten wurden und einer Krone aus verwittertem Wellblech. Das Dach war über und über von einer grünlichen Moosschicht bewachsen. An den Wänden rankte smaragdgrün glänzender Efeu empor. Davor erstreckte sich ein kleines Stück planiertes Erdreich von circa fünf mal fünf Quadratmetern, in das schwere Waschbetonplatten eingebettet waren. Auf dem Platz standen schmutzige Gartenmöbel, deren Ursprungsfarbe einmal ein helles Braun gewesen sein musste. Neben der Hütte ruhten aus Paletten zusammengenagelte Kästen mit Kompost. Ein schwacher Humusgeruch ging von ihnen aus. An einem dieser Kästen lehnte aufrecht stehend die Schubkarre. Robin schob sie so leise es ging zum Fenster. Es war etwas schwierig, da der Reifen nicht vernünftig aufgepumpt war. Aber er schaffte es, ohne dass seine Mutter ihn bemerkte. Sie war viel zu sehr damit beschäftigt, seinen Vater anzuschreien.

Behutsam stieg er in die Wanne, damit er das Gleichgewicht halten konnte. Auf Zehenspitzen gestellt, lugte er nun über den Sims ins Innere des Hauses. Seine Finger klammerten sich an der aalglatten Fensterbank fest.

Und da spielte es sich ab, jenes Szenarium, das ein Kind zerstören konnte, sobald es das Ehedrama seiner Eltern zum ersten Mal registrierte.

Magdalene und Konrad waren die Hauptdarsteller in diesem Drama. Ihr Imperium antiquierter, klobiger Möbel aus dunkel gebeizter Buche die Bühne. Alles sah spartanisch, billig und verwohnt aus. Eine Wohnung eben, um die sich niemand mehr mit Herzblut kümmerte.

Konrad saß auf dem Boden, mit dem Rücken gegen die Kommode neben der Küchentür gesackt, die Beine V-förmig von sich gestreckt. Neben ihm lag eine große braune Flasche. Auf dem Tisch standen ihre kleineren Geschwister, die einen ekeligen Geruch verströmten. Magdalene hatte Robin immer erzählt, wenn sie die Fläschchen mit der Hand vom Tisch in den Mülleimer fegte, es sei Medizin, auf die Konrad angewiesen war. Ein Speichelfaden lief Konrad aus dem Mundwinkel und baumelte an seinem Kinn. Aus seiner Nase floss Blut.

„Du versoffenes Stück Scheiße!", schrie Magdalene, die sich in ihrem rosafarbenen Küchenkittel vor ihm auftürmte und anklagend mit einem Nudelholz auf ihn zeigte.

Konrads Mimik war durch die Heulattacken derart entstellt, dass Robin ihn kaum erkannte. Seine Wangen zuckten, die Augen waren

stark gerötet, das Gesicht bleich und spröde wie eine Raufasertapete.
„Warum behandelst du mich so?", schluchzte er.

Magdalene stand mit gegrätschten Beinen vor ihm. Ihre Füße wirkten, als seien sie mit dem Teppich verwurzelt. Sie stemmte die geballten Fäuste in die Hüften, nur gelegentlich hob sie einen Arm, um Konrad mit ausgestrecktem Zeigefinger zu tadeln. Eine Festung von einer Frau.

„Weil du es nicht besser verdient hast, du beschissener Versager!", keifte sie. „Da vertraue ich dir einmal – *nur ein einziges Mal!* – Geld an und du überweist es nicht! Du überweist es einfach nicht! Was hast du mit den verdammten Kröten gemacht?"

„Ich kann mich nicht mehr erinnern ..."

„Dann werd ich deiner vollkommen verblödeten Hohlbirne auf die Sprünge helfen: du hast es versoffen!"

Konrad schüttelte heftig den Kopf. „Das hab ich nicht."

„Dann hast du es verspielt! Egal, wie du es verprasst hast, es macht keinen Unterschied! Denn jetzt ist es futsch!" Magdalene holte weit mit dem Nudelholz aus und schlug es Konrad auf die Schulter. Röchelnd rutschte er zur Seite und lag jetzt mit dem Kopf direkt vor der Tür.

Das machte Magdalene noch wütender. Abermals dresche sie das Nudelholz auf ihn nieder. Diesmal traf es ihn an der Seite.

„Du elende Missgeburt! Ich hab einen erbärmlichen Schlappschwanz geheiratet!"

Anschließend ging sie ins Bad, kam aber sofort wieder heraus und trat Konrad in den Bauch. Er krümmte sich vor Schmerzen.

„Blöde Sau! Und lass demnächst deine verdammten Finger von meinem Parfüm!"

Es läutete an der Tür und Magdalene starrte hinaus in die Diele, als könne sie mit einem Röntgenblick den Besuch durch die Wand identifizieren. Dann beugte sie sich zu Konrad hinunter, fasste ihn an den Handgelenken und schleifte ihn aus dem Raum. Unter röchelnden Lauten stieß er sich den Kopf am Türrahmen. Magdalene brachte ihn ins Schlafzimmer. Vielleicht auch in die Abstellkammer. Zumindest riegelte sie ihn ein, denn Robin hörte einen Schlüssel, der sich im Schloss drehte. Wieder läutete es. Das Geräusch kam dem Bimmeln einer Kuhglocke nah. Kurz darauf stampfte Magdalene zurück ins Wohnzimmer, schlüpfte aus dem Kittel, schmiss ihn über die Sessellehne und verschwand im Flur. Robin fühlte sich wie ein Zuschauer im

Theater. Aber nach Applaus war ihm nicht zu mute.

Leise Stimmen hallten im Gang. Robin reckte sich weiter, die Zehenspitzen taten ihm schon ganz weh. Sein ganzer Körper stand unter Anspannung. Magdalene betrat das Zimmer in Begleitung eines Mannes, den Robin nicht kannte. Er hatte einen Wuschelkopf und einen braunen Schnauzbart, trug Lederjacke, Jeans und Motorradstiefel aus Glattleder. So, wie sich der Gast im Zimmer bewegte, schien er allerdings nicht das erste Mal im Haus der Foxes zu sein. Zielstrebig setzte er sich auf die Couch und öffnete seinen Hosenschlitz. Magdalene verschloss derweil die Tür zum Flur, ging dann zu ihm und sackte vor seinem Schritt auf die Knie. Er spreizte die Beine und Magdalene zog sich an seinen Oberschenkeln festhaltend an ihn heran. Robin fragte sich, was die beiden da taten? Und warum redeten sie nicht miteinander? Wer war der Fremde? Robin hatte den Gedanken noch nicht zu Ende gedacht, da sprach der Mann zu seiner Mutter.

„Wie sieht's mit deinem Kleinen aus? Ein Freund von mir ist interessiert. Er bezahlt gut."

„Das läuft nur, wenn ich dabei bin."

„Magda, ich weiß doch, wie dringend du die Kohle brauchst. Du bist nicht in der Position, um Forderungen zu stellen."

„Ich sage, das läuft nur, wenn ich dabei bin."

„Werd nicht übermütig."

„Denk an meinen Rang. Zu mir kommen alle aus dieser Stadt. Fleischer, Bäcker, Lehrer, Rechtsanwälte. Wenn ich nicht mehr sein sollte, werden sie sehr traurig sein."

Wie gelähmt starrte Robin durch das Fenster. Er konnte das soeben Geschehene in keines seiner kindlichen Raster einordnen.

Auf dem Nachbargrundstück wurde es plötzlich laut. Der aggressive Hund von Frau Behling raste aus der Terrassentür direkt zum Zaun und begann, Robin wild anzukläffen. Er hatte seit jeher Angst vor dem Vieh gehabt, denn es verhielt sich nie still, war zu jeder Zeit angriffslustig. Deshalb wurde es auch meist in den Zwinger gesperrt. Sowie es frei gelassen wurde, flüchtete Robin aus dem Sandkasten ins sichere Haus, obwohl ein Maschendrahtzaun die Misttöle von ihm fern hielt.

Er drehte den Kopf und fauchte das Tier an: „Hau ab!" Sein Blick huschte wieder zum Fenster und da bemerkte er, dass Magdalene aufmerksam geworden war und auf ihn zuging. Ganz ruhig näherte sie sich dem Fenster, zog es zu, legte den Griff um und öffnete es. Robin überlegte, wie er sich verhalten, was er sagen sollte. Magdalene nahm ihm die Antwort auf ihre Weise ab. Die gesalzene Ohrfeige, die sie ihm verpasste, war brutal und schmerzhaft. Aber weniger in physischer als in psychischer Hinsicht. Vor Schreck verlor Robin die Balance und kippte rücklings von der Schubkarre ins Gras. Automatisch raste sein Blick in Richtung Zaun. Der Hund war verschwunden und er hörte Frau Behling nach ihm rufen. Robin sah den Köter nicht, aber er wusste, dass er einen Weg gefunden hatte und auf das Grundstück gelangt war. Sofort rappelte er sich auf und rannte vom Haus weg.

Den Rest hatte er wieder und wieder in seinen Träumen durchlebt. Und wie es für einen Traum üblich ist, passierte all das nicht wie in der fließenden Szenenabfolge eines Films, sondern die Situation war von jetzt auf gleich eine andere, als seien einzelne Szenen komplett herausgeschnitten worden.

Der Hund war tatsächlich in den Garten vorgedrungen, durch ein versehentlich offen gelassenes Tor wie sich später herausstellte, und hatte Robin im Laufen angesprungen. Die Pfoten hatten ihn an der Wirbelsäule erwischt und auf den Boden gepresst. Anschließend verbissen sich die Kiefer in seiner Wade. Jede Gegenwehr war vergebens. Verzweifelt robbte er, die Ellenbogen zum Vorwärtskommen benutzend, auf das Loch in dem Maschendrahtzaun zu. Durch die Öffnung hätte er auf eine Wiese mit Pflaumenbäumen flüchten können. Frau Behlings Rufe hallten in seinem Schädel wider wie das Echo in einem Tal. Doch ihre strengen Aufforderungen an den Hund, von seiner Wade abzulassen, zeigten keinerlei Wirkung. Aus seinem Blickwinkel sah er die Silhouette des Tieres. Es knurrte und schnappte nach seinen zappelnden Beinen. Wahrscheinlich betrachtete es das Ganze eher als Spiel, wenn er nach ihm trat.

Er erinnerte sich nicht mehr genau, warum die Situation glimpflich ausging, glaubte aber zu meinen, Frau Behling habe ihr Haustier am Halsband gepackt und von ihm gezerrt. An was er sich genau erinnerte, waren die rautenförmigen Maschen des Zaunes. Sie wurden immer dünner und dünner. Irgendwann zerflossen sie und tropften wie Tränen an einer Wange hinunter. Dazu mischte sich das Geräusch von plätscherndem Wasser. Die Pflaumenbäume im Hintergrund verwandelten sich allmählich in die längliche geriffelte Maserung der Duschkabinenwand.

Robin kehrte in die Gegenwart zurück. Dichter warmer Wasserdampf umhüllte ihn und er fühlte sich geborgen darin. Vor einem

halben Jahr hatte die Droge von FFC[1] die Erinnerung an sein Kindheitstrauma ausgelöst und eine geheime Tür in seinem Unterbewusstsein aufgebrochen. Er drehte das Wasser ab und stieg aus der Dusche.
Du musst die Zäune aus deiner Kindheit endlich einreißen …
Er hatte sich gerade mit einem Frottierhandtuch abgetrocknet, als auch schon das Handy schnarrte. Es war seine Kollegin Alexandra Braun.

„Ist es nötig, dass ich vorbeischaue?", fragte er.

„Wir haben alles im Griff", antwortete Alex. „Wir sind gut besetzt heute."

Robin kannte sie gut genug, um zu spüren, dass sie mit dem eigentlichen Grund für ihren Anruf erst noch rausrücken würde. Und sie enttäuschte ihn nicht: „Vielleicht solltest du wissen, dass einer deiner Freunde in einen Unfall verwickelt war."

Sofort richteten sich Robins Nackenhaare auf und automatisch forstete er seine mentale Liste durch: Bernd, Kilian, Peyman …

„Wer?"

„Marius Golan."

„Ist ihm was Ernstes passiert?"

„Nein. Es geht ihm gut. Er wurde auf der Hauptstraße von einem Auto angefahren. Ist mit dem Schock davongekommen, wurde aber zur Beobachtung ins Krankenhaus eingewiesen."

„Danke, dass du mir das erzählt hast."

„Wann hast du morgen Dienst?"

„Um acht."

„Okay, bis dann."

Nachdem sie das Telefonat beendeten, setzte sich Robin auf die Couch und starrte auf das Terrarium, das an der gegenüberliegenden Wand stand und seinem Hausleguan Enver als Herberge diente.

Es machte ihn immer wieder mürbe, wenn ihm bestimmte Ereignisse wie dieses die Tatsache vor Augen führten, dass das Leben von einer zur nächsten Sekunde schlagartig vorbei sein konnte. Der Gedanke führte ihn zu einem weiteren Menschen: Magdalene, die er gleich besuchen wollte.

Er zog sich warm an, denn draußen herrschten knackige Minusgrade.

In seiner üppig gefütterten Daunenjacke schlenderte er wenig spä-

---

[1] Siehe „Besuch der Schatten", Himmelstürmer Verlag, Herbst 2009

ter durch den Westpark zur Innenstadt. Die Zweige der Tannen und Buchen beugten sich der Last des gefallenen Neuschnees und senkten sich demütig dem gefrorenen Boden entgegen. Die Grasflächen wirkten, als habe man sie mit Puderzucker bestäubt. An den Ufern der Aller türmten sich abstrakte Schneeverwehungen. Eisschollen trieben gemächlich mit der mäandrierenden Strömung gen Nordwesten. Am Ufer eines Sees hatte ein kleiner Stand geöffnet, an dem man Schlittschuhe für eine Runde auf der Eisfläche leihen konnte. Wenn der Himmel etwas klarer gewesen wäre, hätte Robin diesem malerischen vorweihnachtlichen Idyll sogar etwas abgewinnen können. Er war froh, dass der ganze veranstaltete Zinnober um Konsum und terminierte Freundlichkeit bald ein Ende hatte.

Die Innenstadt quoll über vor glitzernden Sternen und Lichtern, die zwischen Straßenlaternen gespannt waren. Geschmückte Tannenbäume in den Schaufenstern. Marktbuden, aus denen der Geruch von gebrannten Mandeln und Crepes säuselte. Verzweifelte Eltern, die mit Süßigkeiten ihre quengelnden Kinder zur Vernunft zu bringen versuchten. Lustlos modellierte Masken, die nicht wussten, was sie an diesem Ort eigentlich suchten. In ihren Augen der künstliche Glanz, dem der strahlenden Weihnachtslichter gleich.

Seitdem Konrad gestorben war und Magdalene im Alter immer verbitterter wurde, hatte Robin gegen Weihnachten eine leise Aversion entwickelt. Und was den Dezember noch unangenehmer machte, war sein Geburtstag, der in ein paar Tagen vor der Tür stand.

33 Jahre, seufzte Robin in Gedanken vor sich hin. Noch immer hatte er die naive Vorstellung nicht ablegen können, er sei in der Lage, durch seinen Beruf die Welt zu verbessern. Dabei hatte ihn ein Fall im Sommer deutlich gezeigt, wie machtlos man selbst als Kriminalbeamter kriminellen Energien gegenüberstand. Damals hatte ein Konzern neumodische Lebensmittel in Seederstedt getestet, auf die die Bürger mit grässlichen Nebenwirkungen – wenn man die daraus resultierenden Suizide tatsächlich so verharmlosend bezeichnen durfte – reagierten.[2] Über Nacht verschwand das Unternehmen aus der Stadt und die Staatsanwaltschaft hatte in den Folgemonaten arge Schwierigkeiten, die Drahtzieher hinter dem Skandal dingfest zu machen. Mittlerweile liefen die Gerichtsprozesse auf Hochtouren und die Zeichen standen gut, dass die Verantwortlichen demnächst hinter Schloss und Riegel lande-

---

[2] Siehe „Besuch der Schatten", Himmelstürmer Verlag, Herbst 2009

ten. Der Drohbrief, den man ihm damals unter der Wohnungstür hergeschoben hatte, war als Beweismittel jedoch nicht ausreichend.

Des Öfteren verbrachte Robin die ganze Nacht vor dem Computer und durchsuchte das Internet nach allen Informationen, die dort über FFC abrufbar waren. Besonders interessant fand er die Aussagen einiger Konsumenten, die damals die Droge in den FFC-Nahrungsmitteln zu sich genommen hatten, ohne davon zu wissen. Sie waren wegen affektiven Störungen in die städtische Psychiatrie eingewiesen worden. Die Ursachen dafür konnten nicht konstatiert werden. An den psychischen Nachwirkungen hatten sie teilweise noch heute zu knacken. Im Internet hatte sich ein Forum gebildet, in dem sich die Betroffenen austauschten und die sprunghaft nach oben schießenden Psychiatrieeinweisungen im Mai als unnatürlich einstuften. Letztendlich konnte jedoch niemand mit Gewissheit sagen, was passiert war.

Robin war so in sich gekehrt, dass ihn erst die Tristesse der Plattenbauten im Kameliterweg in die Realität zurückrief. Hier im sozialen Brennpunkt von Seederstedt wohnte seine Mutter.

Die Eingangstür des Mehrparteienwohnhauses stand im Sommer wie im Winter weit offen.

Im Treppenhaus hing ein starker Modergeruch. Immer, wenn Robin die bröseligen Betonstufen zur fünften Etage hochstieg und ihm der penetrante Gestank von Katzen- oder Hundeurin in die Nase kroch, nahm er sich felsenfest vor, Magdalene aus dieser Baracke herauszuholen.

Hoffentlich versuchte sie nicht, ihn mit einem selbst gekochten Mahl zu überraschen, denn in letzter Zeit verunglückte sie regelmäßig mit ihren Rezepten, vertauschte oder vergaß Zutaten.

„Hallo, Robby", begrüßte ihn Magdalene an der Tür mit einem Kuss auf die Wange.

Robin ließ die Umarmung passiv über sich ergehen. Seine Arme baumelten entseelt nach unten. Groteskerweise schämte er sich, weil ihm bei den Berührungen seiner Mutter schlecht wurde.

„Ich habe Rindsrouladen mit Rotkohl für dich gemacht."

„Mama, du brauchst dich für mich nicht abmühen."

„Ich tu's aber gern. Ich habe sonst niemanden mehr, für den ich mich abmühen kann. Das Fleisch habe ich vom Schlachter an der Ecke besorgt. Für meinen Jungen nur das Beste."

„Danke."

Er trat in den Flur, wo ihm eine Bullenhitze entgegenschlug. Sie hatte wahrscheinlich in allen Räumen die Heizungen voll aufgedreht, weil sie schnell fror. Es brachte nichts, die Heizkörper heimlich herunterzuschalten. Sobald er weg war, würde sie sie wieder hochstellen. Robin zog die Jacke aus und hängte sie an den Haken der Garderobe.

Ein sympathisches Chaos dominierte die Wohnung – etwas, das Magdalene an ihn vererbt hatte. Aus der Küche drang herzhafter Bratengeruch. Magdalene hantierte an den Töpfen auf dem Herd, über dem ein gerahmtes Bild des amerikanischen Schauspielers Rib Hillis hing. Während andere Damen in Magdalenes Alter Autogrammkarten von Volksmusikstars sammelten, schwärmte sie für diesen Adonis. Er spielte zwar nur in durchschnittlichen Serien und Filmen mit, aber was machte das schon, wenn er in seiner Unterhose einfach zum Anbeißen aussah? Über dem Herd an der ausgeflippten 70er Jahre Tapete wirkte er recht deplaziert, doch wenn man bedachte, dass Magdalene gut die Hälfte des Tages in der Küche verbrachte, machte die Platzierung durchaus Sinn. Über der Tür tickte die Porzellanuhr mit dem Blütendekor einsam vor sich hin.

„Riechst du was?", fragte Magdalene.

„Ja, Essen."

„Ich meine, riechst du noch was anderes?"

Robin hielt schnuppernd die Nase in die Luft und versuchte, ein weiteres Aroma zu riechen, aber er konnte beim besten Willen keines herausfiltern.

„Ich rieche nichts", antwortete er, ging zum Kühlschrank und kontrollierte die Lebensmittel auf ihre Haltbarkeit. Manchmal fand er vergammelte Speisen, die längst entsorgt werden mussten.

„Warum machst du das jedes Mal?"

Robin drehte sich um und zuckte zusammen, da Magdalene plötzlich mit in den Hüften gestemmten Fäusten hinter ihm stand.

„Was?"

„Warum guckst du jedes Mal in meinen Kühlschrank?" Sie war richtig wütend.

„Du hast immer so leckere Sachen drin …", redete er sich raus. Er rechnete allerdings nicht damit, dass sie ihm das abkaufte.

„Hör auf, mich für dumm zu verkaufen!", schnaubte sie und trat ärgerlich wie ein mürrisches Kind auf den Boden. „Ich mag es nicht, wenn du mich überwachst! Ich kann mich um mich selbst kümmern!" So aufbrausend reagierte sie in den letzten Monaten häufiger.

Gelassen fischte er eine Packung Forellenfilets aus einem Fach und erklärte im ruhigen Ton: „Der Fisch ist seit 14 Tagen abgelaufen. Ich habe ihn letzte Woche drin gelassen, weil ich dachte, es würde dir selbst auffallen."

Magdalene nahm ihm die Packung ab und überprüfte das Haltbarkeitsdatum persönlich. Als sie bemerkte, dass er recht hatte, antwortete sie trotzig: „Das muss noch lange nicht heißen, dass er schlecht ist. Wir leben in einer Verschwendungsgesellschaft. Da muss man doch nicht gleich alles in den Müll werfen."

Sie schob ihn zur Seite, verstaute den Fisch wieder im Kühlschrank und warf die Tür zu.

„Und riechst du es jetzt?", fragte sie.

„Ich weiß nicht, was du meinst."

„Das Parfüm."

„Welches Parfüm?"

„Die ganze Wohnung stinkt danach!"

„Tut mir leid. Ich rieche nichts."

„Kannst du nicht mal im Schlafzimmer nachsehen? Da ist es mir ausgelaufen."

Bevor sie ihn weiter nervte, tat er lieber, was sie von ihm verlangte. Aber auch im Schlafzimmer roch es nicht nach Parfüm. Im Gegenteil: Irgendein frischer Duft wäre dringend vonnöten gewesen, um den strengen Mief von Mottenkugeln zu vertreiben.

„Wo denn?"

„Da", sagte sie und deutete auf ihren Schminktisch.

Er beugte sich ganz nah hinunter zur Ablagefläche, konnte jedoch rein gar nichts feststellen.

„Mama, hier ist nichts ausgelaufen."

„Auf dem Tisch hab ich's mit deinem Vater mal so richtig krachen lassen", sagte sie trocken.

Unvermittelt machte Robin einen Schritt rückwärts und verzog das Gesicht: „Das will ich gar nicht wissen, Mama!"

„Damals, als er nicht gesoffen und noch einen hochgekriegt hat."

Während er noch darüber sinnierte, warum sich seine Mutter derart intensiv mit einem nicht existenten Parfümgeruch beschäftigte, watschelte sie in die Küche zurück und füllte das Essen auf zwei Teller.

Die Rouladen waren erwartungsgemäß köstlich und ihr Geschmack verscheuchte die düstere Vorahnung, sie könne an Alzheimer leiden. Gedächtnisschwund war im Alter etwas ganz Normales. Da durfte man sich nicht wundern, wenn das ein oder andere Malheur im

Alltag passierte. Wenn er in seine eigene Vergesslichkeit soviel hineininterpretieren würde, müsste er demnach schon ein 100jähriger Greis sein.

Mit einem etwas besseren Gewissen und vollem Magen verabschiedete er sich gegen ein Uhr von Magdalene.

„Falls du Hilfe brauchst, kannst du mich jeder Zeit anrufen." Das tat sie ja sowieso am laufenden Band.

„Du könntest mich zum Friedhof fahren. Und am besten lässt du mich gleich da."

„Rede nicht so."

„Ich weiß, dass ich für dich eine Belastung bin. Wen juckt es denn noch, ob ich lebe oder nicht?"

Seit Wochen registrierte Robin mit wachsender Bestürzung, dass sich die latente Verbitterung Magdalenes zunehmend in tiefen Kummer wandelte.

„Ruf mich an", sagte er und ging.

4

8. DEZEMBER 2008

Den späten Nachmittag verbrachte er mit Kilian, der sich momentan ein paar Tage Resturlaub gönnte. Ansonsten hatte er immer erst abends Zeit, denn sein Job in der Werbeagentur nahm ihn sehr in Anspruch. Den nächsten Urlaub wollten sie gemeinsam verbringen und irgendwohin in die Sonne fliegen. Wenn alles glatt lief schon im März oder April.

Im Supermarkt beim Einkaufen diskutierten sie leidenschaftlich über ein mögliches Reiseziel.

„Mykonos?", fragte Robin. „Soll eine sehr schöne Insel sein, wie ich im Internet gelesen hab. Ein paar schnuckelige Griechenjungs aufreißen ..." Er grinste breit.

„Du elender Lustmolch", feixte Kilian, der sich nicht entscheiden konnte, welche Käsesorte er in den Einkaufskorb packen sollte. „Du stehst doch nur auf nordische Typen."

„Nicht nur, sonst wäre ich ja wohl kaum mit dir zusammen."

„Edamer oder Gouda?"
„Gouda. Den Diät."
Kilian griff das gewünschte Paket aus dem Tiefkühlregal. „Wie wär's mit Indonesien oder der Dominikanischen Republik?"
„Klingt auch nicht schlecht."
„Joghurt?"
„Den mit 1,5 Prozent Fett, bitte."
Vier Becher räumte Kilian in den Korb.
„Eigentlich", meinte Robin, „brauche ich nur ein paar exotische Orte, an denen ich's mit dir treiben kann."
„Die sollten sich finden lassen. Aufschnitt?"
„Nimm Pute. Fettarm."
„Hast du's schon mal im Schnee gemacht?"
„Mit dir noch nicht."
„Ist das kalt?"
Robin grinste: „Am Anfang schon."
Sie wanderten an den Regalen vorbei.
„Ich weiß nicht, ob ich in so einer Kälte 'ne Latte kriege."
„Können wir gern mal ausprobieren", erwiderte Robin. „Antipasti?"
„Meinetwegen."
„Wir müssen uns nicht nackt im Schnee wälzen. Es reicht, wenn die wichtigsten Körperteile frei liegen."
Ein altes Mütterchen im Pelzmantel, das die Unterhaltung der beiden Männer unfreiwillig belauscht hatte, schüttelte empört den Kopf und zog zwischen den Regalen voller Konserven von dannen.
„Vertraust du eigentlich noch den Angaben auf den Packungen, nachdem du solche schlechten Erfahrungen mit Lebensmitteln gemacht hast?" Eine Andeutung auf die Vorkommnisse im Sommer.
„Nein", antwortete Robin. „Aber ich mag es, zu hoffen."
An der Kasse verfrachtete er die Lebensmittel auf das Fließband, zahlte den geforderten Betrag und ermahnte nebenbei Kilian, der die Sachen vom Band in den Korb zurück lud: „Man legt die schweren Sachen nicht auf die leichten …"
„Dann sollte man sie auch von Anfang an entsprechend auf das Band legen", konterte Kilian vorwurfsvoll, lächelte danach aber sofort. Sie wussten beide, dass sie wie ein altes Ehepaar klangen, aber sie wussten nicht, ob ihnen das peinlich sein musste.
Zu Hause kochten sie gemeinsam. Kilian briet Hähnchenfleisch

und bereitete Sahnesauce mit Champignons und Lauch zu. Robin hingegen wusch und schnippelte Gemüse für den griechischen Bauernsalat. Da er aber von akuter Unlust überfallen wurde, ging er hin und wieder zum Fernseher und klickte sich durch die Kanäle.

„Schalt die Kiste doch mal aus", moserte Kilian, der gerade die Auflaufform in den Ofen schob. Anschließend gesellte er sich zu Robin, der mit der Fernbedienung mitten im Raum stand und gebannt auf den Bildschirm blickte. Robin kniff die Augen zusammen und blinzelte: „Was steht da?"

„Ich glaube, du brauchst dringend 'ne Brille", sagte Kilian.

„Quatsch."

„Die Tage schleif' ich dich zum Optiker."

„Ich brauche keine Brille."

„Was hast du gegen eine Brille?"

„Nichts. Aber ich brauche keine. Ich hab Augen wie ein Luchs."

„Du meinst wohl wie ein Lurch."

„Was steht denn nun da?"

„Du Blindfisch", frotzelte Kilian und las ihm die Zeilen vom Bildschirm vor.

Robin schaltete das Gerät aus.

„Was machen wir noch mit dem angebrochenen Abend?", fragte Kilian, der zur Küchenzeile ging. „Studio?"

„So fantasielos?", antwortete Robin und folgte ihm.

Kilian bückte sich gerade, um das Essen im Ofen zu inspizieren und Robin schmiegte sich an seinen Po und rieb daran.

„Nicht vor dem Essen", nörgelte Kilian künstlich, richtete sich auf und presste seinen Rücken gegen Robins Brust. Er wandte den Kopf über die Schulter zurück, damit er ihm einen liebevollen Zungenkuss geben konnte. Im selben Moment krochen Robins Hände schon an seinem Hosenbund entlang, arbeiteten sich bis zur Gürtelschnalle vor und öffneten sie.

Es klingelte an der Tür.

„Mist", entfuhr es Robin. „Das kann nur Peyman sein!"

„Wollte er noch vorbeikommen?"

„Keine Ahnung, aber er schneit immer dann rein, wenn ich 'nen Quickie mit dir machen will …"

„Dann mach einfach nicht auf …"

„So einer bin ich nicht."

Tatsächlich war es Peyman, der die beiden in ihrer trauten Zweisamkeit störte.

„Ich störe euch doch hoffentlich nicht bei irgendetwas?", fragte er, als Robin ihm die Tür öffnete und sie sich mit einem Kuss links und rechts auf die Wange begrüßten.

„Nein, wir können gern einen Dreier machen."

„Hört auf, mich anzubaggern."

„Tu ich nicht", warf Kilian ein und deutete auf Robin. „Er!"

„Was verschafft uns die Ehre?"

Peyman biss mit den Zähnen in den Kragen seiner Winterjacke und öffnete mit einer Hand den Reißverschluss, da er es nicht für nötig hielt, die andere zur Hilfe aus der Tasche zu ziehen. „Ach", seufzte er und seine Stimme klang aufgrund des Schiebergriffs zwischen den Zähnen eigenartig verzerrt, „mit Nadine ist Schluss und ich musste mir noch mal die Beine vertreten."

„Nach zwei Monaten wird's auch dringend Zeit für was Neues", sagte Kilian sarkastisch.

„Sie war nicht die Richtige. Jeden Abend diese Kontrollanrufe … Und dann noch ihre stockkonservativen Eltern, die geglaubt haben, ich würde sie zu einer Hausklavin machen, sobald wir heiraten. Dabei hab' ich nie von heiraten geredet." Er machte eine abfällige Handbewegung.

„Püh, nach acht Wochen heiraten! Ticken die alle noch ganz richtig? Am besten mitten in der Ausbildung!"

Peyman Oktay Aksogan, der es gar nicht mochte, wenn man ihn mit seinem zweiten Vornamen anredete, steckte in seiner berufspraktischen Ausbildung zum Lebensmittelchemiker, die er in einem Betrieb der Nahrungsmittelindustrie absolvierte. Begonnen hatte er sie im Labor von FFC, doch nach dem plötzlichen Verschwinden des Unternehmens aus der Stadt musste er die Lehrstelle wechseln. FFC hatte sie ihm als Ausweichmöglichkeit besorgt, damit er die staatliche Anerkennung erlangen konnte. Nach der Ausbildung wollte er seine Fähigkeiten durch ein Masterstudium ausbauen. Zumindest sprach er in letzter Zeit häufiger davon.

„Setz dich erstmal hin und trink was", sagte Robin. „Ich hab' noch den Rest Raki von neulich da …"

„Danke, aber bloß keinen Schnaps!"

Peyman schmiss seine Jacke auf die Couch und sich hinterher. Er trug einen lila Kapuzenpullover mit der weißen Aufschrift *Milk*. Das Pärchen musterte das Spiel seiner wohl proportionierten Muskulatur, als er die Beine übereinanderschlug und sich der Jeansstoff um die

Oberschenkel straffte. Wie immer war er auch heute perfekt gestylt. Kilian vermutete, dass der eitle Pfau im Winter seiner Naturbräune mit einigen Solariumbesuchen auf die Sprünge half, aber das stritt er ab. Allem in allem eine zuckersüße Versuchung, der es stets auf Neue zu widerstehen galt.

„Meine Eltern liegen mir ständig in den Ohren, dass ich endlich heiraten soll."

„Du bist ja auch schon längst überfällig", grinste Robin und brachte ihm ein Glas Apfelschorle.

„Ach, von wegen. Ich steh' ja nicht mal auf Schwarzhaarige. Und sobald ich mir dann ein Exemplar in meiner Heimat ausgewählt und geheiratet hab, werde ich jeden Tag so gut bekocht, dass es mir am Ende die ganze Figur versaut. Aber ich bin gar nicht gekommen, um euch mein Seelenpein mitzuteilen. Eigentlich wollte ich fragen, ob wir was an deinem Geburtstag unternehmen?"

Kilian lachte. „Ich hätte zumindest schon eine Geschenkidee: eine Brille."

„Echt, Foxi? Du brauchst 'ne Brille?", fragte Peyman, am Glas nippend.

Robin atmete entnervt aus: „Wir sollten diese Information im Internet veröffentlichen."

Prinzipiell hatte Robin nichts gegen Geburtstage, auch wenn sie für ihn ein Synonym des Älterwerdens darstellten und der 11. Dezember kein Tag war, den er im Kalender rot markierte, aber er mochte es überhaupt nicht, im Mittelpunkt einer Gesellschaft zu stehen.

„Ich werd euch sagen, was wir machen: Wir gehen am Donnerstag ins Voyager und ich geb ein paar Runden aus. Am Wochenende klappt's nicht. Da hab' ich Bereitschaftsdienst."

„Warst du schon beim Sehtest?", bohrte Peyman weiter.

Robin ahnte, dass Kilian ihm einen Floh ins Ohr gesetzt hatte. Es gab nur eine Möglichkeit, das zu unterbinden. „Sag mal Oktay, wo hast du eigentlich *deine* Brille gelassen?"

Peyman selbst zierte sich nämlich, eine Brille zu tragen. Man sah ihn höchstens beim Autofahren oder im Kino damit.

„Okay", antwortete er ablenkend. „Dann gehen wir also übermorgen feiern."

5
8. Dezember 2008

Marius schaute betrübt von seinem Krankenbett aus durch das Fenster. Sechs Uhr – und draußen war es stockdunkel. Nur in der Ferne schimmerten die Lichter der Universität.

Er mochte die sterile Atmosphäre des Zimmers nicht, auch wenn man es mit farbenfrohen Kopien von Hundertwasser und weihnachtlicher Dekoration etwas gemütlicher zu machen versuchte.

Ihm ging vieles durch den Kopf und es passte ihm gar nicht in den Kram, dass er nun die Ruhe hatte, darüber nachzudenken.

Die Erinnerungen an die Ereignisse vom Morgen spukten durch sein Hirn. Und irgendwie dachte er die ganze Zeit daran, dass er ab heute dankbarer durch das Leben gehen würde, als er es eh schon tat.

Glücklicherweise konnte er morgen Mittag diesen Kasten verlassen. Der Arzt hatte lediglich eine Schulterprellung diagnostiziert, die aber nur bei Bewegung schmerzte. Er zog sie sich beim Sturz auf die Straße zu.

Familie und Freunde hatten sofort alles stehen und liegen lassen, um ihn zu besuchen. Als er von der Untersuchung ins Krankenzimmer zurückkam, war der ganze Raum voll mit fragenden Augen. Seine Eltern wollten ihren anstehenden Urlaub abblasen, wovon Marius sie jedoch schnell abbrachte. Sogar der Unfallverursacher entschuldigte sich höchstpersönlich mit einem Blumenstrauß. Marius war nicht sauer auf ihn. Vielmehr prägte ihn das Gefühl, dass ihn der Aufprall auf irgendeine Art und Weise wachgerüttelt hatte.

Einerseits hatte er keine Lust auf den ganzen Trubel gehabt. Schließlich war ihm ja nichts Schlimmeres widerfahren – den Verlust seines Armbandes, das er bei dem Unfall verloren hatte, empfand er noch als das Tragischste. Andererseits freute er sich natürlich auch über die sympathische Anteilnahme. Die Person, die er eigentlich erwartet hatte, war jedoch nicht erschienen, was ihn im Nachhinein sehr enttäuschte.

Aber was soll's, dachte er. Wenigstens ist der Krankenpfleger süß.

Und jetzt, nachdem seine Besucher das Feld geräumt hatten, freute er sich über das Abendessen, das er ihm servierte. Der Pfleger und er hatten sich bereits direkt nach seiner Einlieferung heute Mittag nett unterhalten. Wie sich herausstellte, spielte er auch gern Fußball, wenn auch mit weniger Eifer. Beide mochten sie den schwedischen Spieler Markus Rosenberg.

„Wie geht's der Schulter?", erkundigte sich der Pfleger und balancierte das Tablett auf seiner Kniespitze, während er mit der anderen Hand die Ablagefläche des Nachttisches hochklappte.

Hilfsbereit nahm Marius ihm das Tablett ab, zuckte vor Schmerzen jedoch sofort zusammen. Beinahe hätten sich die rationierten Butter- und Käseportionen auf dem Laken verteilt.

„Aha", schmunzelte der Pfleger, „sie tut verständlicherweise noch weh."

„Ja, verdammte Kacke", fluchte Marius und schielte auf das Namensschild an dem weißen Schlupfkasack. Der Pfleger hieß Adrian.

„Wird schon wieder", sagte er. „Im Gegensatz zu anderen Unfallopfern hast du tierisches Glück gehabt. Wäre auch zu schade gewesen."

„Wäre auch zu schade gewesen?", wiederholte Marius ratlos.

„Ich mein, so ein hübsches Exemplar ...", antwortete Adrian, drapierte das Tablett auf die Ablage und schob den Nachttisch so, dass sie direkt an seine Brust heranreichte. „Guten Appetit!"

Marius war etwas perplex, sagte aber nichts weiter. Stattdessen stellte er sich vor, was Adrian wohl trug, wenn er nicht im Dienst war. Und er stellte sich vor, wie er aussah, wenn er gar nichts trug.

Adrian besaß ein unglaublich hinreißendes und charismatisches Gesicht. Sein moccabraunes Haar über der markanten Stirn hatte er zu einer pfiffigen Frisur gestylt. Den schlanken Körper konnte Marius nur erahnen, aber anhand der geschmeidigen Haut glaubte er nicht, dass er behaart war. Zumindest waren die Arme, wenn die Ärmel des Kasacks sie freigaben, glatt wie ein Babypopo. Ohne Zweifel trumpfte er mit seiner freundlichen offenen Art bei den älteren Patientinnen auf. Mit Sicherheit war er ihr Liebling und sie schoben ihm hier und da etwas Trinkgeld oder eine Tafel Schokolade zu.

Mit gewölbter Augenbraue schaute Marius ihm nach, wie er das Krankenzimmer verließ und er überlegte, ob er ihn noch für einen gemeinsamen Besuch in der Cafeteria, die sich im neunten Stock befand und erst um 20 Uhr dichtmachte, überreden sollte. Die Gelegenheit war günstig, denn Marius war allein in dem Zimmer. Aber er konnte ihn genauso gut fragen, sobald er das Tablett abräumte.

Das war allerdings eine dumme Entscheidung. Eine halbe Stunde später erschien eine Krankenschwester anstatt Adrian. Genauso herzlich wie er, erweckte sie dennoch nicht denselben aphrosidierenden Effekt wie er. Den folgenden Satz wollte er daher nur denken, sprach ihn aber entrüstet aus. Er konnte nichts dagegen machen. Es passierte aus unerfindlichen Gründen ganz automatisch: „Was machen Sie denn hier?"

„Ich arbeite hier", entgegnete die Schwester selbstverständlich. „Morgen früh wird der Doktor noch einmal zur Visite kommen und Sie sich ansehen. Danach können Sie das Krankenhaus verlassen."

Marius erkundigte sich nach Adrian und hoffte, dass es belanglos klang. Die Schwester war die Freundin eines Mitspielers aus seiner Mannschaft und sie sollte keinen Verdacht schöpfen. Er kannte sie nur flüchtig von der Tribüne oder Vereinsfeiern.

Während sie ihn aufrecht hinsetzte, um sein Kopfkissen auszuschütteln, erklärte sie ihm, dass Adrian Feierabend hatte und erst am Folgetag zum Frühdienst wiederkam.

„Wenn Sie Schmerzen haben sollten, drücken Sie den Klingelknopf. Dann verabreiche ich Ihnen ein Mittel."

Nachdem sie ihre Arbeit verrichtet und das Tablett mit dem leeren Teller mitgenommen hatte, wurde es still in dem trostlosen Zimmer. Auch draußen auf den Gängen verebbte das hektische Treiben allmählich und Ruhe kehrte ein.

Wieder stierte Marius durch das Fenster in die klirrend kalte Winternacht. Manchmal drehte er den Kopf zur Tür und fantasierte theatralisch, wie Robin mit einem Strauß Blumen in den Raum trat und sich nach seinem Gesundheitszustand erkundigte. Nach einem kurzen Gespräch wurde die Geilheit zwischen ihnen so groß, dass sie übereinander herfielen und sich innig im Krankenbett liebten.

Nicht mal der Pfleger konnte etwas an diesen Gedanken ändern.

Marius seufzte schwer. Ihm war absolut bewusst, dass das niemals geschehen würde und jeder Wunsch am Ende nur ein Wunsch blieb.

Ein Satz von Robin hatte sich unwiderruflich in seinem Verstand eingebrannt:

Du kannst vielleicht die Schlacht gewinnen, aber nicht den Krieg.

6
8. Dezember 2008

„Spätestens bei der nächsten Routineuntersuchung wirst du in den sauren Apfel beißen müssen."
Seit sie das Fitnessstudio verlassen hatten, fiel Kilian Robin mit einer Diskussion über Brillen auf den Wecker. Er musste sich arg am Riemen reißen, benutzte lediglich den Bleifuß über dem Gaspedal als Ventil für seinen Ärger. Das Unangenehmste war, dass Kilian nicht unrecht hatte. Alle drei Jahre fand eine Überprüfung der Sport- und Kraftfahrtauglichkeit durch den polizeiärztlichen Dienst statt, die auch einen Sehtest umfasste.

„Ich begreife einfach nicht, warum du dich so sehr dagegen sträubst", sagte Kilian. „Mir ist schon öfter aufgefallen, dass du Buchstaben aus großer Entfernung nicht mehr richtig lesen kannst. Du gefährdest doch auch andere Menschen mit deinem Starrsinn."

„Wen denn, du Moralist?"

„Mich zum Beispiel, solange du hinterm Steuer sitzt."

„Dann müssen wir demnächst eben getrennt fahren."

„Jetzt werd doch nicht kindisch."

„Ich bin nicht kindisch. Ich verstehe nicht, warum du ein Drama wegen so einer beschissenen Brille machst."

„Bei allem Respekt, aber das Drama veranstaltest du, kleine Dramaqueen."

„Ich glaube halt nicht, dass ich tatsächlich eine brauche."

„Bist du zu eitel?"

„Brillen sind teuer ..."

„Natürlich", antwortete Kilian. Er ließ sich nicht ins Bockshorn jagen. „Du nagst am Hungertuch und müsstest deine letzten Kröten für ein Drahtgestell zusammenkratzen."

„Ich habe keine Angst vorm Älterwerden", erwiderte Robin unwirsch.

„Genau", sagte Kilian zynisch. „Deshalb gibst du im Chat auch immer ein falsches Geburtsdatum an."

„Mein Geburtsdatum geht niemanden was an. Schon mal was von Datenmissbrauch gehört?"

„Dann könntest du dich zur Abwechslung ja mal fünf Jahre älter anstatt jünger machen."

„Willst du jetzt die ganze Zeit auf mir rumhacken?"

„Nein, für heute will ich es dabei belassen." Kilian gab Robin einen Kuss auf die Wange. „Lass uns noch einen kleinen Spaziergang durch den Park machen. Dann kriegst du einen freien Kopf."

„Mein Kopf ist immer frei."

„Na …"

Ausnahmsweise war Robin der Anruf von Magdalene willkommen. Ein bisschen wunderte er sich schon, weil sie selten spät anrief. Es war fast 22 Uhr. Kilian reichte ihm das Headset, welches er sich ans Ohr steckte.

„Ja?"

„Ich bin's. Deine Mutter."

„Ich weiß."

„Sag mal, hast du bestimmt nichts gerochen?" Sie klang sehr besorgt.

Erst jetzt erinnerte sich Robin an ihre merkwürdigen Äußerungen von heute Mittag.

„Ich habe bestimmt nichts gerochen", bestätigte er ihr in besänftigendem Ton.

„Aber ich rieche das Parfüm in der ganzen Wohnung."

„Da ist nichts."

„Ich bin nicht blöd", wehrte sie verdrießlich ab.

„Das habe ich auch nicht behauptet."

„Ich bilde mir das nicht ein. Der Geruch zieht überall rein."

„Warum beschäftigt dich das so?"

„Ich werde den Gestank nicht mehr los und lüften kann ich nicht, weil es draußen viel zu kalt ist."

Robin suchte Blickkontakt mit Kilian, der die Achseln zuckte.

Ein weiterer Schrei nach Aufmerksamkeit. Magdalenes Beklemmung schien jedoch echt und nicht gespielt.

„Mama, mach dir keinen Kopf. Ich werde morgen in der Mittagspause bei dir vorbeischauen. Heute Abend kann ich dir nicht mehr helfen."

„Kommst du sicher?"

„Ja, versprochen."

„Dann räume ich jetzt noch auf."

„Mach das. Lenk dich ab. Morgen sieht die Welt schon wieder anders aus."

„Schlaf gut, mein Junge."
„Du auch."
Sie beendeten das Telefonat.
Langsam war es für Robin offensichtlich, dass Magdalenes Stimmungen von ein auf die andere Sekunde stark schwankten. Sie konnte freundlich sein und im nächsten Augenblick fuchtig wie eine Furie. Fast konnte man bei ihr von sporadisch auftretender Unberechenbarkeit sprechen.

Er überlegte, ob er Kilian von Magdalenes Verhalten erzählen sollte, ließ es aber bleiben. Sonst musste er sich mit der nächsten Debatte über seinen Umgang mit seiner Mutter auseinandersetzen. Eigentlich hatten er und Kilian längst mit ihr über den Umzug in ein Altenheim reden wollen, doch sie hatten es immer wieder aufgeschoben. Vielleicht lag es auch daran, dass er ihm Magdalenes Umgang mit Konrad anvertraut hatte und Kilian nun noch weniger Rat wusste als vorher. Er wollte sich nicht allzu sehr in familientechnische Angelegenheiten einmischen.

„Was war denn?", wollte Kilian wissen.
„Nichts weiter."
„Aha."

Anschließend machten sie noch einen Rundgang durch den verschneiten Westpark. Der Vollmond leuchtete hoch oben am Himmel und ließ Bäume und Sträucher hell aufschimmern. Robin hatte das Gefühl, durch die Kulissen eines Filmstudios zu wandern. Ab und zu drehte er sich um, was Kilian mit irritierten Blicken zur Kenntnis nahm.

„Was guckst du denn immer?"
„Schon gut."

Vor ihnen tauchte der Aussichtsturm zwischen einer Gruppe von Rosskastanien auf. Eine beachtliche offene Konstruktion aus Holz und Treppen, die zu einer 33 Meter hohen Plattform führten. Am Aufstieg warnte ein Schild, dass man die insgesamt 180 Stufen nur auf eigene Gefahr betreten solle. Handlauf als auch Stufen waren von funkelndem kristallinem Reif bedeckt und sehr rutschig.

Vorsichtig arbeiteten sie sich über die knarrenden Holzbohlen empor. Ab und zu lehnte sich Kilian über das Geländer und sagte: „Ganz schön hoch."

Irgendwann waren sie dann oben und konnten die weißen Dächer der Stadt überblicken, über denen eine sternenklare Nacht schwebte.

Das Panorama genießend, stützte sich Kilian auf die Balustrade ab. Es dauerte nicht lange, bis er Robins erregten warmen Atem im Nacken spürte. Er sah die weißen abgehakten Hauchstöße um sein Gesicht wirbeln.

„Du wolltest doch wissen, wie es in der Kälte ist …", sagte er leise und mit gespielter Schüchternheit, die Kilian sofort anheizte.

Kilian drehte sich um und öffnete ihm den Hosenschlitz. Er war nicht oft zu solchen Schandtaten bereit. Aber wenn er Neugierde zeigte, kostete Robin das gern aus. Bereitwillig ließ er sich von ihm die Hose in den Schritt ziehen und gegen die Brüstung pressen. Damit Kilian besser in ihn eindringen konnte, beugte er sich nach vorn. Kilians Finger glitten flink unter seine Kleidung und massierten seine steifen Brustwarzen. Die Kälte, die unter den Stoff kroch, tat ihr übriges.

„Beeil dich …", bettelte Robin. „Es ist arschkalt."

Andere Spaziergänger tauchen am Fuße des Turmes auf. Man hörte ihre gedämpften Stimmen.

„Tut mir leid, aber ich kann das nicht, wenn jemand zuguckt."

„Niemand guckt uns zu."

„Da unten sind Leute."

„Die sehen uns doch gar nicht."

„Vielleicht kommen sie hier hoch."

„Dann sollten wir vorher kommen."

Die Spaziergänger unten auf dem Weg ließen den Turm links liegen und verschwanden Arm in Arm unter den wie gezuckert anmutenden Baumwipfeln. Jetzt hatten sie ihre Ruhe, doch trotzdem schien Kilian gehemmt zu sein. Er ließ von Robin ab und der hörte, wie er seinen Reißverschluss schloss.

Etwas frustriert verstaute auch Robin sein bestes Stück wieder.

Sie hielten sich noch ein bisschen auf der Plattform auf, redeten aber kein Wort miteinander. Es war ein merkwürdiges Schweigen aus Enttäuschung und etwas anderem, was beide nicht zu erklären vermochten.

Wenig später fanden sie sich wieder im Apartment ein. Den ganzen Rückweg über hatten sie nicht gesprochen. Kilian hing seine Jacke an den Haken der Garderobe und ging postwendend zur Küchenzeile. Er mied jeden Blickkontakt. Es stank förmlich nach Ärger. Mit vorgetäuschtem Arbeitseifer wusch er die Teller vom Abendessen unter laufendem Wasser und stellte sie in den Geschirrspüler.

Sich sträubend half Robin ihm.

Mit einem Löffel hackte Kilian die Essensreste im Ausguss klein und quetschte sie durch die Löcher. Er zählte zu jenen, die sich davor ekelten, Essensreste mit den blanken Fingern aus dem Abfluss zu fischen. Auf einmal – Robin atmete innerlich auf – setzte er dem Schweigen ein Ende.

„Du, sag mal ...", meinte Kilian, „hattest du heute Morgen Besuch?"

Im Takt einer Millionstelsekunde ratterte Robins Verstand verschiedene Variationen davon herunter, was soeben passiert sein konnte. Woher wusste er es?

50 zu 50 Chance, dachte Robin. Falsche oder richtige Antwort. Ja oder nein. „Ja."

Kilian wandte sich ihm zu und zog die Stirn kraus. Sein Blick war stechend und durchdringend. „Und wer?"

„Ein Praktikant."

„Aus dem Präsidium?"

„Genau. Er durchläuft gerade unsere Dienststelle. Er hatte Fragen und ich habe sie ihm beantwortet."

„Und warum ist er aus deiner Wohnung *gelaufen?*"

„Hatte was im Auto vergessen."

„Deine Nachbarin sagte – ich zitiere: Das hat heute Morgen der junge Mann verloren, der aus der Wohnung von Herrn Fox gelaufen ist."

Jetzt bloß keinen Fehler machen, dachte Robin und setzte all seine Konzentration darauf, sich locker und unberührt zu gebärden, ohne dabei allzu künstlich zu wirken.

Kilian holte ein silbernes Panzerarmband aus seiner Hosentasche und schaute auf die eingearbeitete Gravurplatte, auf der der Name *Marius* verewigt war. „Dann solltest du das eurem Praktikanten zurückgeben."

Mit einem Kloß im Hals nahm Robin das Band entgegen. Er erinnerte sich noch genau an den Dialog, den er mit Marius geführt hatte, als er sich das teure Ding vor einiger Zeit gekauft hatte.

„Wo hast du das denn her?"

„Hab ich aus dem Katalog bestellt."

„Stehst du auf Schmuck?"

„Sonst hätte ich es mir ja nicht gekauft. Ich finde, auch Männer können Schmuck tragen."

„Und wie sieht's mit Intimschmuck aus?"

„Nicht mein Ding."
„Das passt sich gut – meins nämlich auch nicht. Mein Vorteil ist, dass ich auch ohne Schmuck gut aussehe."
„Da wird sich Marius sicher freuen", lächelte Robin.

Im August hatte es eine ähnlich brenzlige Situation gegeben, in der Kilians Mutter Robin und Marius in der Stadt beim Eisessen beobachtet hatte. Normalerweise lud Robin zur Ablenkung immer mehrere Leute zu einem Treffen in der Öffentlichkeit ein, zumindest wenn Marius dabei war, aber an dem Tag hatte sonst niemand Lust gehabt.

Manchmal hatte Robin die Befürchtung, diese Situationen untermauerten eine Ahnung Kilians, die er schon seit langer Zeit zu haben schien, es aber nicht einmal im Ansatz wagte, sie zum Ausdruck zu bringen. Und allmählich formten sich die Ahnungen zu einer Bestätigung. Dieses Armband war für ihn womöglich sogar ein plastischer Beweis. Aber warum rückte Kilian erst jetzt mit der Sprache raus und nicht schon früher?

Jedenfalls hatten sie jetzt endgültig keinen Ansporn mehr auf Zärtlichkeiten – zumindest nicht untereinander. Kilian ging ins Bad, machte sich fertig für die Nacht und taperte anschließend stumm ins Bett. Ein klareres Statement hatte er nicht abgeben können. Robin wunderte sich nur, warum er nicht ins Auto stieg und nach Hause fuhr. Heute war nichts mehr an der Lage zu ändern.

Nachdem Kilian also früh schlafen gegangen war, fuhr Robin seinen Rechner hoch und streunte im Internet herum. Der Bildschirm warf ein Spiel aus Licht und Schatten auf seine Hand und er sah in dem diffusen bläulichen Schimmer die Adern unter seiner Haut. Er checkte seine verschiedenen Chatprofile. Geilearschstute75 und Spermaschlucker82 machten ihm per Mail doppeldeutige Angebote.

hi, na wie gehts wie stehts...^^...alles im lot...*g*?...hmmm...mein freund (26/172/58...schlank, av nur p, sonst a/p) und ich (44/189/84... gut gebaut, a/p) suchen ab und zu mal nette und geile kerls für unkomplizierten und hemmungslosen spass zu dritt, gern auch mit pp...interesse evtl? meld dich mal... geilen gruß

Aber die Fotos sagten ihm nicht zu – jene langweiligen Bilder, die einsame Gemüter abends mit dem Handy vor dem Badezimmerspiegel machten und dabei angestrengt versuchten, sexy auszusehen.

Mit einigen Usern hatte er feste Chatbekanntschaften geschlossen und es gab hin und wieder auch den Austausch von Körperflüssigkeiten. Doch seit er Marius hatte, war er nur noch selten im Chatroom unterwegs.

Er war total geil.

Systematisch suchte er die Einbände seiner mentalen Bibliothek ab. Der majestätische und schöne Buchrücken des Folianten von Marius war zurzeit nicht verfügbar, was Robin sehr bedauerte. Aber Alex hatte ihn ja am Telefon beruhigen können, dass Marius nichts Ernstes passiert war.

Gleich daneben stand die Fibel von Mimo, den er irgendwann im Chat kennengelernt hatte. Robin hatte keine Ahnung, in welchem beruflichen Metier er tätig war, wie er mit Nachnamen hieß oder welche Hobbies er hatte. Das Ziel war Sex und nichts anderes. Da waren keine überflüssigen Hintergrundinformationen nötig.

Der Unterschied zwischen Mimo und Marius war, dass er sich schleichend dabei ertappte, dass er seine Freizeit lieber mit Marius als Kilian verbrachte. Wenn er allein daran dachte, wo und wie er es mit Marius in den letzten Monaten überall getrieben hatte, überrollte ihn ein Gefühl der Erfüllung: Im Wald, unter der Dusche, im Beichtstuhl, in der Sauna und einmal sogar in der Umkleidekabine eines Kaufhauses, mit der prickelnden Gefahr im Nacken, jeder Zeit in flagranti entdeckt zu werden. Verbrachten sie die Nächte im Bett, schliefen sie mehrere Male miteinander. Erst in den letzten Wochen flaute ihr Sexleben ab, was aber wohl daran lag, dass Marius sich unsterblich in Robin verknallt hatte, er ihn jedoch immer wieder wissen ließ, dass sie keine gemeinsame Zukunft erwartete. Das setzte Marius böse zu und er hatte zunehmend größere Probleme, sich fallen zu lassen.

Robin rief Mimo an, doch der musste sein Handy ausgeschaltet haben, denn er wurde sofort zur Mailbox durchgestellt. Er hinterließ keine Nachricht und brach die Verbindung ab.

Wer blieb noch?

David? Gut, stockpassiv und eher der schüchtern vorsichtige Typ, bei dem es dauerte, bis es zur Sache ging. Er brauchte seine Riten wie Essengehen oder Endlosgespräche, die vorher abgehalten werden mussten. Spontaner schneller Sex war nicht seine Art. Dennoch ein Augenschmaus mit sinnlichen weichen Lippen, der die Riten rechtfertigte.

Aber David war nicht online.

Konstantin? Die Ficks mit ihm waren wie die Hauptbestandteile seiner Charaktereigenschaften: arrogant und egoistisch – und manchmal selbst Robin zu kalt.

Es war wie verhext. Auch Konstantin konnte er nicht erreichen.

Naja, letztere hatte er seit Monaten nicht mehr gesehen. Wer wusste, ob sie überhaupt noch in der Stadt lebten. Die meisten Jungs suchten in ihm eine Art Beschützer. Dabei war er es, der einen Beschützer brauchte.

Irgendwie nervte ihn alles. Kilian, seine Mutter.

Er musste einen freien Kopf kriegen. Vor dem PC einen runterholen wollte er sich auch nicht. Kilian hatte für so etwas nichts übrig und wenn er ihn dabei überrumpelte, bedeutete das nur ein zusätzliches Problem.

Gegen 23 Uhr entschloss er sich, noch einmal vor die Tür zu gehen. Irgendein unbekannter Lockreiz veranlasste ihn dazu, abermals in den Westpark zu marschieren.

Seit dem Drohbrief von FFC fühlte Robin sich oft verfolgt und beobachtet. Vor allem, wenn er allein unterwegs war und durch den Park joggte, glaubte er manchmal, hinter jedem Busch eine ihm feindlich gesonnene Gestalt auszumachen – ein bedrohlicher Schatten, der plötzlich hinter einem Baumstamm in Deckung huschte. Selbst in seiner Wohnung zog er gelegentlich am helllichten Tag die Vorhänge zu, weil er irgendwo draußen jemanden vermutete, der ihn mit einem Feldstecher bespitzelte. Aus diesem Grund hatte er endlich blickdichte Vorhänge für das Schlafzimmer besorgt. Sozusagen zum Training gegen wachsende Paranoia zwang er sich zu Alleingängen in der Dunkelheit. Hin und wieder warf er dann prüfende Blicke über die Schulter.

Es gab aber auch noch etwas anderes, was ihn zur Sondierung des Parks animierte.

Er hatte gehört, dass jeder *Suchende* im Westpark fündig wurde und war deshalb zu manch später Stunde neugierig über die Wege geschlichen und hatte verdächtige Personen ausgekundschaftet. Sogar seine Joggingroute verlegte er deshalb in den Park. Bis heute war ihm kein Verdächtiger aufgefallen.

Bis heute ...

In einigen Metern Entfernung lehnte eine Gestalt mit gesenktem Kopf an einem Baum, dick eingepackt zum Schutz gegen die Kälte. Im Licht der Laterne konnte Robin erkennen, dass es sich um einen unverschämt gut aussehenden Jugendlichen handelte, bestimmt über 18. Er sah auf das Display seines Handys, welches sein Gesicht etwas erhellte und tippte auf dem Tastenfeld herum. Als Robin näher kam, blickte er auf und steckte das Handy in die Jackentasche. Er trug ein dunkles Baseballcap, die gefütterte Kapuze seiner Daunenjacke darüber gestülpt, eine ausgewaschene Schlabberjeans und weiße Skaterschuhe, auf denen sich ein dünner Film aus braunem Schmutz abgesetzt hatte. Robin spekulierte darauf, dass sich unter der weit geschnittenen Jeans reizvolle Beine versteckten.

Der Jugendliche starrte ihn nachhaltig an. Seine Augen fixierten ihn wie die eines Raubtieres, das seine Beute witterte und die Jagd aufnahm.

Nein, dachte Robin. Er ist noch keine 18. Er ist jünger …

Aber um Himmels Willen, wer sollte es denn erfahren? Wovon niemand wusste, war nie geschehen.

Verlegen minderte Robin sein Tempo und blieb stehen. Er spürte, wie das Blut ihm in Gesicht und Ohren schoss. Sein ganzer Oberkörper wurde heiß. Unschlüssig scharrte er mit einem Fuß im Schnee und wartete darauf, dass irgendetwas passierte. Auf der Spitze seines Winterstiefels häufte sich ein winziger Schneeberg an.

Der Bursche schien vom Fach. Ungeniert trat er an Robin heran, auf seinem Gesicht ein nonchalantes Lächeln. An seiner rechten Schläfe klaffte eine winzige Narbe, die nicht hundertprozentig verheilt war.

„70 Euro."

„Das ist viel."

„Ich bin jeden Cent wert. Das verspreche ich dir."

Allein bei diesen Worten durchströmte Robin extreme Geilheit.

„Ich mache alles", fuhr der Jugendliche fort. Er klang dabei wie jemand, der ein Geschäft abwickeln wollte. „Wirklich alles, was du willst. Und zwar die ganze Nacht. Mit oder ohne Gummi."

„Eigentlich will ich es gar nicht." Robin spürte starken Schweiß unter seiner Jacke ausbrechen.

„Warum sonst bist du hier? Es wird erst dann aufhören, wenn du es willst. Bis jetzt hat sich noch niemand beschwert."

„Du spuckst große Töne."

„Ich spucke gern."

Kicks dieser Art waren für Robin ein Lebenselixier, eine Droge, die er brauchte, um seine Sucht zu befriedigen. Und er erlebte diese Kicks mit Kilian viel zu selten bis gar nicht. Robin fühlte sich mit seiner

Sucht allein. Andere rauchten und tranken Alkohol - er brauchte Sex. Nur anderen machte man seltener Vorwürfe für ihr Verhalten. Außerdem verschaffte ihm ein Kick einen herrlichen Nebeneffekt, nämlich den der puren Entspannung.

Es war ja nicht so, dass er solche Situationen suchte, jedenfalls nicht permanent, sie boten sich ihm einfach.

Ihm war das Risiko seines folgenden Handelns vollkommen bewusst, aber auch das machte den Reiz aus – für einen Moment etwas Aufregendes zu tun, das ihn aus dem Alltag rettete. Selbst, wenn es seinen Job gefährdete.

Er wusste trotzdem nicht, was er tun sollte, blickte sich mehrmals um, ob er von niemandem beobachtet wurde.

Das war riskant …

Hier wurde in allen Ecken und Winkeln mit Marihuana und Amphetaminen gedealt und es konnte durchaus sein, dass ihm Kollegen aus dem Drogendezernat über den Weg stiefelten.

Er dachte an Kilian.

Verdammt riskant …

Er dachte an das Danach, das ihn immer in ein tiefes Loch warf. Falls es herauskäme, wäre er gewaltig am Arsch.

Den Moment nutzen. Ich lebe nur einmal. Niemand wird es erfahren.

Mit bebenden Gliedmaßen legte Robin dem Jungen den Arm um den Hals: „Na dann."

Zum Glück hatte er sein Portemonnaie dabei.

7

9. Dezember 2008

„Wo warst du denn gestern Abend noch?", fragte Kilian schlaftrunken. Seine schwarzen Haare standen ihm wüst zu Berge.

Robin drehte den Kopf so, dass er ihm direkt in die müden Augen sehen konnte. „Ich hab mich für 70 Euro von einem Stricher auf den Toiletten im Westpark durchvögeln lassen", scherzte er und quälte sich ein leidliches Grinsen ab. Gleichzeitig schienen seine Innereien zu einer klumpigen Masse zu verkrampfen. Sich mit der Wahrheit zu schützen, war immer noch die beste Verteidigung.

„Na so was. Und war's gut?"

„Klar."

Kilian redete mit ihm. Das war ein gutes Zeichen. Trotzdem wurde Robin das Gefühl nicht los, dass seine Beziehung zu ihm gestern einen Bruch erlitten hatte, dessen Tragweite er jetzt noch nicht erfassen konnte.

„Und wo warst du nun?", bohrte Kilian nach.

„Ach, Peyman konnte nicht schlafen und hat mich gefragt, ob wir noch 'ne Kleinigkeit essen wollen. Waren im Chicks."

Der Wecker piepte und signalisierte, dass es endgültig Zeit zum Aufstehen war. Robin spulte sein obligatorisches Morgenprogramm ab: Enver mit Nahrung und frischem Wasser versorgen, Frühsport im Schlafzimmer als Joggingersatz, frühstücken und duschen. Allerdings war er knapp dran und konnte nur flink ein paar Situps machen. Er würde die Scheiben vom Eis frei kratzen müssen und die Straßen waren sicher glatt. Das hieß, er musste etwas früher losfahren, um pünktlich im Präsidium aufzukreuzen.

„Ist alles in Ordnung zwischen uns?", fragte er am Rahmen der Schlafzimmertür lehnend, kurz, bevor er zur Arbeit aufbrechen wollte.

Kilian drehte seinen gemeißelten Körper auf den Rücken, zog sich die Bettdecke bis zum Hals und rieb sich mit einer Hand den Schlaf aus den Augen. An seiner Wange sah man noch die Abdrücke der Kissenfalten.

„Alles in Ordnung."

„Wirklich?"

„Ich rufe dich an."

„Okay. Bis dann."

Zum Abschied gab es einen Schmatzer auf den Mund, aber Robin bemerkte, dass sich Kilians Lippen nicht spitzten.

Während der Fahrt zum Präsidium ließ er den vergangenen Abend vor seinem geistigen Auge Revue passieren und fühlte sich ziemlich beschissen dabei. Ein grauer Himmel lastete mit bleierner Schwere über der Stadt. Alles versank in diesigem Mistwetter. Der Streudienst war zum Glück schon unterwegs gewesen. Er tauschte die CD mit den Denkaufgaben gegen das David Bowie-Album aus, die einzige Musikscheibe, die er im Auto deponierte. Die elektronischen Klänge von *I'm Deranged* hämmerten auf ihn ein und untermalten seine dröge Stimmung.

Funny how secrets travel,
I'd start to believe,
if I were to bleed.
Kilian kam ihm in den Sinn. Das kantige zarte Gesicht, die kleinen Ohren, die niedlichen Fältchen und Grübchen an der Wange, die feinen Härchen, der gestutzte Goatee, die gebräunte Haut. Robin dachte an ihre erste Begegnung zurück, damals beim Vernehmungsgespräch, nachdem jemand in Kilians Wohnung eingedrungen war und ihn um etliche Gegenstände erleichtert hatte.

„*Hast du endlich das Arschloch gefunden, das meine Sachen geklaut hat?*"

Kilian war ein Mensch, den man nicht an jeder Straßenecke aufgabelte. Er besaß die verloren gegangene Kunst, ein Geheimnis für sich zu behalten und man konnte sich immer auf ihn verlassen.

Eine Träne kullerte Robin über die Wange.

I'm deranged down, down, down.
So cruise me babe, cruise me baby.

Verdammt, er wollte Kilian nicht verlieren. Er wollte es sich nicht mit ihm verscherzen.

Ab heute würde er alles ändern. Der Verstand konnte Herr über den Trieb werden, wenn man ihn nur im richtigen Moment einsetzte. *Wer mit dem Leben spielt, kommt nie zurecht, wer sich nicht selbst befiehlt, bleibt immer Knecht!*

Als er auf dem Präsidiumsparkplatz hielt, kontrollierte er seine geröteten Augen im Rückspiegel. Mit den Fingerspitzen rieb er sich die getrockneten Tränen von den Wangen. Niemand sollte Verdacht schöpfen, er habe geheult.

Im Gebäude erschlug ihn dann sogleich das grelle Licht der Neonröhren, was er in der dunklen Jahreszeit ausnahmsweise begrüßte. Er nickte einigen Kollegen zu, die auf den Fluren neben ihm vorbeiliefen. Wie fast jeden Morgen schaute er zuallererst bei Alex ins Büro.

„Guten Morgen, Rob!", rief sie mit guter Laune. Sie sprang auf, tänzelte durch den Raum, blieb in der Mitte abrupt stehen und drehte sich mit der schwungvollen Bewegung einer Primaballerina einmal um die eigene Achse. Dabei streckte sie die Arme von ihrem Körper, als wolle sie ein Musical aufführen. Mit aller Mühe musste Robin ein Kichern unterdrücken, da sie sich unbeholfen und selbstpersiflierend gebärdete.

„Die Pfunde purzeln, nicht wahr?", fragte sie.

Alex war quasi als seine bessere Hälfte im Präsidium bekannt und machte schon seit zwei Wochen eine Diät. Um das Klischee einer übergewichtigen Frau, die sich vornahm, gesünder zu essen, auch zu erfüllen, kaute sie lustlos an Karotten und anderem Rohgemüse. Ständig scharwenzelte sie vor ihm herum und fragte ihn, ob ihm etwas an ihr auffiele. Und obwohl das nicht der Fall war, sagte er ihr, dass man ihr ihre Disziplin mehr und mehr ansah. Grund für ihre geplante Typveränderung war ein Mann namens Manfred, mit dem sie anbandelte. Er freute sich für sie, dass sie endlich jemanden gefunden hatte.

„Du bist auf einem guten Weg."

„Möchtest du eigentlich was Bestimmtes zum Geburtstag haben?"

„Gott", antwortete er, „erinnere mich bloß nicht daran. In sieben Jahren bin ich 40." *Dann hab ich die Hälfte hinter mir.* „Lassen wir doch einfach den Unsinn mit dem Beschenken."

„Wie du meinst. Dann hol ich dich gleich auf den Boden der Tatsachen zurück …"

„Mein Alter ist auch eine Tatsache."

„Heute um sechs gab es bereits einen Raub in einer öffentlichen Toilette im Hauptbahnhof. Wegen 15 Euro wurde eine Frau niedergeschlagen! Wegen 15 Euro!"

„Würde es die Sache besser machen, wenn sie mehr Geld dabei gehabt hätte?", fragte Robin patzig.

„Scheißlaune, oder was?", giftete Alex zurück.

„Nein, 'tschuldigung. Hat man den Täter gefasst?"

„Ja. Waren zwei Jungs, nicht mal volljährig. 16 und 17. Beides Schüler. Wurden noch vor dem Bahnhofsgebäude geschnappt. Am Freitag werden sie dem Haftrichter vorgeführt."

„Du meine Güte."

„Sie sind türkische Staatsangehörige."

„Hättest du den Kommentar auch hinzugefügt, wenn es deutsche Staatsangehörige wären?"

Alex ignorierte den Stinkstiefel. „Außerdem hatten sie 0,5 Gramm Marihuana dabei."

„Hätten sie mal lieber rauchen sollen, dann wären sie nicht durchgedreht. Da kann man ja froh sein, das Geld das Motiv war und nicht die Lust an der Freude. Wie geht's der Frau?"

„Sie liegt im Krankenhaus. Die Täter haben mit Fäusten auf sie eingeschlagen und sie am Boden mit Fußtritten traktiert."

„So stelle ich mir einen schönen Morgen vor."

„Mit deinem Zynismus machst du Martin bald ernste Konkurrenz."

„Solche Geschichten schocken mich einfach nicht mehr. Leider."

In Wahrheit zog es ihm jedes Mal die Socken aus, wenn er von Teenagern hörte, die schlimme Gewaltverbrechen begingen. Er fühlte sich dazu hingerissen, mit denen laut im Chor zu tönen, die meinten, die Jugend werde immer brutaler, aber er glaubte nicht, dass das die einzige simple Erklärung war.

„Die Dienstbesprechung wird übrigens von Freitag auf Donnerstag vorgezogen", sagte Alex. „TOPs sind der Mord an Levent Ceylan und die Weiterbildungsseminare."

Der Mordfall Ceylan war Themenspitzenreiter auf den aktuellen Dienstbesprechungen und hatte sogar den Hehlerring vom ersten Platz verdrängt, der die Stadt seit geraumer Zeit in Atem hielt. Die Spurensicherung hatte in seiner Wohnung Fingerabdrücke gefunden, die mit keinem bekanntem Straftäter aus der Datenbank übereinstimmten. Allerdings fanden sich Dokumente in seiner Wohnung, die eine Verbindung zu Nils Marberger belegten – und der wiederum war für FFC tätig gewesen. Ceylans Tod, davon war Robin felsenfest überzeugt, stand in irgendeinem unmittelbaren Zusammenhang mit den Ereignissen von vor sieben Monaten.

„Danke, Alex", erwiderte Robin und wandte sich zum Gehen, die Hand schon auf der Türklinke. Er wusste, was als Nächstes kam, deswegen hatte er sich schon angewöhnt, sehr langsam aus ihrem Büro zu gehen.

„Wie hast du kommende Woche Dienst?"

Genau das: sie hielt ihn mit belanglosem Palaver auf. Warum schaute er eigentlich noch jeden Tag bei ihr rein, wenn es ihn nervte? Wahrscheinlich, weil auch das konditioniert war.

„Nachtschicht", seufzte er. „Wir sehen uns später."

Als er in sein eigenes Büro trat, war Armestrans Schreibtischstuhl leer. Ein dampfender Kaffeepott aus dem Automaten stand verwaist auf dem ansonsten aufgeräumten Tisch und sagte Robin, dass sein Kollege zumindest im Gebäude war. Der ganze Raum roch nach starkem Bohnenaroma. Es herrschte eine Luft wie in einem Schlangennest. Er lüftete kurz durch. Ein kalter Luftstoß wehte ihm ins Gesicht und trieb ihm die letzte Müdigkeit aus den Knochen. Er setzte sich an seinen Platz und versuchte, etwas Ordnung in das Papierchaos zu bringen. Unvermittelt stürzte Werner Armestran durch die Tür. Robin schätzte ihn als geduldigen und ruhigen Kollegen. Ein Mann, der labil wirkte, aber Nerven wie Drahtseile hatte. Er war einer der Sorte

Menschen, die beim Verlassen des Kaufhauses nicht unachtsam die Tür hinter sich zu fallen ließen, ohne sich zu vergewissern, dass es nicht doch jemanden gab, dem sie offen gehalten werden musste. Heute merkte man ihm allerdings nichts von seiner Ruhe an.

„Es hat jemand angerufen und einen Mord gemeldet", sagte Armestran. „Lienhard und Andree sind schon unterwegs und prüfen das."

„Wo soll's passiert sein?"

„Marshallweg 54, Stadtteil Drewershausen. Können Mörder sich nicht mal bessere Uhrzeiten für ihre Verbrechen aussuchen?"

„Kurz vor Feierabend würd's mich eher stören", sagte Robin und wusste selbst nicht, ob er das lustig finden sollte.

Im nächsten Augenblick machte auch schon sein Handy auf sich aufmerksam.

„Fox."

„Kohlhagen."

„Morgen, Lienhard."

„Hat dir Werner Bescheid gegeben?"

„Gerade eben."

„Wir haben es tatsächlich mit einem Mord zu tun."

„Wer hat ihn gemeldet?"

„Ein Typ namens Gonzo."

„Und die Leiche heißt Kermit, der Frosch, oder was?"

„Er will seinen richtigen Namen partout nicht verraten. Der Tote heißt Torben Balthasar."

„Ist dieser Gonzo bei euch?"

„Ja, aber der schweigt sich aus. Ist ein sturer Hund."

„Sagt ihm, dass er nicht in einer Gameshow ist, falls er's nicht kapiert. Wir sind gleich bei euch."

„Bringt einen starken Magen mit, Leute. So was wie hier, hab ich vorher noch nie gesehen. Das ist nichts im Vergleich zur Lehrerin vom letzten Jahr."

„Was ist passiert?"

Lienhard schluckte geräuschvoll. „Seht es euch selbst an. Ich kann das nicht erklären. Werner hat die Adresse. Ach ja, es ist vielleicht sinnvoll, wenn sich Bilski auch mal hier umschaut."

Robin drückte Lienhard weg. Armestran, der mitten im Raum stand, blickte ihn fragend an.

„Muss schlimm sein", sagte Robin. „Wir holen Bilski ab und fahren sofort los."

Auf dem Weg zum Parkplatz unterrichtete er Armestran knapp über das, was Lienhard ihm am Telefon erzählt hatte. Sein Handy vibrierte in der Hosentasche und er schaute rasch auf das Display, das den Eingang einer SMS registrierte.

mir geht's soweit ganz gut, danke der nachfrage
gruß marius

Robin löschte die Nachricht. Er musste sich dringend angewöhnen, sein Diensthandy zu benutzen.
Scheiße, dachte er. Was für ein Morgen.

8

9. DEZEMBER 2008

Marius hasste alte verlassene Güterbahnhöfe, die man am Fenster vorbeirauschen sah, kurz bevor man mit dem Zug in den modernen Bahnhof einer Stadt einfuhr. Er hasste die grauen, mit Graffitis besprühten Wände der maroden Gebäude und die verrosteten Geisterzüge, die beharrlich klagend darauf zu warten schienen, dass man sie doch noch irgendwann abhole. Und er hasste die stacheligen Masten, die auf sie wie tote Wächter aufpassten. Jetzt kam er sich selbst wie auf einem solchen Abstellgleis vor. Robin rangierte ihn aus, so wie es ihm beliebte.

Immer wieder überlegte er, Robin eine gesalzene Nachricht zu schreiben. Einen rüden Vorwurf oder eine wüste Beschimpfung. Aber er wollte ihm nicht zeigen, wie viel er für ihn empfand. Und wahrscheinlich würde er eh nicht darauf reagieren. Wahrscheinlich wäre ihm seine Wut schnurzpiepegal, wie so vieles andere auch auf diesem gottverdammten Planeten.

Nein.

Er wollte sich überhaupt nicht melden. Sollte Robin doch mal sein wahres Interesse an ihm zeigen. Marius würde sich in den nächsten Tagen ablenken, zu Hause mit genügend Pornos verschanzen oder was mit Freunden unternehmen. Oder shoppen gehen. Oder zum Spaß auf dem zugefrorenen Fußballfeld bolzen. Er würde alles tun, außer sich bei diesem überheblichen Fatzke zu melden. Und wenn er auch noch so geil auf ihn war.

Er schmiss das Handy wütend in die Schublade seines Nachtschrankes und schlug sie mit einem lauten Knall zu.

Robin Fox, dieser egoistische Heuchler, der sich selbst beim Wichsen filmte, sich den Film nachher anschaute und dabei dann noch mal wichste.

Es hätte eine ruhige Nacht werden können, wenn nicht der 70jährige mit dem frisch amputierten Bein auf sein Zimmer verlegt worden wäre. Stundenlang hatte er trotz der starken Schmerzmittelinfusion gestöhnt. Marius konnte deswegen nicht einschlafen. Die kontinuierlichen Seufzer machten ihn ganz wahnsinnig, klangen sie doch wie das heulende Wehklagen eines Spukgespenstes. Irgendwann hielt er es nicht mehr aus und bat die Nachtschwester um Ohropax. Nachdem er sich die Schaumstoffstöpsel in die Gehörgänge gepfropft hatte, fand er endlich Frieden und schlief ein.

Morgens fühlte er sich ziemlich groggy. Erst Adrians Anblick munterte ihn auf. Er servierte ihm das Frühstück.

„Gut geschlafen?", fragte Adrian und reichte das Essen mit dem gleichen Prozedere wie am gestrigen Abend.

„Wie man's nimmt", erwiderte Marius.

„Der Kaffee schmeckt bei uns zwar grausig, aber er wird dich wach machen. Wie geht's deiner Schulter?"

„Solange ich mich nicht bewege, lässt sie mich in Ruhe."

„Willst du noch was gegen die Schmerzen?"

„Nein, ich will nur hier raus."

„Gegen neun Uhr wird dich der Stationsarzt noch mal unter die Lupe nehmen. Danach kannst du gehen."

„Wunderbar." Marius konnte sich nicht des Eindrucks erwehren, dass Adrian sich nur deswegen solange mit ihm auseinandersetzte, damit er die Gelegenheit zur ausführlichen Musterung hatte. Es störte ihn nicht, machte ihn aber auf reizvolle Weise nervös. Zum Glück war die winzige Ration Margarine so hart, dass sie sich nur schwer auf der Scheibe Körnerbrot verstreichen ließ.

„Was machst du eigentlich, wenn du nicht gerade Fußball spielst oder dich von Autos anfahren lässt?" Adrian stand mit verschränkten Armen zwischen den Betten und beobachtete ihn amüsiert dabei, wie er sich mit dem widerspenstigen Frühstück abplagte.

„Ich wünschte, ich könnte sagen, ich plane meine Expedition durchs Amazonasbecken und habe eine Reise ins Weltall gebucht, aber letztendlich mache ich wohl nichts anderes, was alle anderen Jungs in meinem Alter auch tun."

„Keine Freundin, die dich auf Trab hält? Ich bin ganz schön neugierig, was?"

„Kein Problem." Das ist der Moment, in dem ich alles auf eine Karte setzen kann, dachte Marius. „Du bist nicht neugierig. Du bist raffiniert."

Adrian weitete die Augen und seine Mundwinkel spitzten sich zu einem breiten schalkhaften Lächeln. „Wieso?"

Marius wollte einen Schluck Kaffee nehmen, aber als er die Tasse zum Mund führte, meldete sich seine Verletzung erneut mit einem Stechen. Das bräunliche Gebräu schwappte über den Rand und er stellte die Tasse auf den bekleckerten Unterteller zurück.

„Lass mich mal nachsehen", sagte Adrian, packte Marius sanft am Arm und beugte ihn nach vorn, um die Schulter zu inspizieren. „Du solltest deinen rechten Arm völlig entlasten. Vielleicht legen wir ihn zur Ruhigstellung in eine Schlinge."

Marius spürte Adrians Fingerspitzen, deren Absichten er nicht eindeutig einordnen konnte. Viel zu zart glitten sie über die Haut im Wirbelsäulenbereich, also dort, wo sie eigentlich gar nichts zu suchen hatten. Er ging ganz schön ran.

„Ein Kühlakku würde vorerst reichen", sagte Marius und lehnte sich vorsichtig wieder gegen das hochgestellte Kopfteil.

„Ich hole dir einen."

Adrian verließ das Zimmer. Seine Berührungen am Rücken hatten Marius jetzt derart heiß gemacht, dass ihn nicht einmal mehr das sporadische Stöhnen des Rentners im Nachbarbett abturnte. Er sehnte sich nach Robins männlichem Körpergeruch und dem Geschmack seiner Haut. Einfach ätzend, diese verdammte Sehnsucht nach einem Menschen. Trotz schmerzender Schulter ging er aufs Klo und onanierte. Er benutzte die linke Hand, was sich ziemlich komisch anfühlte, aber er brauchte eh nicht lange.

Nachdem er fertig war, ging er ins Bett zurück und machte sich über den Rest des Frühstücks her. Das Brot schmeckte nach Pappe. Adrian hatte ihm eine Kühlkompresse auf den Nachtschank gelegt. Marius' Blick wanderte von dem Gelkissen zur Schublade. Er öffnete sie und holte das Handy heraus. Sich darüber im Klaren, wie undiszipliniert und zickig er sich gerade verhielt, schickte er eine SMS an Robin: *mir geht's soweit ganz gut, danke der nachfrage, gruß marius.* Der Mistkerl wusste mit Sicherheit, dass er im Krankenhaus versauerte.

Anfangs hatten sie viel Spaß zusammen und lachten sich über irgendeinen sinnlosen Unfug kaputt. Und das war es, was ihm am ärgsten zusetzte: die Tatsache, dass sie nicht mehr gemeinsam lachten.

9

9. DEZEMBER 2008

Drewershausen bildete mit seinen trostlosen Plattenbausiedlungen den südöstlichen Teil von Seederstedt. Ziel war der Marshallweg 54. Während Robin den Wagen durch die Straßen manövrierte, schaute Armestran abwesend aus dem Fenster. Bilski saß schweigend auf der Rückbank und putzte seine Nickelbrille mit einem Mikrofasertuch. Sie wussten nicht genau, was sie am Tatort erwartete, aber Lienhards Anruf machte sie auf das Schlimmste gefasst. Alex würde mit Dobner und Staatsanwalt Marder nachkommen.

Zwar eilte Drewershausen der Ruf eines Kriminalitätsbrennpunktes voraus, aber dieser war ungerechtfertigt. Statistisch war die Rate gewalttätiger Auseinanderschreitungen hier nur minimal höher als in anderen Stadtteilen. Von Verslumung, Ghettoisierung und eingeschränktem Sicherheitsgefühl redeten ausschließlich Bürger, die weder in Drewershausen wohnten oder sich sonst dort aufhielten. Aussagen wurden selten angesichts eigener Erfahrungen getroffen. Manchmal diente die Behauptung von so genannten *gekippten* Wohnvierteln auch politischen Strategien oder der Legitimation des Einsatzes von Überwachungskameras.

Gewalt gibt es überall, dachte Robin. Genau wie die Leute, die unhaltbare Gerüchte in die Welt setzten. Betrübt kam ihm ein Zitat von Albert Einstein in den Sinn: Welch triste Epoche, in der es leichter ist, ein Atom zu zertrümmern als ein Vorurteil. Magdalene, die nicht weit von hier wohnte, hatte sich nie über Pöbeleien oder Angstgefühle auf der Straße geäußert. Ein Jugendlicher, den sie rein von der Optik her für einen Randalierer gehalten hatte, hatte ihr sogar einmal den Einkauf bis vor die Tür getragen. Ein Indiz dafür, dass die Welt doch noch nicht so verkommen war, als für die sie oft verkauft wurde.

„Hier muss es gleich sein", sagte Armestran, der sich auf die Kommentare des Navigationsgerätes konzentrierte. Die Gebäude standen teilweise zu weit entfernt, um die Hausnummern aus dem Auto heraus entziffern zu können.

Hinter der Windschutzscheibe tauchte auf der linken Seite ein Kastenbau auf. Ein weiterer Klon, der aussah wie symmetrisch aufeinander gestapelte überdimensionierte Holzklötze in tristen Farben. Er unterschied sich nur in einer Hinsicht von seinen Geschwistern: in ihm war ein Mord geschehen.

Robin parkte am Straßenrand und bemerkte anhand der Fahrzeuge, dass der Erkennungsdienst bereits am Tatort eingetroffen war und die Spuren sicherte. Auf der schneebedeckten Rasenfläche tollten Kinder in Mützen und Schals herum. Robin fragte sich, warum sie nicht in der Schule waren. Vermutlich waren es ihre Eltern, die an den Absperrbändern am Rande des Plattenweges ausharrten, um sich mit Gesprächsstoff für die nächsten Wochen zu versorgen.

Der Eingang wurde von einem Polizisten bewacht. Er kontrollierte, wer das Haus betrat oder verließ. Gleichzeitig wohnte ihm die Aufgabe inne, nach Verdächtigen im Tumult der Schaulustigen zu suchen. Manche Täter beobachteten nach ihren Verbrechen gern die Polizei bei der Arbeit.

Im Treppenhaus nahmen sie einen extrem widerlichen Geruch wahr.

„Meine Güte, ist das Blut?", fragte Robin und rümpfte die Nase.

„Nein", antwortete Bilski. „Blut riecht süßlich. Dieser Geruch ist sauer. Ich tippe auf Erbrochenes."

„Das nächste Mal besorge ich Gasmasken."

Am Knauf der Wohnungstür stand ein Polizist und verteilte Mundschutze. Vor ein paar Monaten hatten Robin und seine Kollegen schon mal einen Mundschutz am Tatort tragen müssen. Damals war ein Lebensmittelkontrolleur in einer Fritteuse ertränkt worden. Lienhard leistete dem Beamten Gesellschaft und trank Wasser aus einer Plastikflasche. Er nahm die Neuankömmlinge in Empfang.

„Wir haben uns oben auf dem Dachboden einquartiert. Der Hausmeister war so freundlich und hat uns einen Schlüssel für die Tür ausgehändigt." Das Plastik knisterte, sobald er die Flasche zum

Mund führte.
Alex und Bilski nickten und gingen sogleich die Stufen nach oben. Robin wollte sich zunächst einen Gesamteindruck vom Tatort verschaffen. Bevor Lienhard ihn und Armestran durch den Flur lotste, stülpte sich jeder einen Schutz über Mund und Nase, band die Befestigungsschlaufen hinter dem Kopf fest und krempelte Plastiküberzieher über die Straßenschuhe. Außerdem verteilte Lienhard Handschuhe.

„Gonzo hat die Leiche eindeutig als Torben Balthasar identifiziert", sagte er. „Die Leute im Haus haben Angst."

„Verständlich."

Sesamfarbene Tapeten pappten an den Wänden, die Abmessungen an den Fußleisten und an der Decke waren ungenau, manchmal standen die Tapetenabschlüsse mehrere Zentimeter über. Hier war jemand sehr lustlos zu Werke gegangen. Außer einem Spiegel und einem Garderobenhaken aus Plastik befand sich nichts in dem schlauchartigen Raum. Der Haken beugte sich den Dutzend Jacken, die er tragen musste. Unter der Last ragte die obere Schraube der Halterung samt Dübel weit aus dem Bohrloch. Der Spiegel war an den Seiten mit Werbestickern von Markenkleidungsfirmen beklebt. Robin scannte mit seinen Augen alles ab und hoffte, sich jedes Detail zu merken.

Der Notarzt huschte vor ihnen aus dem Schlafzimmer. Er sah blass und zerstört aus. „Der Junge ist schätzungsweise seit 48 Stunden tot."

„Also ist es Sonntag passiert."

„Sie müssen die Autopsieergebnisse abwarten."

„Ich möchte ihn mir jetzt ansehen."

„Bitte." Der Arzt machte eine Geste mit der Hand in Richtung Schlafzimmertür. „Wenn Sie mich fragen, hat da drin ein Sadist gewütet."

Langsam ging Robin auf die Tür zu. Er spürte förmlich die Präsenz von etwas Abartigem. Der fürchterliche Geruch drang durch den Mundschutz.

An dem Ort, vor dem es Robin graute, gingen die Leute von der Spurensicherung asketisch ihrer Arbeit nach. Sie steckten in weißen Vollschutzanzügen mit Kapuzen und sahen eher aus wie Astronauten. Sie trugen Brillen, Mundschutze, zwei Paar Handschuhe und Schuhüberzieher. Sie hatten einen Trampelpfad angelegt, der dazu diente, vorhandene Spuren nicht zu verwischen oder neue zu setzen. Robin bewegte sich auf eben diesem Pfad und beobachtete die Kollegen bei der Beweismittelsuche. Auge, Kamera und Hand lautete das Credo an einem Tatort. Zuerst verschafft man sich einen Gesamtüberblick über die Lage, danach wird vermessen, werden Spuren mit Schildchen nummeriert und jedes einzelne mit Videokamera und Tatortskizze dokumentiert. Anschließend können eventuelle Beweise eingetütet werden und wandern unter Umständen zum Bundeskriminalamt, wo sie ausgewertet werden.

Für Robin war es stets besonders wichtig, dass Spuren wertneutral gesichert wurden. Selektierte man sie bereits am Tatort nach Relevanz, konnte sich das verfälschend auf das Ermittlungsergebnis auswirken. Natürlich war das in der Theorie einfacher als in der Praxis.

Inmitten des Szenarios sah er den leicht verdrehten Körper auf dem Bett. Der Torso und sämtliche Körperteile waren geschwollen und hatten eine blaugrüne fleckenartige Färbung angenommen. Der nackte Hintern des Jungen reckte sich in die Höhe, als wollte er sich anbiedern. Die Arme lagen schlaff und leicht schräg vom Rumpf entfernt auf einer schmutzigen Unterlage, die Hände auf den Handrücken, während sich die langen blassen Finger wie tote Spinnenbeine nach oben krümmten. Einzelne Hautpartien waren mit Erbrochenem beschmiert. Der Kopf ruhte seitlich geneigt neben dem Bettpfosten. Sein Unterkiefer war grotesk verdreht und Robin wusste sofort, dass mit ihm etwas nicht stimmte. An den Mundwinkeln klebte ebenfalls getrockneter Mageninhalt. Alles war voller Blut. Haarbüschel übersäten die markanten Schulterblätter und die Wirbelsäule. Bei dem Anblick des leblosen Klumpen Fleisches zog sich Robin der Magen zusammen und er musste Tränen unterdrücken. Die Augen des Opfers waren weit aufgerissen und starrten ihn entsetzt an, so, als wollten sie ihn fragen, wie es zu dem Schmerz kommen konnte, den man ihm angetan hatte.

Einer der Astronauten wedelte mit einem Asservatenbeutel in der Hand und rief Robin zu: „Das haben wir dort drüben unter dem Sessel gefunden!"

Robin war froh, dass er für einen Moment abgelenkt wurde. In dem Beutel machte er einen gummiartigen verschrumpelten transparenten Gegenstand aus. Zuerst dachte er an einen geplatzten Luftballon oder ein Kondom, aber dann wurde ihm klar, dass es sich um einen Latexhandschuh handelte, eine ähnliche Marke, wie er sie selbst und seine Kollegen trugen.

„Er ist unbenutzt", fügte der Mann in dem Schutzanzug hinzu.

„Als Beweismittel sichern", antwortete Robin.

„Meinst du, ich schmeiß ihn weg oder nehme ihn für zu Hause mit?"

„Was ist mit seinem Unterkiefer passiert?"

„Scheinbar hat der Täter den Kopf des Jungen solange gegen den Bettpfosten geschlagen, bis der Unterkiefer gebrochen ist. Die Mundhöhle ist voller Kotze. Wir haben hier *Basic Instinct* in der Schwulenversion."

„Ich denke, wir sollten mit solchen Prognosen besser warten", antwortete Robin, dem speiübel wurde. Aufgewühlt starrte er aus dem geöffneten Fenster hinaus, aber dort bot sich ihm kein fröhlicheres Bild, nur der jammervolle graphitgraue Himmel, aus dessen Wolkenmassen Schneeflocken lustlos auf die Stadtdächer nieder tanzten. Die dunklen Gardinen hatte jemand zur Seite geschoben. Auf der Fensterbank standen Kakteen in Plastiktöpfen, allesamt vertrocknet.

Lienhard und Bilski betraten den Tatort. Bilski hatte sich umgezogen und war nun auch in einen malerähnlichen Kapuzenanzug gestiegen. Er brachte nur ein „Ach du liebes Bisschen" hervor und revidierte daraufhin den Leichnam und umstreifte immer wieder das Bett.

„Dobner hat bereits eine Mordkommission gebildet", sagte Lienhard, der knapp hinter Robin stehen blieb.

„Und wer leitet die?"

„Du."

Robin seufzte innerlich. Es schmeckte ihm nicht, dass Dobner so große Stücke auf ihn hielt. Obwohl Staatsanwalt Marder dank Robin die FFC Sache bis zum obersten Gerichtshof durchgepaukt hatte und inzwischen ein weltweites Warenverkaufsverbot des Konzerns erwirkt wurde, waren noch nicht alle Einzelheiten des Falls restlos geklärt. Vielleicht, weil er den Fremden im Treppenhaus damals nicht erwischte, kurz nachdem er den Drohbrief fand. Wie man es auch drehte und wendete: Er hatte schwerwiegende Fehler in den Ermittlungen gemacht. Die Nachwirkungen spürte er bis heute. Immer dann, wenn er sich wie ein unter Verfolgungswahnleidender im Stadtpark nach zwielichtigen Phantomen umschaute.

„Ich will den genauen Todeszeitpunkt und die genaue Todesursache wissen. Und ich will wissen, wer ihn zuletzt gesehen hat. Die ganze Bude hier wird auf links gekrempelt. Jeder noch so unscheinbaren Spur wird nachgegangen. Der Handschuh wird untersucht. Der Hersteller muss herausgefunden werden und wir müssen in Erfahrung bringen, in welchen Pflegeeinrichtungen seine Produkte angewendet werden. Ich will alles über Balthasars soziale Kontakte wissen und wer hier wann ein- und ausgegangen ist. Wir fangen mit den Befragungen der Nachbarn an und arbeiten uns durch die ganze Familie vorwärts."

„Andree und Martin haben schon angefangen, die Mitmieter zu befragen", warf Lienhard ein. „Balthasars Familie beschränkt sich auf einen Vater und eine Schwester, soweit Gonzo die Wahrheit sagt."

„Wo ist der Typ eigentlich?"

„Auf dem Dachboden."

„Den werd ich mir gleich mal vorknöpfen."

„Ziemlich stures Bürschchen."

„Werden wir ja sehen."

„Warum gehst du davon aus, dass der Handschuh aus einer Pflegeeinrichtung stammt?", fragte Lienhard.

„Ich weiß nicht", Robin deutete auf das Bett, „ich finde es seltsam, dass wir in dem Schlafzimmer eines 18jährigen Inkontinenzunterlagen und einen solchen Handschuh finden. Wonach sieht das für dich aus, Lienhard?"

Lienhard schwankte leicht mit dem Kopf und wischte sich mit der Hand über den Mund. „Für mich sieht das nach einer Sexualstraftat aus. Nach einer ziemlich kranken, würde ich sagen."

Robin atmete tief ein und aus. „Ich muss hier raus. Mir wird schlecht."

„Der Gestank ist wirklich nicht zum Aushalten."

„Es hat weniger mit dem Gestank zu tun. Der Tatort wird noch nicht freigegeben. Ich möchte, dass er für die Nachermittlungen versiegelt bleibt."

Bilski kam wieder auf Robin zu. „Die Autolyse ist längst eingetreten. Man erkennt es deutlich an den Hautverfärbungen und dem aufgedunsenen Körper. Ich denke, der Junge ist vor circa 36 Stunden gestorben. In seinen Augen- und Nasenhöhlen haben sich Fliegenlarven eingenistet, das passiert meist schon wenige Minuten nach Todeseintritt. Die erste Madengeneration entwickelt sich nach rund 24 Stunden und hier ist bereits eine Population entstanden."

Bilski hatte Robin in vorhergehenden Ermittlungen hin und wieder in die Arbeit der Gerichtsmedizin eingeweiht. Mit der Eiablage durch verschiedene Insekten wurde der Verwesungsprozess beschleunigt. Was aber dem Forensiker bei der genauen Datierung des Todeszeitpunkts half, war in erster Linie nicht der Verwesungsprozess an sich, sondern die Größe der Maden und deren Generationsfolge.

„Danke", sagte Robin. „Ich werde dich während der Autopsie besuchen."

„Ich besorge Kaffee und Kuchen", antwortete Bilski, zwinkerte ihm zu und kehrte zur Leiche zurück.

Robin ging aus dem Schlafzimmer und studierte die anderen Räume. Das Laminat knarrte unter seinen Schuhen. Über eine Stufe gelangte er von der Diele in den rechtwinkligen Wohnbereich, der aus unterschiedlichen Möbeln zusammengewürfelt war. Vor den blinden Fenstern reihte sich ein Sammelsurium an Stühlen und Sesseln nebeneinander, unter anderem Stühle aus honiggebeiztem Peddigrohr und moderne cremefarbene Sessel, deren Sitzflächen mit flockigen Fusseln übersät waren. Den meisten Platz nahm ein ausgedientes Ecksofa mit hässlichem grauem Bezug in Beschlag. Der Couchtisch bestand aus einer einfachen Glasplatte, die Torben auf zwei Bierkästen gelegt hatte. Darunter häufte sich allerlei Krempel, besonders Zeitschriften. Um den Tisch waren dunkle Rattanschemel drapiert. Die Tür wurde von zwei gusseisernen Abstelltischen flankiert, auf einem war eine Männerbüste aus alabasterfarbenem Kunststein gestellt. Den zerkratzten Esstisch hatte Torben zu einem Schreibtisch umfunktioniert, zumindest stand ein Flachbildschirmmonitor mit Tastatur darauf. An einem anderen Fleck surrte die Pumpe eines Aquariums einsam vor sich hin. Die Glasscheiben waren stark veralgt, man konnte nichts mehr von den Fischen im Innern sehen. Hier und da hatte Torben versucht, das voll gestopfte Wohnzimmer mit ein paar verstaubten Plastikpflanzen aufzuheitern.

Wenn die Fische sprechen könnten, dachte Robin, was würden sie dann wohl zu sagen haben?

Mitten im Raum blieb er stehen und beobachtete minutenlang die Umgebung, als vermute er eine Veränderung, die plötzlich vonstatten gehen konnte. Sein Blick schweifte umher, wanderte über Aktportraits von imponierend hübschen Männern an der Wand – einen guten Geschmack hatte Torben gehabt – und hielt auf der Schreibtischfläche inne. Er trat näher heran und ging die Unterlagen durch. Er berührte die Papiere lediglich an den Spitzen und hob sie wenige Zentimeter an, wollte nichts am Tatort verändern, bevor die Spurensicherung zum Zug gekommen war. Robin durchforstete einen Stapel von Kaufbestätigungen, die Torben offenbar aus dem Internet ausgedruckt hatte. Er hatte fleißig Bestellungen aufgegeben, hatte eine neue Sitzgarnitur und ein Designerbett geordert, wie Robin den Artikelbezeichnungsspalten entnahm. Es fanden sich auch hohe Rechungen von einer Spielkonsole, Computerspielen, DVDs, CDs und Markenkleidung. Auf dem Spiegel im Flur waren Robin bereits die Label der Modefirmen aufgefallen. Er wandte sich dem Couchtisch zu, ging in die Hocke und untersuchte die Zeitschriften. Ganz oben auf dem Packen lag ein aktueller Urlaubskatalog: *Erleben Sie einen heißen Winter an der Costa del Sol.* Der Umschlag glänzte, war ungeknickt und ohne Kratzer, als ob in ihm noch nie geblättert wurde. Die Costa del Sol weckte Erinnerungen in Robin. Dort hatte er seinen Leguan Enver in einem schmutzigen Zoogeschäft gekauft.

Das war schon merkwürdig. Torben schien sich über seine finanziellen Mittel offensichtlich nicht gesorgt zu haben. Deshalb passte auch der Flachbildschirm so gar nicht zum restlichen Interieur.

Vom Flur hörte er laute Stimmen zu sich vordringen. Dobner und Staatsanwalt Marder waren eingetroffen. Robin ging ihnen entgegen und informierte sie über das, was er bis jetzt in Erfahrung bringen konnte. Dobners Knautschgesicht schaute mürrisch drein, wie immer. Er sagte nichts. Auch Marder nickte nur schweigend und vergewisserte sich einstweilen selbst über die brutale Vorgehensweise des Täters. In den letzten Monaten hatte er im wahrsten Sinne des Wortes viele Haare lassen müssen. Er versuchte, seine Geheimratsecken durch den dichten nach vorn fallenden Pony zu kaschieren, aber früher oder später würde er sich zu einer Drei-Millimeter-Stoppelfrisur bekennen müssen. Unter seinem kohlrabenschwarzen Wintermantel trug er sicherlich eine schicke Kombination aus Sakko, himmelblauem tailliertem Hemd mit Kentkragen und einer gewebten farblich passenden Krawatte. Nachdem er Torben auf dem Bett liegen sah, sagte er bestürzt: „Wir müssen den Täter so schnell wie möglich finden."

„Ich werde mein Bestes geben", antwortete Robin.

„Ich fürchte, die Person, die das hier angerichtet hat, hat gelinde ausgedrückt ein psychisches Problem. Und das könnte sie unberechenbar machen."

Robin ahnte, dass Marder mit seiner Aussage vielleicht recht hatte.

10
9. Dezember 2008

Den Ausbau des Dachbodens hatte man mitten in der Sanierungsphase unterbrochen. Im Prinzip handelte es sich um eine nie fertig gestellte Etage. Der Rohbau wirkte durch die weißen Gasbetonsteine seltsam hell. Kabelschlitze verliefen waage- und senkrecht durch die nackten Wände. Aus roten Schalterdosen schlängelten sich Litze wie verdrehte Insektenfühler. Schwarze Rohre, deren Zweckmäßigkeit sich Robin nicht erschloss, verliefen unter der Decke. Die Zwischenmauern hatte man noch nicht hochgezogen. Lediglich Betonpfeiler deuteten an, wo sie hätten entstehen sollen. Weiter hinten lagerten Gipskartonplatten auf Holzpaletten. Klamme dunkle Flecken an der Decke legten Zeugnis darüber ab, warum man den Ausbau gestoppt hatte.

Der Platz wurde von den Bewohnern als Abstellfläche oder zum Wäscheaufhängen genutzt. Abschnittsweise hingen bunte Plastikleinen träge von Wand zu Wand. Nun diente die Ebene auch den Beamten der Kriminalpolizei. Man hatte provisorische Stellwände errichtet, hinter denen an rollbaren Garderobenständern die Zivilkleidung der Leute vom Erkennungsdienst auf Bügeln aufbewahrt wurde. Davor diskutierten uniformierte Polizisten, die sich in Grüppchen aufgeteilt hatten. Etwas abseits davon stand Alex mit einem Klemmbrett an einem Klapptisch, auf dem Wasser und kleine Snacks angeboten wurden. Robin ging zu ihr und streifte sich den Mundschutz ab. Es war eine Wohltat, wieder einigermaßen frische Luft zu atmen.

„Wo ist dieser Gonzo?"

Alex hob den Kopf. „Dort drüben", sagte sie und deutete mit dem Brett zu einem Pfeiler, vor dem ein Junge auf einem Stapel Glaswollepakete saß und mit seiner Gürtelschnalle spielte. Er lehnte in schlaffer Pose an dem Pfeiler, bei dem ein Eckstück abgebröckelt war und der Teil einer verborgenen Eisenstange hervorlugte. Nur sein Hinterkopf berührte den Pfeiler, das Kinn ruhte auf der Brust. Robin steuerte über den rauen Estrich auf ihn zu. Obwohl er sich derartige Eindrücke im Dienst verbat, war er sofort angetan von dem gertenschlanken Jungen, dem man irgendwie ansah, dass er sich als frecher Rotzbengel entpuppen würde. Er trug eine rote Lederjacke mit Stoffsaum, darunter einen blauen Sweater mit comichafter grinsender

Feuerwalze, deren Flammen die Wörter *Burn Baby Burn* umzüngelten. Seine Beine steckten in einer breiten Jeans aus Denim, die den knackigen Hintern jedoch betonte – auch, wenn er zurzeit drauf saß. Hosenträger, die bei Jugendlichen wohl momentan im Trend lagen, ragten unter seinem Schritt hervor und baumelten an der Glaswolle herunter. Die Hosensäume krausten sich über abgewetzten Chucks mit Schachbrettmuster.

Robin schnappte sich einen Eimer und stellte ihn verkehrt herum auf den Boden, so dass er sich direkt vor Gonzo darauf setzen konnte. Das schwarze gelockte Haar, die Ohrenpartien einrahmenden Koletten, die vollen Lippen und glänzende naturgebräunte Haut brachten ihn zum Schmelzen. Aber ihm war klar, dass sein Gegenüber das nicht bemerken durfte.

„Wie heißt du?", fragte Robin schroff. Schroffer, als er geplant hatte zu klingen.

„Mich nennen alle nur Gonzo."

Gonzo hatte eine klare Artikulation, die nicht durch einen Gossenslang verunstaltet war.

Robin zog eine Augenbraue hoch. Aus irgendeinem Grund hatte die Angewohnheit von Marius auf ihn abgefärbt. „Wo ist der Rest der Muppet Show?"

„Fickt Miss Piggy."

„Ah, du gehörst zu den ganz Coolen."

Gonzo grinste hämisch. „Danke."

„Deinen richtigen Namen."

„Es reicht, wenn Sie mich Gonzo nennen."

„Nein, das reicht nicht. Ich bestimme hier, wann's reicht. Weißt du, wir kriegen deinen Namen auch ohne deine Hilfe heraus, nur dann musst du mit einer Strafanzeige wegen Störung einer Amtshandlung rechnen und das kann ganz schön böse enden. Ich werde gar nicht erst warten, bis ich dein Gehabe satt hab. Dein Freund ist tot, du kleiner blasierter Pisser. Er wurde ermordet. Und ich will denjenigen finden, der das getan hat."

Gonzo starrte ihn mit großen Augen an und sagte erstmal gar nichts. Nach einer Weile brach er sein Schweigen: „Ich bin Tarek."

„Und weiter?"

„Demirel."

„Deinen Ausweis."

„Hab ich nicht dabei. Ihre Leute haben mich schon gefilzt."

„Wie alt bist du?"

„19."

„Erzähl mir etwas von deinem Freund." Robin beugte den Oberkörper nach vorn, stützte die Ellenbogen auf den Knien ab und tippte immer wieder die Fingerspitzen aneinander.

„Smooth war nicht mein Freund", sagte Tarek.

„Smooth?"

„Alle kannten Torben nur unter dem Spitznamen Smooth. Er hasste seinen richtigen Namen."

„Wer sind *alle?*", hakte Robin nach und fragte sich gleichzeitig, warum so viele Menschen in seinem Umfeld mit ihren richtigen Namen unzufrieden waren.

„Die, die mit ihm zu tun hatten."

„Wer?"

„Andere Jungs aus dem Gewerbe. Man läuft sich über den Weg, wechselt flüchtig ein paar Worte, beschafft Zeug, an das der andere gerade nicht rankommt. Mehr ist da meistens nicht, weil sie am Ende alle Konkurrenten sind."

„Du meinst, Torben ist auf den Strich gegangen?"

„Ich meine nicht nur, ich weiß es. Er gehörte schließlich zu den Jungs in meinem Viertel."

„Das heißt, er ist für dich anschaffen gegangen?"

„Er kam zu mir und ich gab ihm die Erlaubnis, seine Dienste in meinem Viertel anzubieten."

„Wie großzügig von dir", sagte Robin zynisch.

„Sie dürfen doch bestimmt auch nicht kostenlos in Ihrer Mietwohnung leben? Das ist Geschäft. Nichts anderes."

Dass es in Seederstedt rivalisierende Jugendbanden und selbsternannte Bosse gab, die sich Stadtbezirke untertan machten und manchmal wilde Schlägereien lieferten, war kein Geheimnis. Dass inzwischen Zuhälter existieren, die gerade die Pubertät hinter sich gelassen hatten, erstaunte aber selbst Robin. Es war neu, dass die Aktivitäten der Gangs nicht mehr ausschließlich Raub und Autodiebstähle, sondern auch Prostitution umfassten. Er wusste nicht, was er davon halten sollte. Gleichzeitig tauchten in seinem Hirn unfreiwillig Reminiszenzen an den Stricherjungen auf, dessen Dienste er erst gestern Nacht in Anspruch genommen hatte. Hoffentlich arbeitete der nicht auch für Tarek.

„Warum habt ihr ihn Smooth genannt?", fragte er.

„Naja, weil er einfach smooth war. Ausgeglichen, friedlich. Es gibt

Leute, die ihn als doof bezeichnen, aber ich glaube, es war seine Art, alles locker zu sehen. Man kann an der Welt nichts ändern, also kann man sie auch mit einem Grinsen ertragen."

„Aus welchem Grund ist er zu dir gekommen?"

„Da gibt es etliche", antwortete Tarek. „Er ist mit 14 von zu Hause abgehauen. Sein Vater hing wohl an der Flasche. Seine Mutter ist früh gestorben. Er hatte keinen vernünftigen Schulabschluss und eine Ausbildung hätte er mit seinen hundsmiserablen Noten eh nicht anfangen können. Aber er sah verdammt schnuckelig aus und da hab ich ihm geraten, er soll Kapital draus schlagen. Man muss das Beste aus dem machen, was man hat."

„Du hast ihm zu seiner *Karriere* verholfen ..."

„Er war kein Weichei und ist gut mit seinem Leben klar gekommen – smooth eben. Außerdem hat er fabelhaften Umsatz gemacht und mehr Stammfreier als manch anderer in relativ kurzer Zeit angeschleppt, em, ich meine natürlich abgeschleppt."

„Könnte doch sein, dass es da Neider gab ..."

„Oh ja, viele. Aber die hätten nicht so eine Schweinerei angerichtet. Bisher hat sich allerdings keiner von meinen Jungs etwas getan. Sie müssten es doch wissen, wenn sich jemand die Fresse poliert hätte."

„Wann hast du Torben zum letzten Mal gesehen?"

Tarek blähte die Wangen auf und blies die Luft geräuschvoll aus: „Letzte Woche irgendwann."

„War etwas anders als sonst? Hat er sich vielleicht merkwürdig verhalten?"

„Nein, wie immer."

„Sicher?"

„Ich weiß, wann es meinen Jungs dreckig geht."

„Hat er mal von Freiern berichtet, die auf ... hm ... besondere Spielchen stehen?"

„Wenn Sie Windeltragen für besondere Spielchen halten. Solche Sachen kennt so gut wie jeder. Kommen selten vor, aber kommen vor. Die meisten wollen schnellen Sex. Einige suchen das Gespräch, weil sie einsam sind, aber die meisten wollen einfach nur schnellen Sex."

„Hatte Torben eventuell einen Stammfreier, der auf solche Sachen steht?"

„Nicht das ich wüsste. Wen er bedient hat, ging mir letztlich auch am Arsch vorbei. Er hatte viele Stammfreier und das heißt, dass er ein qualifizierter Arbeiter war."

„Was hat er verdient?"

„Ich hab Ihnen doch gesagt, dass sein Umsatz anständig war."

„Ich meine, besser als seine Konkurrenten?"

„Er hat jedenfalls nichts gesagt. Ich rate meinen Jungs ab, Freier mit nach Hause zu nehmen, obwohl sie dafür das Dreifache nehmen können. 40 bis 50 Euro, je nachdem nach wie viel Kohle der Typ stinkt. Ist halt ein bisschen teurer. Für die 10-Minuten-Nummer im Park oder im Auto gibt's maximal 15 Euro."

„In seiner Wohnung habe ich mehrere Indizien dafür gefunden, dass er ziemlich flüssig war. Rechnungen, Bestellscheine."

„Kann ich mir nicht vorstellen." Tarek spreizte die Beine und präsentierte Robin eine beachtliche Beule, die die Naht der Jeans im Schritt straffte. Obwohl Robin sich dazu zwang, nicht dort hinzusehen, glitt sein Blick automatisch nach unten.

„Vielleicht finden Sie ja noch heraus, mit wem Smooth sich so herumgetrieben hat", kokettierte Tarek, der die Wanderung von Robins Augen deutlich registrierte. „Vielleicht müssen Sie einfach tiefer in die Materie vordringen."

Robin fühlte innere Unruhe in sich aufsteigen. Tarek ließ ihn spüren, dass er *es* wusste.

„In welche Materie meinst du?", antwortete Robin und versuchte, die Frage sachlich klingen zu lassen.

„Ich glaube, Sie wissen, was ich meine."

„Und ich glaube, du unterschätzt die Lage. Ich gehe davon aus, dass Torben von einem seiner Kunden umgebracht wurde, was bedeutet, dass vielleicht noch mehrere *deiner* Jungs in Gefahr sein könnten."

„Einer seiner Freier soll es gewesen sein?"

„Bis jetzt kann es jeder gewesen sein. Wo warst du am Sonntagabend in der Zeit von 18 bis 22 Uhr?"

Tarek lachte ein künstliches Lachen. „Sie fragen *mich* nach einem Alibi?"

Robin nickte und verschränkte die Arme vor der Brust. „Ganz recht."

„Ich war mit meinen Kumpeln auf der Piste."

„Werden die das bezeugen können?"

„Logo."

„Ich möchte von dir sämtliche Namen haben. Nicht nur die deiner Kumpel, sondern auch die deiner – sagen wir – Arbeitnehmer."

Nachdenklich kratzte Tarek sich am Hinterkopf und Robin nahm eine Nuance von Unbehagen in seiner ansonst aufmüpfigen Mimik wahr.

„Das ist unmöglich", sagte Tarek.

„Ich weiß, wovor du Angst hast, aber wegen Drogengeschäften und Diebstählen will ich dich im Moment nicht drankriegen. Es geht mir um den Mörder von Torben. Warum wolltest du ihn heute Morgen überhaupt besuchen? Was wolltest du von ihm?"

„Einmal die Woche erkundige ich mich nach ihm. Das machen wir in der Regel Montagmorgens."

Von wegen, dachte Robin. Du wolltest ihn abkassieren.

„Ich war gestern hier und er hat nicht geöffnet. Heute genau das gleiche Spiel. Das hat mich stutzig gemacht."

„Aber du hast nicht sofort die Polizei gerufen ...", bemerkte Robin scharfzüngig.

Tarek sah ihn mit seinen weichen grünen murmelgroßen Augen an und lächelte. „Ich weiß, wie man Türschlösser knackt, ja." Er erhob sich, seine Gesten waren sexy und berechnend. Tarek spielte offenbar nicht nur gern mit Gürtelschnallen, sondern auch mit Männern. Mit laxen Schritten schlurfte er auf Robin zu. Seine schlanke Taille wankte dabei lässig hin und her. „Darf ich jetzt gehen?"

„Nein, du kommst mit aufs Präsidium. Du wirst deine Aussage fürs Protokoll wiederholen müssen. Und wir brauchen deine Anschrift und die deiner Freunde."

Robin wollte sich die Irritation nicht anmerken lassen, aber Tarek las ihn wie ein Buch und er konnte nichts dagegen tun. Es wurde immer schwerer, sich seinen Reizen zu widersetzen. Erst recht, als er mit seiner schludrig verwegenen Art direkt vor ihm stand, die Hände auf seine Schulter legte, den Kopf senkte und mit den Lippen beinahe sein Ohr berührte. Robin spürte den heißen Atem am Läppchen.

„Je jünger, desto besser. Darauf fahrt ihr Typen doch ab, oder? Deshalb brauche ich mir keine Sorgen um meine Zukunft zu machen. Weil Typen wie du niemals aussterben werden."

Beim Sprechen mahlten seine prägnanten Kiefer. Er lächelte spöttisch und seine Lippen gaben eine niedliche Zahnlücke frei. Das Parfüm, das er aufgetragen hatte, konnte sich nicht gegen den widerlichen Nikotingeruch durchsetzen, der aus seinem Mund strömte. Am liebsten hätte Robin das vorlaute Bürschchen in seine Schranken gewiesen, aber er riss sich am Riemen und streifte Tareks Hände von der Schulter.

„Sag mal, geht dir Torbens Tod überhaupt nicht nahe?"
Tarek lächelte verstohlen und entgegnete: „Ich kann es mir nicht leisten, dass mir etwas nahe geht. Wenn es so wäre, könnte ich nicht so leben, wie ich es tue. So hart es auch ist. Irgendwie müssen wir uns alle durchschlagen."

11
9. Dezember 2008

Robin hasste das Überbringen von Todesbotschaften. Erst vor einigen Monaten hatte er mit Alex einer Mutter den Tod ihres Sohnes nach einem Autounfall mitteilen müssen. Bis heute verfolgte ihn die Erinnerung an dieses Erlebnis. Die Adresse von Kornelius Balthasar hatten sie mithilfe der Nummer in Torbens Mobiltelefon ausfindig gemacht, die er unter *Arschloch (Papa)* abgespeichert hatte.

Kornelius Balthasar wohnte in einem gepflegten Ortsteil außerhalb der Stadt. Die Straßen waren inzwischen gestreut. Robin parkte am Randstein des Gehwegs vor dem Haus und stieg aus. Lienhard, der sich freiwillig angeboten hatte, ihn zu begleiten, war etwas vorsichtiger und testete zuerst mit einem Fuß, ob der Asphalt tatsächlich rutschsicher war.

Robin mochte Lienhard gern leiden. Seit seinem Dienstbeginn im Seederstedter Präsidium hatten sie ein kumpelhaftes Verhältnis zueinander aufgebaut. Er war ein Computerspielfreak mit Hang zur Spiritualität und – was Robin noch sympathischer fand – ein gebrochenes erwachsenes Kind, das sich nicht von der kaputten Beziehung zu seinen Eltern hatte unterkriegen lassen. Auch er wurde damals geschlagen und in den Keller gesperrt. So wie Robin nachträglich Zuflucht in einem heilen Illusionskonstrukt seiner Jugend suchte, sich einredete, das Verhältnis zu Magdalene und Konrad sei prima gewesen und er habe seine sexuellen Gelüste schon frühzeitig ausleben können, so flüchtete Lienhard in die Welt der Sagen und Mythen. Sein stets verträumter Blick konnte täuschen, denn er hielt sich immer in der Realität auf, so als sei der Blick nur ein Schutz. Und er stellte den Teil eines charismatischen Gesichts dar, einem Gesicht von makelvoller Perfektion. Je häufiger man es sah, desto schöner wurde es, trotz einer Nase wie eine Sprungschanze und dem leichten Doppelkinn. Er schwor auf seinen Dreitagebart und den sportlichen Millimeterschnitt, über den er sich jetzt eine dicke Wintermütze zog und mit den Fingern die Ohren nachträglich hinter dem Wollstoff vergrub.

Sie gingen durch ein feuerverzinktes Gartentor aus Stahl, auf das von einem Walmdach gekrönten Einfamilienhaus zu. Hinter den Scheiben der bodentiefen Fenster und dem wintergartenähnlichen Erker im Wohnzimmer wirkte es verlassen. Lienhard drückte auf die Klingel.

Eine Weile standen sie vor der Haustür, aber niemand reagierte. Robin warf einen Blick zu den Fenstern, doch nirgends konnte er eine Regung ausmachen. Plötzlich spürte er einen Finger auf seine Schulter tippen. Er sah Lienhard an, der wiederum mit dem Kopf zur Straße nickte. Dort hastete ein Mann in einem Mantel gehüllt und einer Plastiktüte in der Hand an ihrem Zivilfahrzeug vorbei. Er schien in sich gekehrt und entdeckte die Beamten erst, als er das Gartentor passierte. Er wirkte verstört und wurde langsamer. Robin hielt die Dienstmarke mit gestrecktem Arm hoch. „Robin Fox und Lienhard Kohlhagen. Wir sind von der Mordkommission Seederstedt. Sind Sie Kornelius Balthasar?"

Der Mann starrte sie giftig an und kehrte um, ohne zu antworten. Robin und Lienhard warfen einander ratlose Blicke zu und liefen ihm dann nach.

„Warum sprechen Sie nicht mit uns? Sind Sie Herr Balthasar?"

„Der bin ich", brummte der Mann, tat aber so, als habe er es eilig und wichtigeres zu tun, als mit der Polizei zu reden. Seine Tüte baumelte gegen das Knie und es klimperte laut. „Lassen Sie mich in Ruhe."

„Es geht um Ihren Sohn Torben."

„Das habe ich mir gedacht. Um wen sonst?"

„Ihr Sohn ist tot. Er wurde umgebracht."

Daraufhin blieb Balthasar stehen und wandte den Kopf leicht zur Seite, so dass man sein versteinertes Gesichtsprofil erkennen konnte: eine fleischige Faltenmiene mit Knollnase. Unter der russischen Fellmütze wuselte grau meliertes Haar hervor. Schließlich drehte er sich ganz herum und Robin sah in zwei feuchte Augen.

„Wir möchten Ihnen zuerst unser Beileid aussprechen." Robin versuchte, einen einfühlsamen Ton anzuschlagen. „Auch, wenn es sehr schmerzhaft für Sie ist, müssen Sie mit uns reden."

Balthasar schwieg. „Hier draußen ist es kalt", antwortete er dann. „Wir gehen besser ins Haus."

In der Diele stellte Balthasar die Tüte zwischen den Beinen ab, zog Mantel, Mütze und Handschuhe aus und warf sie achtlos über einen Garderobenständer. Seine Augen verrieten, dass er sich an einem ganz anderen Ort aufhielt und nicht hier in der ungelüfteten Wohnung. Er packte wieder die Griffe der Plastiktüte, die sich in lange dünne Streifen dehnten und die Blutzufuhr der Finger abschnitten. Die Bereiche an den Mittelhandknochen waren stark gerötet und geschwollen, während der Rest der Finger aschfahl dagegen abstach. Robin und Lienhard stampften derweil den Schnee auf die Fußmatte ab und musterten die Umgebung, die einst gepflegt sein musste, aber nun zunehmend Verwahrlosungstendenzen aufzeigte. Über Mobiliar und Dekorationsgegenstände wie einen kitschigen Keramikclown hatte sich eine dicke Staubschicht gelegt und in den Ecken häuften sich zugeknotete Müllsäcke. Auf dem Laminatfußboden reihte sich eine klebrige Schmutzstelle an die nächste, hier wurde seit einer Ewigkeit nicht gewischt. Robin hörte, wie seine Sohlen reißende Geräusche verursachten, während er und Lienhard Balthasar ins Wohnzimmer folgten, wo ein ähnlich dissonanter Zustand herrschte.

Balthasar setzte die raschelnde Tüte auf dem Tisch ab und holte zwei Vodkaflaschen und Orangensaft in Tetrapacks heraus. „Ich habe Torben nur selten gesehen, seit er von zu Hause abgehauen ist", sagte er. Es half ihm offensichtlich, sich nebenbei zu beschäftigen. „Mit 14 ist er von zu Hause weg. Er hat den Tod seiner Mutter nicht verkraftet. Jedenfalls nehme ich das an. Es war ein vernichtendes Ereignis für unsere Familie. Seine Noten rutschten in den Keller. Etliche Male kam er nachts sturzbesoffen nach Hause und in einem Schuhkarton unter seinem Bett habe ich irgendwelche Pillen gefunden."

Insofern deckte sich die Aussage von Balthasar mit der von Demirel. Robin befand, dass der Zeitpunkt gekommen war, ihn sachlich über die Todesumstände seines Sohnes zu unterrichten. Währenddessen öffnete Balthasar die Schrankbar. Die Tür war horizontal aufklappbar, so dass man sie als Abstellfläche nutzen konnte. Vor der verspiegelten Rückseite im Innern lagerten ein Dutzend Flaschen von billigem Fusel. Er stellte die Vodkaflaschen dazu, nahm ein Tumbler mit Kalkschlieren heraus und goss sich Whiskey ein. „Möchten Sie auch?", fragte Balthasar an die Beamten gewandt. „Ach, Sie dürfen ja nicht." Er schloss die

Bar und ließ sich wie ein nasser Sack auf das Sofa fallen, an dessen Lehnen verschnörkeltes Plastik geleimt war, was wohl die Illusion echten Holzes erzeugen sollte. Da er ihnen keine Sitzmöglichkeit anbot, blieb Robin mit vor der Brust verschränkten Armen an der Tür stehen. Lienhard setzte sich an den Esstisch, auf dem eine Vase mit verwelkten Blumen stand.

„Wann haben Sie Torben das letzte Mal gesehen?", fragte Robin.

Balthasar musste stark nachdenken, bevor er antwortete. Bis jetzt machte er den Eindruck, er habe sich unter Kontrolle. Vielleicht war es aber auch der Schock, der noch keine Gefühlsregung zuließ. „Vor sieben, acht Monaten vielleicht. Ich kann es nicht genau sagen."

„Wie oft hatten Sie zu ihm Kontakt?"

„Er kam nur, wenn er total abgebrannt war und mich um Geld anschnorren wollte. Die Gelegenheit hat er dann auch gleich genutzt, um den Kühlschrank zu plündern."

„Vor diesen acht Monaten hat er Sie häufiger besucht?"

„Ja, unregelmäßig. Alle paar Wochen. Er hat nie aus seinem Privatleben erzählt."

„Haben Sie ihn nie danach gefragt?"

„Natürlich, aber ich habe nie eine vernünftige Antwort gekriegt. Irgendwann habe ich es aufgegeben."

„Haben Sie das Jugendamt eingeschaltet? Es gibt doch Mittel und Wege, um seine Kinder nicht aus den Augen zu verlieren."

„Sollte ich den Jungen dazu zwingen, bei mir zu leben? Erwarten Sie jetzt allen Ernstes, dass ich Ihnen helfe?"

„Genau das tue ich. Sind Sie nicht daran interessiert, wer Torben umgebracht hat?"

„Was ändert das denn noch?"

„Wissen Sie, *mich* interessiert es."

„Ihr Problem."

„Jede noch so kleine Information von Ihnen könnte uns weiterhelfen. Und ich möchte Sie darauf hinweisen, dass Torbens Tod sehr grausam gewesen ist. Zumindest die Minuten davor. Einzelheiten möchte ich Ihnen an dieser Stelle lieber ersparen."

„Ich kann Ihnen aber nichts sagen, selbst, wenn ich wollte. Seit fünf Jahren ist unser Kontakt abgebrochen. Zwischendurch hatte ich das Gefühl, ich hätte nie einen Sohn gehabt."

Robin war erstaunt, wie wenig Vater und Sohn voneinander wussten. Aber wenn er sich selbst den Spiegel vorhielt, war es bei ihm auch nicht anders. Er und Konrad waren sich immer fremd gewesen, hatten nie Gespräche geführt. Es fielen ein paar Frage-Antwort-Sätze, davon keine länger als fünf Wörter. Robin war nicht in der Lage gewesen, etwas über Konrads Gefühlswelt zu sagen und umgekehrt verhielt es sich wahrscheinlich genauso. Nicht einmal den Alkoholismus hatte Robin bemerkt, erinnerte sich lediglich an die verschiedenen Gesöffe, die vor seinem Vater auf dem Tisch gestanden hatten. Als Kind hatte er ihnen keine Namen zuordnen können. Heute konnte er es. Morgens ein kleines Glas mit durchsichtiger Flüssigkeit (Konrad sagte immer, es rege den Kreislauf an), mittags ein Glas auf einem langen Stiel mit rotem Saft (Konrad sagte immer, man könne sich zum Mittagessen ruhig was Besonderes gönnen), nachmittags ein widerlich stinkendes Gebräu aus braunen Flaschen (Konrad sagte immer, das hielte den Geist in Stimmung). Abends trank er dann nicht mehr aus Gläsern, sondern direkt aus Flaschen – mit ekeligem Zeug drin. Robin hatte in einem unachtsamen Moment eine Flasche genommen, den Deckel abgeschraubt und daran geschnüffelt. Der scharfe Geruch kitzelte an seiner Galle, aber er nippte trotzdem daran und spuckte die Plörre gleich wieder aus, noch bevor sie ihm in den Rachen floss.

Als Robin ins verluderte Wohnzimmer von Balthasar zurückfand, weinte dieser wie ein kleiner Junge. Robin schluckte, denn er verdaute Dramen wie diese nur schlecht. Lienhard fischte ein Päckchen Taschentücher aus seiner Jackentasche, streckte sich Balthasar entgegen und reichte sie ihm. Dankend klaubte er eines aus der Packung, faltete es auseinander und schnäuzte hinein. Mit zerrütteter Stimme begann er, Torbens Lebenslauf zu schildern. Gleichzeitig tat er es mit Hingabe, woraus Robin schloss, dass er ein großes Mitteilungsbedürfnis und nicht oft jemanden zum Sprechen hatte. Er beschrieb die Familiensituation zu dem Zeitpunkt, als seine Frau an Schilddrüsenkrebs starb und Torben klammheimlich türmte, berichtete von den zermürbenden Sorgen, die er sich daraufhin um ihn gemacht hatte.

„Nach zwei Tagen", schluchzte Balthasar, „wollte ich eine Vermisstenmeldung bei der Polizei aufgeben, weil auch seine Freunde nichts von ihm gehört oder gesehen hatten. Bevor es dazu kam, rief er an und warf mir hammerharte Brocken vor. Er wolle mich nie wieder sehen und lieber als Junkie in der Gosse verrecken, als wieder vor mir angekrochen zu kommen. Und er hat seine Drohung wahr gemacht und sich total von der Familie isoliert."

„Aber warum?"

„Seiner Meinung nach war ich Schuld am Tod meiner Frau. Er sagte, ich hätte alle im Stich gelassen. Dabei habe ich getan, was ich konnte. Und es war eine fürchterliche Zeit. Zu allem Überfluss wurden in unserem Betrieb Arbeitsplätze rationalisiert, auch meiner. Seit dem bin ich arbeitslos und lebe von Hartz IV. Das Haus werde ich nicht mehr lange halten können."

Lienhard saß konzentriert auf dem Stuhl beim Esstisch, den Oberkörper nach vorn gebeugt und die Ellenbogen auf den Schenkeln abstützend.

Robin räusperte sich, denn er würde Balthasar nun wahrscheinlich den nächsten Schock eiskalt servieren. „Wussten Sie, dass sich Ihr Sohn prostituiert hat?"

Balthasar wich der Frage aus. „Ich habe alles verloren. Selbst meine Tochter redet nicht mehr mit mir." Seine Mimik verkrampfte. Er zerknüllte das Taschentuch und warf es zwischen seine Füße auf den Boden.

Robin verzichtete aus Pietät darauf, die Frage betont zu wiederholen. „Hatte Ihre Tochter Kontakt zu Torben?"

„Noch weniger als er zu mir hatte."

„Können Sie uns vielleicht den Namen eines Freundes von ihm geben?"

„Als er sich von zu Hause abgekapselt hat, war er ständig mit einem Spanier auf Achse. Ich glaube, der hieß Nero. Hier aus der Nachbarschaft."

„Das ist ja schon mal ein Anfang. Fällt Ihnen sonst noch jemand ein?"

Mit dem Whiskeyglas in der Hand kratzte sich Balthasar an seiner beginnenden Halbglatze. Wie ein Häufchen Elend kauerte er auf dem Sofa, starrte auf die verbogenen Kronkorken, die auf dem Couchtisch verteilt lagen und überlegte einen Moment. „Nein", sagte er dann, „niemand. Ich weiß nicht, wie viele Freunde er hatte. Er hat nie welche mitgebracht. Von Nero weiß ich, weil er ihn nachmittags abgeholt hat. Und dann sind die beiden weiß der Teufel wohin verschwunden."

„Wir haben in Torbens Wohnung Hinweise gefunden, die darauf hindeuten, dass er in letzter Zeit finanziell sehr liquide war. Haben Sie dafür eine Erklärung?"

„Wieso sollte ich? Es wundert mich, wie er es zu einer eigenen Wohnung gebracht hat. Dann kann ich ja noch stolz auf ihn sein. Er war nämlich nicht der Hellste."

„Er hat von Ihnen kein Geld bekommen?"
„Nicht einen Cent in den letzten Monaten."
„Könnte er Unterstützung aus seiner Verwandschaft erhalten haben?"
„Diese Piranhas hätten ihm nie was zugesteckt. Für die ist er ein Asozialer. Außerdem gibt es in unserer Familie niemanden mit viel Vermögen." Balthasar trank das Whiskeyglas, das er für eine Weile auf der Sofalehne abgestellt hatte, in einem Zug leer, erhob seinen schlaffen Körper und trottete noch mal zur Schrankbar hinüber. Es machte Robin nervös, diesem am Boden zerstörten Mann bei seinem Verhalten zuzusehen. Robin selbst zog es vor, bei Verhören oder Zeugenbefragungen wie ein Stein dazusitzen und zuzuhören. Gestik und Artikulation eines Diskussionsteilnehmers konnten nicht nur ihm Aufschluss über wahre Gedankengänge geben, sondern auch umgekehrt.

Balthasar klappte die Tür auf und Robins Blick huschte erneut über die Vielzahl von Flaschen mit hochprozentigem Inhalt.

„Meine Frau trank gern Alkohol", erklärte Balthasar rechtfertigend, der Robins Gesichtsausdruck analysiert hatte. „Deshalb habe ich ihre Bar nie weggemacht." Flennend langte er nach der Flasche Whisky und schraubte den Verschlussdeckel ab. Er setzte den Flaschenhals an die Unterlippe, warf den Kopf zurück und schüttete einen ordentlichen Schluck hinunter. Er hustete sogleich auf und unterjochte ein Würgen. „Dieser verdammte Krebs hat das Leben meiner Familie zerstört. Und nun werde ich meines zerstören."

„Das ist aber keine gute Idee."

„Besser eine schlechte Idee als gar keine."

Sollte Robin auf den unterschwelligen Hilfeschrei des Mannes hören oder sollte er ihn ignorieren? „Mein Motto würde andersherum lauten."

„Trinken Sie keinen Alkohol?"

Robin zuckte mit den Achseln. „Manchmal."

„Rauchen Sie?"

„Mein Körper ist das Einzige, was ich auf dieser Welt besitze. Ich wäre dumm, wenn ich ihn systematisch zerstören würde, oder?" Eigentlich gab es nur einen Grund, warum er nicht rauchte: Er hatte Angst davor, dass seine Haut schneller alterte.

Offensichtlich interessierten Robins Antworten Balthasar überhaupt nicht. Stattdessen setzte er die Flasche abermals an und leerte sie in einem atemberaubenden Zug. Balthasar hustete nicht mehr so stark wie nach dem ersten Schluck. „Ich wusste, sein Tod würde nicht überraschend über mich hereinbrechen. Irgendwie habe ich immer damit gerechnet, dass er da draußen in der Welt nicht allein zurecht kommt. Aber jetzt ist es schlimmer als ich erwartet habe."

„Haben Sie jemanden, zu dem Sie gehen können?", fragte Lienhard.

Balthasar starrte ins Leere und nickte.

„Lassen Sie uns wissen, falls Sie Hilfe brauchen."

Während Balthasar sie durch die Diele zur Haustür brachte, hatte Robin das Gefühl, über Harz zu gehen. Die Kälte schlug ihm und Lienhard schon wie eine flache Hand ins Gesicht, als Torbens Vater ihnen noch eine Wegbeschreibung zum Haus von Nero gab. Zumindest war es die Adresse, die ihm noch geläufig in Erinnerung geblieben war.

„Gott sei Dank", sagte Lienhard erleichtert, als die Tür hinter ihnen ins Schloss fiel und sie das Grundstück durch das Gartentor verließen. „Ich hätte es da drinnen keine Sekunde länger ausgehalten."

„Hast dich doch wacker geschlagen."

„Ich bin halt ein guter Schauspieler."

„Das sind die meisten von uns."

Die beiden mussten circa 500 Meter laufen und dabei eine Abzweigung nach rechts nehmen. Das Elternhaus von Nero lag nicht weit entfernt von der Bäckerei, die Balthasar ihnen als Orientierungspunkt genannt hatte. Hinter historischen Schaufenstern nutzten Leute ihre Mittagspausen für dampfende Snacks und Kaffee auf gepolsterten Lederbänken. Schräg gegenüber musste der Beschreibung nach das Haus sein, ein dreistöckiges Mehrfamilienhaus in rotem Klinkerbau. Und so war es auch. Da sie keinen Nachnamen hatten, würden sie sich durch die Etagen klingeln müssen. Robin suchte die Klingelschilder ab. Irgendwie glaubte er, einen exotischen Nachnamen zu finden. Zwischen all den deutschen Namen entdeckte er tatsächlich einen. Hernandez. Auf gut Glück klingelte er.

„Du bist dir aber sicher", bemerkte Lienhard.

„Reines Bauchgefühl."

Die Gegensprechanlage summte und knackte und eine weibliche Stimme schallte blechern auf die Straße hinaus.

„Ja?"

„Frau Hernandez?", fragte Robin.

„Ja?"

„Mordkommission Seederstedt. Haben Sie einen Sohn namens Nero?"

„Ich habe einen Sohn", bestätigte Frau Hernandez, „aber der heißt Neron. Mordkommission, sagen Sie? Ist ihm etwas passiert?"

„Nein, es ist alles in Ordnung. Wir möchten ihm nur ein paar Fragen stellen."

„Moment, ich muss mir eben etwas überziehen. Erstes Stockwerk."

Im Morgenmantel und in ausgelatschten Pantoffeln trat Frau Hernandez an die Tür, nachdem sie die Beamten ins Treppenhaus gelassen hatte. Die Haare hingen ihr klatschnass und spröde herunter und sie rubbelte sie gerade mit einem Handtuch trocken. Sie reagierte besorgt, als Robin und Lienhard ihre Dienstmarken zeigten. „Hat er was ausgefressen?" Sie hatte weder einen spanischen Akzent, noch sah sie südländisch aus.

„Nein. Es geht um seine Beziehung zu Torben Balthasar."

„Was ist denn mit Torben?"

„Er wurde ermordet."

Frau Hernandez presste sich entsetzt die Hand vor den weit geöffneten Mund. Das Handtuch fiel auf ihre Schulter. Sie war nicht in der Lage zu antworten.

„Herr Balthasar sagte uns, ihr Sohn habe damals viel mit Torben zu tun gehabt", fuhr Robin fort.

Frau Hernandez nickte bestürzt. „Das stimmt."

„Deshalb möchten wir mit Neron reden."

Allmählich glitten die Finger von ihren Lippen: „Soweit ich weiß, hat sich Neron noch mit Torben getroffen. Er erzählt ab und zu von ihm."

„War Torben kürzlich noch bei Ihnen?"

„Ich habe ihn schon lange nicht mehr gesehen. Ich kann Ihnen Nerons Handynummer geben. Vielleicht erreichen Sie ihn auch im Betrieb. Er macht eine Ausbildung zum Elektroinstallateur."

Bereitwillig händigte die Mutter ihnen seine Nummer aus und bot sich an, im Betrieb anzurufen. Sie äußerte Bedenken, wenn sich die Polizei höchstpersönlich bei Nerons Chef meldete. Robin und Lienhard warteten solange im Flur. Robin fragte sich, in wie vielen Fluren er bereits gestanden hatte – beruflich als auch privat. Sie hörten Hernandez in einem Nebenzimmer telefonieren. Als sie zurückkam, sagte sie: „Im Betrieb ist Neron nicht. Er erledigt einen Auftrag auf dem Bau. Ich habe die Adresse. Aber bitte seien Sie vorsichtig. Ich möchte nicht, dass seine Kollegen etwas in den falschen Hals kriegen. Er hat die Stelle nur durch Zufall bekommen."

Robin beruhigte sie, indem er sich dafür verbürgte, dass durch seine Aussage kein falsches Licht auf ihn geworfen werde.

Eine halbe Stunde später spazierte er mit Lienhard auf die Baustelle zu, eine der wenigen in Seederstedt, auf denen noch Aktivität herrschte. Es handelte sich bei dem Gebäude um einen Anbau der Universität. Die unteren Stockwerke machten einen recht fortgeschrittenen Eindruck, die oberen allerdings wirkten wie eine Nachkriegsruine. Passenderweise rauchte es auch aus ihr.

Robin sprach den Ersten an, der ihnen über den Weg lief und erkundigte sich nach Hernandez.

„Ach Neron, den kleinen Spanier", sagte der Arbeiter rüde, das wettergegerbte Gesicht rosig vor Kälte. „Was wollen Sie denn von ihm?"

Robin erläuterte knapp den Grund, warum sich die Polizei für Hernandez interessierte. Daraufhin verfinsterte sich die Miene des Mannes. „Was für eine Scheiße. Ich hoffe, Sie kriegen das Arschloch."

„Wir sind auf jede Hilfe angewiesen. Sogar auf Ihre, wenn Sie uns zu Hernandez bringen können."

„Klar, aber wir müssen ein bisschen gehen."

„Bei den Temperaturen tut uns Bewegung gut."

Sie waren total durchgefroren und freuten sich auf die warmen Büroräume im Präsidium. Mit den Arbeitern hier wollten sie auf keinen Fall tauschen. Lienhard leierte eine Unterhaltung über die Arbeitsumstände im Winter an. Der Arbeiter, der sich als Theo Jansen vorstellte, sprang sofort darauf an und bemängelte die Härte der Auftragslage, die ein Schuften auf der Baustelle in der kalten Jahreszeit unumgänglich machte. „Trotz der Hundekälte müssen wir um sieben Uhr auf der Matte stehen. Nach einer halben Stunde ist man steif gefroren. Die Finger sind das Schlimmste. Und weil man sich so dick anziehen muss, kann man sich viel schlechter bewegen. Ich freue mich auf den Frühling."

Jansen führte sie durch öde dunkle Korridore über wuchtige Treppen nach oben und berichtete mit borstiger Stimme, dass sie zu spät dran waren und den Fertigstellungstermin nicht fristgerecht einhalten konnten. „Die Hütte sollte schon im November bezugsfertig sein. Zum Glück haben wir sie noch vor dem ersten Frost von außen dicht gekriegt. Und diese klugscheißenden Architekten machen einen ganz kirre. Einer sagt was anderes als der andere. Gleich drei davon leiten das Projekt. Zu viele Köche verderben den Brei."

Sie gelangten auf eine Ebene, die von Heizstrahlern und großen Flutlichtstrahlern dominiert wurde. Überall standen Thermoskannen aus Edelstahl herum. In einer Blechtonne knisterte ein Feuer. Das machte diesen Ort zwar nicht gemütlicher, wohl aber ein wenig erträglicher. Die Arbeiter gingen üppig eingepackt in Daunenjacken, Mützen und Schals ihren unterschiedlichen Tätigkeiten nach. Einige riefen sich ruppige Befehle zu. Der übliche rauhe Umgangston auf dem Bau, den man nicht allzu persönlich nehmen durfte.

Jansen deutete auf eine kleine Person, die in einem hinteren Winkel kniete und mit irgendetwas herumhantierte. In seinen drallen Handschuhen sah Jansen aus wie das Michelinmännchen. „Da drüben ist der Jungspund."

Robin folgte dem Fingerzeig und ging quer durch den Bau auf den Jungen zu. Lienhard blieb immer bei ihm. Neron trug eine camouflagefarbene Steppwinterjacke und eine fleckige Arbeitshose. Die mit Fellimitat gefütterte Kapuze hatte er sich übers Haar gezogen. Robin sah auf einen zierlichen Rücken hinunter, der sich unter dem Baumwollstoff verstecken musste. Neron bemerkte die Besucher offenbar nicht, denn er frönte ungeachtet der beiden Männer im Nacken seiner Arbeit und fixierte Elektrokabel mit Gips in frisch gestemmten Schlitzen.

„Neron Hernandez?"

Neron reagierte nicht. Obwohl es auf der Baustelle nicht sonderlich lärmte, wiederholte Robin seinen Namen lauter. Doch auch das verschaffte ihnen keine Aufmerksamkeit. Robin tippte ihm auf die Schulter und der Junge fuhr erschrocken herum. Aus Reflex legte er den Spachtel beiseite, streifte die Kapuze vom Kopf und setzte die Ohrenschützer, die sich darunter tarnten, ab. Er richtete sich auf die schmächtigen Beine und Robin starrte mit verstohlener Entzückung in das leicht gebräunte markante Gesicht eines 18jährigen. An den Augenpartien besprenkelten Aknepickel die zarte Haut. Das schwarze Haar glänzte im Licht eines Flutlichtstrahlers.

Das unfreiwillige Gespräch mit Jansen stellte sich im Nachhinein ergiebiger heraus als das mit Neron Hernandez, denn nachdem Robin und Lienhard sich legitimiert und ihn mit den traurigen Umständen konfrontiert hatten, machte er sofort dicht.

„Tot?", fragte er nur ungläubig und man spürte ihm an, dass er einen tiefen inneren Kummer zu verbergen versuchte. „Hab ihn kaum noch gesehen." Er ging wieder in die Hocke und werkelte unbeirrt mit bloßen Händen weiter.

Robin witterte förmlich, dass der Junge auf Abwehrhaltung ging und man mit der passenden Taktik noch einiges aus ihm herausholen konnte.

„Deine Mutter", bohrte er nach, „hat uns gesagt, dass du durchaus noch Kontakt zu ihm hattest."

„Meine Mutter denkt immer, dass sie über mein Leben Bescheid weiß."

„Es ist möglich, dass du einer der letzten Menschen bist, die ihn lebend gesehen haben."

„Glaub ich nicht. Ich stehe unter Zeitdruck. Ich muss hier fertig werden."

„Du musst mit uns reden, Neron."

Neron würdigte sie keines Blickes, sondern beschäftigte sich weiter damit, die Kabel mit Gips zu verspachteln, bevor er in dem kleinen Gummipott hart wurde. „Die Putzer wollen morgen anfangen. Ich muss fertig werden."

„Neron, bitte."

„Es soll in den nächsten Tagen noch kälter werden. Und ab sieben Grad Minus kann ich nicht weiterarbeiten. Ich weiß nichts. Ich muss fertig werden."

„Eins kann ich nicht aufschieben: die Frage, wo du Sonntagabend in der Zeit zwischen 18 und 22 Uhr gewesen bist?"

„Zuhause. Sie können meine Eltern fragen."

Robin begriff, dass es im Moment keinen Sinn machte, irgendetwas aus ihm herauskitzeln zu wollen. „Falls du dich doch noch anders entscheiden solltest, lasse ich dir meine Nummer da."

Als Robin und Lienhard sich aus dem Staub machten, trafen sie noch mal auf Jansen.

„Konnte der Bengel Ihnen weiterhelfen?", fragte er schroff.

„Ja", sagte Robin. „Seine Arbeitsmoral ist vorbildlich."

„Eigentlich ist er ein aufgewecktes Kerlchen, aber seit Montagfrüh ist er merkwürdig still."

Ich werde herausfinden, warum, dachte Robin.

12
9. Dezember 2008

Um 14 Uhr versammelten sich die Beamten von der Mordkommission zu einer ersten Besprechung in Robins unaufgeräumten Büro, um die Fakten zusammenzutragen. Tarek Demirel wiederholte seine Aussage im Verhörzimmer, diesmal in Gegenwart von Werner Armestran, damit die Befragung objektiv blieb. Alex und Andree waren mittlerweile unterwegs und horchten die von Tarek angegebenen Personen aus, ob er tatsächlich ein stichhaltiges Alibi hatte. Vor zehn Minuten rief Alex an und teilte mit, dass bereits zwei seiner Freunde bezeugen konnten, dass er sich zur Tatzeit am Sonntag mit ihnen in geselliger Runde aufhielt. Ihre getrennt aufgenommenen Aussagen wurden überprüft. Sie waren schlüssig und identisch, was Robin instinktiv geahnt hatte. Tarek war ein halbstarker Kleinkrimineller, ein Möchtegernganove, vielleicht auch ein Zuhälter, aber kein Mörder.

Der Leichnam von Torben war in das Gerichtsmedizinische Institut abtransportiert worden, wo Roland Bilski die Obduktion durchführte. Auf Wunsch von Robin blieb der Tatort vorerst versiegelt.

Primär wurde die Frage aufgeworfen, wer Torben zuletzt lebend gesehen hatte. Da Tarek schon eine Woche nichts mehr von ihm gehört hatte, musste es definitiv jemanden geben. Das bedeutete, dass Torbens Freundeskreis ausgelotet und sein Privatleben weiter durchleuchtet werden musste. Die Spurensuche in seiner Wohnung hatte eine Vielzahl unterschiedlicher Fingerabdrücke ans Tageslicht gebracht, doch da er seine Dienstleistungen auch dort anbot, war das keine wirkliche Überraschung. Die meisten Abdrücke stammten mit aller Wahrscheinlichkeit von Freiern. Das BKA verglich die Abdrücke mit denen von registrierten Straftätern aus der Datenbank, doch Robin rechnete in dieser Hinsicht mit keinem Erfolg. Die Wohnungsdurchsuchung erlitt ebenfalls eine Schlappe und brachte keine nützlichen Indizien hervor, außer den Verdacht, dass Torben seit einiger Zeit über viel Geld verfügte.

Der Fall, den sie hier behandelten, stellte eine neue Form des Verbrechens dar – zumindest in Robins Karriere. Die heißesten Spuren ergaben sich immer noch aus den sichergestellten Beweismitteln: den Latexhandschuhen und den Inkontinenzunterlagen, die zur Analyse ins kriminaltechnische Institut geschickt wurden.

„Womit haben wir es hier zu tun?", fragte Robin und starrte in die erschöpften Gesichter von Lienhard und Martin, die sich mit Kaffee aus der Kanne wieder etwas aufzupäppeln versuchten. Marders Haut hingegen strahlte frisch und vital. Nach der Besichtigung eines Tatortes schob er alle Emotionen in den Hintergrund und agierte nur noch mit rationalem Verstand, als legte er einen Schalter in seinem Kopf um. Eine Eigenschaft, die Robin bewunderte.

Martin Soldan, der schonungslose Zyniker unter Robins Kollegen, hatte oft starke Nerven bewiesen, aber der Leichenfund von heute verlangte selbst ihm einiges ab. Er zügelte seine große Klappe, hielt sich mit derben Späßen zurück, hockte still da und drehte permanent an seinem goldenen Ehering. Die Gruppe saß auf Klappstühlen um Robins Schreibtisch verteilt.

„Naja", sagte Lienhard, „es sieht alles danach aus, als ob es sich um eine Sexualstraftat handelt. Allerdings könnte Torbens Tod auch unabsichtlich herbeigeführt worden sein. Wenn Bilski richtig liegt, ist er an seinem eigenen Erbrochenen erstickt."

„Wir brauchen unbedingt Hersteller- und Käufernamen von diesen ... Wie nennt man das Zeug eigentlich?", wollte Robin wissen.

„Hygieneartikel?", riet Lienhard und nutzte seinen Einwurf, um selbst fortzufahren. „Es könnte eine Sackgasse sein, davon auszugehen, dass der Täter aus dem Pflegebereich stammt, nur weil wir am Tatort diese Latexhandschuhe und Unterlagen gefunden haben. Solche Sachen kann inzwischen jedermann überall im Internet bestellen."

„Also", sagte Marder, der seine Krawatte über die Schulter warf, bevor er nach einem Becher Kaffee griff, „fassen wir nochmal zusammen. Torben Balthasar hat sich prostituiert und regelmäßig ein gewisses Kontingent an Tarek Demirel gezahlt. Zum üblichen Zahltag am Montag kann Tarek Torben nicht antreffen, da dieser längst tot ist. Einen Tag später steht Tarek wieder vor verschlossener Tür und bricht daraufhin in Torbens Wohnung ein, weil er endlich das Geld einsacken will. Er findet Torben tot in seinem Bett, so, wie wir ihn heute Morgen gesehen haben. Wir haben nicht die blasseste Ahnung, was sich in diesem Zimmer abgespielt hat, aber alles deutet auf ein Sexualdelikt hin. Wenn einer seiner Freier der Täter ist, sollten wir uns anschauen, wo Torben seine Dienste angeboten hat. In jedem Fall schlage ich vor, dass wir noch mal mit Tarek reden. Vielleicht hat irgendwer irgendwann Torben mit seinem Mörder beobachtet."

„Falls es kein Freier war, wer soll es denn dann gewesen sein und aus welchem Motiv?", fragte Robin

„Wenn es kein Freier mit einer perversen Neigung war", sagte Lienhard, „hätte demnach jemand den Tatort so herrichten und es wie ein Sexualverbrechen aussehen lassen müssen ..."

„Ich bitte dich", unterbrach Martin Lienhard, „da kann man sich simplere Dinge einfallen lassen, als den Jungen das ganze Bett voll reiern zu lassen."

„Stammt das Erbrochene denn von Torben?"

„Wir müssen die Autopsieergebnisse abwarten", sagte Marder.

„Offensichtlich", warf Robin ein, „hat der Mörder einen speziellen Fetisch ausgelebt, bei dem der Tod Torbens nicht unbedingt einkalkuliert gewesen sein muss, wie Lienhard eben schon erwähnt hat. Aber was ist das für ein Fetisch, bei dem man diese Art von Hygieneartikel verwendet?"

„Lasst uns doch in einem Sexshop nachfragen", spöttelte Martin.

„Mit anderen Worten: wir haben gar nichts. Weder einen Täter noch ein Motiv."

Die Stimmung befand sich auf dem Nullpunkt. Es war frustrierend, wenn man nicht die geringste Spur hatte, nicht die geringste Aussicht auf einen erfolgversprechenden Hinweis. Allerdings steckte die Ermittlung noch in den Startlöchern. Vielleicht brachten die Ergebnisse des BKA eine plötzliche Wendung. Das BKA fungiert als Zentral- und Servicedienststelle, deren Leistungen, die beispielsweise Tatortaufnahmen, Phantombildzeichnungen, Fallanalysen und kriminaltechnische Untersuchungen umfassen, von den Länderpolizeien bei Bedarf in Anspruch genommen werden können. Vor allem wohnt dem BKA jedoch die Aufgabe inne, den polizeilichen Nachrichtenverkehr zwischen den Bundesländern und dem Ausland zu koordinieren.

Marder trank seinen Kaffee aus, stellte den Becher auf den Schreibtisch zurück und klatschte in die Hände. „Also Jungs, wie gehen wir weiter in der Sache vor? Wer macht was?"

Bevor jemand antworten konnte, kehrte Armestran aus dem Verhörzimmer zurück. „Ups, ihr habt schon angefangen", sagte er und lehnte sich mit dem Rücken gegen den Aktenschrank, der angesichts des stämmigen Körpers protestierend ächzte. In den vergangenen Monaten hatte er etwas an Gewicht zugelegt. Vor allem sein Gesicht unter den strubbeligen mokkabraunen Haaren war fülliger geworden. Eigentlich ergraute seine Mähne bereits, aber mit immer neuen Intensivtönungen lenkte er davon ab. Mit seinen 43 Jahren hatte er sich erstaunlich gut gehalten und vereinte väterliche Reife und juvenile Flegelhaftigkeit in einem liebenswürdigen Gemüt.

„Kannst du uns aus unserem Loch holen?", murrte Robin.

„Tarek will sich in der Szene umhören, ob Torben mit jemand im Park gesehen wurde", erwiderte Armestran. „Er hat ein bisschen aus dem Nähkästchen geplaudert. Scheint aus zerrütteten Familienverhältnissen zu kommen. Der Vater hat sich trotz acht Kindern verdünnisiert. Tarek hat zu Hause die Vaterrolle eingenommen. Da er der Älteste ist, kümmert er sich um seine Geschwister und auch darum, dass genügend Geld ins Haus kommt. Er hat zugegeben, dass er den Jungs, die er betreut, wie er sich so schön ausgedrückt hat, das Geld einteilt und ihnen Essen und Miete bezahlt. Er tut das, um sie nicht zu überfüttern. Dafür bietet er ihnen Schutz."

„Was ist mit den Anwohnern im Haus?", fragte Marder.

„Bis jetzt will keiner etwas gesehen haben."

„In dem Haus wohnen 24 Parteien. Da muss es doch ein altes einsames Mütterchen geben, das gelangweilt am Fenster gesessen hat ..."

„Fehlanzeige", enttäuschte Armestran den Staatsanwalt. „Konntet ihr was rauskriegen?"

„Der Vater, Kornelius Balthasar, konnte uns nicht viel erzählen", sagte Robin. „Torben ist mit 14 von zu Hause weg und ließ sich nur noch blicken, wenn er was von ihm wollte. Aber er konnte uns den Namen eines Freundes nennen, Neron Hernandez. Aus dem war allerdings nicht viel herauszuholen und ich glaube, es kann nicht schaden, ihm mal genauer auf die Finger zu schauen. Zur Tatzeit will er zu Hause gewesen sein. Wir sollten deshalb noch mal bei den Eltern nachfragen."

Alex und Andree stießen zum Ermittlungsteam, doch auch sie hatten den Fakten nichts Gravierendes beizusteuern. Zum Abschluss besprachen sie, wie es in der Untersuchung weiter gehen sollte. Sie einigten sich darauf, dass Lienhard Torbens Rechner inspizierte, während sich Robin weiterhin um die Zeugenbefragung mit dem Fokus auf Tarek Demirel und Neron Hernandez kümmerte. Armestran meldete sich bereit, die Herkunft der Handschuhe und Inkontinenzunterlagen vom Tatort zu ermitteln. Alex und Andree hingegen wollten Mittwochmorgen damit anfangen, die Nachbarn ein zweites Mal zu befragen. Außerdem gab es mehrere Parteien im Haus, die heute aus verschiedenen Gründen nicht erreichbar waren. Martin erklärte sich bereit, die Presse mit ein paar Informationen zu füttern.

„Na fein", rief Marder, stand auf und rieb die Hände aneinander. „Dann wünsche ich Ihnen viel Erfolg. Morgen, Spätnachmittag, 16 Uhr, wieder hier. Schauen wir mal, was wir bis dahin wissen."

So löste sich die Gruppe vorerst etwas geknickt auf.

Robin sah Marder an und klopfte sich auf die Schulter. „Vergessen Sie Ihre Krawatte nicht."

„Meine Krawatte macht Ihnen Sorgen?"

„Nein. Was mir Sorgen macht, ist, dass, wenn der Mörder tatsächlich einen Fetisch mit Torben ausgelebt hat, er den Drang haben könnte, ihn ein weiteres Mal auszuleben."

13

9. Dezember 2008

Nach der Besprechung füllte sich die Welt hinter den Bürofenstern bereits mit Dunkelheit. Der Himmel war sternenklar. Robin beschloss, noch einmal bei Magdalene vorbeizuschauen, obwohl er sich Amüsanteres nach diesem beschissenen Tag vorstellen konnte. Dass sie ihn bis jetzt mit einem Anruf verschont hatte, wunderte ihn.

Er schaute auf sein Handy, ob Kilian sich gemeldet hatte, aber der Posteingang teilte ihm keine neuen Messages mit.

Um 17 Uhr machte er Feierabend.

Vielleicht konnte er sich ja zum Joggen aufraffen. Nötig wäre es allemal. Einkaufen musste er auch noch. Eventuell brauchte Magdalene auch was aus dem Supermarkt, dann konnte er sich die lästige Fahrerei sparen. Also brachte er es lieber schnell hinter sich.

Er fuhr vom Präsidiumsparkplatz auf direktem Weg zu ihr. Schon als er in den Kameliterweg einbog, sah er, dass in der ganzen Wohnung Licht brannte.

Als er den ersten Fuß in Magdalenes stickiges Nest setzte, schlug ihm der penetrante Geruch eines Raumsprays entgegen. Irgendein künstlicher Duft, der bessere Luft versprach, sie aber nur verpestete.

Magdalene schien ohne erkennbaren Grund ärgerlich zu sein und stiefelte schweigend in die Küche, wo sie gerade mit dem Abwasch beschäftigt war. Robin ging ihr hinterher.

„Warum hast du mich heute nicht angerufen?"

„Na, sonst regst du dich doch immer darüber auf und würgst mich ab. Außerdem habe ich zutun gehabt."

„Was denn?"

„Dies und das. Was wünscht sich mein kleiner Stöpsel eigentlich zu seinem Geburtstag?" Sie griff seinen Nacken und wollte ihn für einen Schmatzer auf die Wange an sich heranziehen, aber er drückte sie von sich und fauchte wütend: „Fass mich nicht an. Und nenn mich verdammt noch mal nicht *Stöpsel*. Wenn du mir wirklich was schenken willst, dann lass dich endlich an der Hüfte operieren und zieh aus dieser Klitsche aus."

Wie immer ignorierte sie ihn vehement, sobald er dieses Thema anschnitt.

„Warum bist du hier?", fragte sie stattdessen, schnappte das Trockentuch, das in der Tasche ihrer Küchenschürze steckte und wischte einen Teller damit ab.

„Ich kann auch wieder gehen."

„So empfindlich heute? Kleine Zicke."

Robin sah auf den Haufen Geschirr, der sich auf der Spülablage stapelte. Daneben lag das Nudelholz von damals. Bilder schossen ihm durchs Hirn und er bekam auf einmal ganz weiche Beine. Seit der Erinnerung an das Schlüsselerlebnis aus der Kindheit trat er Magdalene als ein neuer Sohn entgegen. Als ein wissender Sohn. Die Distanz zwischen ihnen vergrößerte sich nicht, aber sie veränderte sich radikal. Robin ließ Magdalene unterbewusst spüren, dass er etwas aufarbeiten wollte oder musste. In winzigen beiläufigen Bemerkungen und einem vorwurfsvollen Ton. Also mit den Instrumenten, die Magdalene auch benutzte. Nahm er's genau, wurde er im Laufe der Jahre immer mehr wie seine Mutter.

„Ich brauche noch was aus dem Supermarkt", sagte er, „und ich dachte, eventuell kann ich zwei Fliegen mit einer Klappe schlagen, falls du auch noch einkaufen musst."

„Ich war vorhin schon los. Ist anstrengend, die schweren Tüten die Treppen hochzuschleppen. Ich merk's im Kreuz. Aber Willi hat mir die Tüten hochgetragen. Der Junge hat wenigstens Manieren und Anstand, einer alten Dame zu helfen."

„Ich hatte Dienst, Mama", antwortete Robin entnervt, der ihre Äußerung als direkte Offensive wertete. Er hasste es, sich zu rechtfertigen. Sie wusste das, deshalb zwang sie ihn jedes Mal dazu. „Soll ich dich noch zum Friedhof fahren?"

„Es ist bestimmt glatt draußen. Ich will mich nicht auf die Nase legen."

„Noch ist es nicht glatt."

„Lass uns das morgen machen."

„Ich weiß nicht, ob ich morgen Zeit dafür habe."

Magdalene seufzte theatralisch. „Typisch."

Da er ihr nicht beim Abwasch helfen wollte, denn dann hätte er sich mit ihr auseinandersetzen und sich weitere Anklagen anhören müssen, ging er durch den Flur, um die Zimmer zu kontrollieren. Er stolperte über den Werkzeugkasten, neben dem Schraubendreher und Phasenprüfer verteilt lagen. Er sammelte das Werkzeug ein und verstaute es wieder in den Fächern.

„Mama, geh bloß nicht wieder an die Steckdosen!"

„Behandle mich nicht wie ein kleines Kind!", kam die ungeschliffene Rückmeldung aus der Küche.

Robin schob den Kasten mit der Fußspitze an die Wand und spähte in ihr Schlafzimmer, in dem es extrem nach Raumspray stank. Seltsamerweise waren die Schranktüren geöffnet. Wäsche lag auf dem verfilzten Teppich und neben dem Bett verteilt. Es sah aus, als habe ein Einbrecher die Kleidung samt Bügel von den Stangen gerissen und gleichgültig in den Raum geschmissen. Er sammelte das Zeug vom Boden auf, legte es aufs Bett und öffnete das Fenster. Anschließend ging er ins Bad. Dort präsentierte sich ihm ein ähnliches Bild. In der Badewanne türmte sich ein Berg Wäsche auf und wie es schien, war sie sauber.

„Was machst du denn mit der ganzen Wäsche? Warum hast du sie in die Badewanne gestopft?" Robin hörte Geschirr klappern und humpelnde Schritte, die sich ihm näherten.

„Weil ich sie waschen möchte", sagte Magdalene erbost.

„Seit wann machst du das in der Badewanne?"

„Der Geruch zieht überall rein."

„Von welchem Geruch redest du die ganze Zeit?"

„Na, von dem Parfümgeruch."

„Ich rieche hier nichts weiter als ekeliges Duftspray."

„Das hab ich vorhin gekauft, damit man das Parfüm nicht mehr so doll wahrnimmt."

„Ist alles in Ordnung mit dir?"

„Was soll denn nicht in Ordnung sein? Warum schnüffelst du überhaupt in meinen Räumen herum? Kannst du dich nicht ankündigen, bevor du hereinschneist?"
„Oh, ich wusste nicht, dass man bei dir Termine vereinbaren muss."
„Werd jetzt nicht frech."
Zeit zu kapitulieren, dachte Robin. „Hat eh keinen Zweck. Ich gehe wohl besser", sagte er mehr zu sich, als zu ihr.
„Gute Idee."
„Wehe, du rufst heute noch mal an."
„Würd ich nicht wagen."
„Viel Spaß beim Aufräumen und schönen Abend noch", sagte er knatschig und ging.
Im Supermarkt schob er den Wagen recht kopflos vor sich her, legte Tiefkühlpizzen, etwas Obst und Gemüse hinein. Außerdem kaufte er Gin und Tonic Water. Die Mischung hatte sich zu seinem Lieblingsgetränk gemausert. Während der Heimfahrt packte ihn plötzlich der spontane Gedanke, allein zum Friedhof zu fahren. Er hielt an der brüchigen Mauer, schlenderte auf dem Kiesweg zwischen den Gräbern entlang und dachte darüber nach, was wäre, wenn er selbst unter der Erde läge. Wer würde sein Grab pflegen? Vielleicht ließ er sich einfach verbrennen. Dann brauchte er über solch verrücktes Zeug nicht mehr nachdenken.
Grabkerzen leuchteten mit rötlichem Schimmer einsam vor sich hin. Leise Musikklänge schwebten über den grauen Grabsteinen. Robin suchte den Ursprung der Melodie, die er an diesem Ort schon häufiger gehört hatte. Eine wunderschöne Melodie obendrein. Schließlich sah er in der Ferne einen Mann in Fleecejacke auf einem Campinghocker kauern. In den Händen hielt er eine klassische Gitarre, den hölzernen Resonanzkörper auf dem Schoß gebettet. Das Grab, an dem er saß und ein gemächliches harmonisches Gitarrensolo zum Besten gab, war recht neu. Die Erde war noch nicht eingesackt und die Grabeinfassung aus poliertem Granit leuchtete. In regelmäßigen Abständen stieß der Saiten zupfende Mann, der in eine völlig andere Dimension entstiegen zu sein schien, weiße Atemwölkchen aus.
Robin war immer wieder verblüfft, Gregor Harder nahezu jede Woche Gitarre spielend an der Ruhestätte seines Sohnes Nico zu sehen. Nico war im Mai vergangenen Jahres bei einem Autounfall gestorben. Robin und Alex hatten die Beerdigung mitverfolgt. Manchmal wollte

Robin den Titel des Stücks erfahren, aber er wagte es nicht, Harder zu fragen, wusste nicht, ob er gestört werden wollte und es taktlos war.

Wut kochte in ihm auf, denn er hatte das Gefühl, damals versagt zu haben.

Ja, manchmal glaubte er, ein Versager zu sein.

14
9. Dezember 2008

Eine Beziehung war für ihn wie ein System, das seinem Leben Struktur verleihen sollte, aber in einem System wurde es am Ende auch immer chaotisch. Der Anruf bei Kilian kostete ihn daher einiges an Überwindung. Während er auf die Durchwahl wartete und sich das Telefon zwischen Ohr und Schulter klemmte, mixte er sich ein Glas Gin Tonic. Er sog das Aroma von Tannennadeln ein. Nachdem er einen großzügigen Schluck gekostet hatte, deponierte er die Lebensmittel im Kühlschrank.

„Ja?"

„Ich bin's."

„Ich seh's."

Robin versuchte, die innere Angespanntheit mit einem Scherz abzubauen. „Ich hatte Sehnsucht danach, mit dem Besitzer eines faszinierenden Schwanzes zu sprechen."

„Wollte dich auch noch anrufen. Ich war heute bei meinen Eltern. Wir sind am ersten Weihnachtstag traditionell bei ihnen zum Essen eingeladen."

„Okay. Hast du noch Lust?"

„Wozu?"

„Mich zu sehen ..."

„Heut nicht mehr."

Wozu dieses Herumgeseire? dachte Robin. Nägel mit Köpfen machen. Kurz und schmerzlos. „Du vertraust mir doch?"

„Für die meisten Leute bedeutet Vertrauen, dass man Geheimnisse nicht weitererzählt. Aber für mich bedeutet Vertrauen noch etwas ganz anderes."

Kacke, dachte Robin. Jetzt wird's richtig übel. „Ich weiß."
Die Aussage war heftig. Besonders, wenn sie von Kilian kam.
„Ich bin müde und will mich gleich aufs Ohr hauen."
„Ich wünsch dir ne gute Nacht."
„Ich dir auch. Wir sehen uns morgen."
„Freu mich auf dich."
„Ciao."

Das Telefonat mit Kilian hatte Robin nicht die erhoffte Befriedigung gebracht. Bevor er jetzt den ganzen Abend darüber nachgrübelte, wollte er sich lieber ein Quäntchen Abwechslung verschaffen. Also legte er das Handy erst gar nicht aus der Hand und tippte eine Nachricht, die er an Marius schickte. Er achtete darauf, dass sie kurz und knapp ausfiel, denn darauf reagierte er immer sofort. Wie lautete die Regel, wenn man einen Mann rumkriegen wollte? Nur nicht zuviel Sympathie zeigen und schön kurz anbinden. Zumindest bei Marius funktionierte das hervorragend.

Hi, wieder auf dem Damm? ☺

Er wusste, dass Marius auf ein Zeichen von ihm wartete. Sobald er die Message las, würde er ein paar Minuten überlegen, wie er antworten oder ob er überhaupt antworteten sollte und somit Desinteresse oder Wut vortäuschen. Je länger er mit einer Antwort auf sich warten ließ, desto wütender war er. Heute war Robin ziemlich sicher, dass es etwas Zeit brauchte, zumal sie sich gestern wieder im Streit voneinander getrennt und er ihn nicht im Krankenhaus besucht hatte.

Also nutzte er die Gelegenheit, um Enver mit Obst zu füttern und die Temperatur im Terrarium zu überprüfen.

Es dauerte eine geschlagene Stunde, bis das Handy auf dem Wohnzimmertisch summte und den Eingang einer Nachricht signalisierte: *alles bestens.*

Er versucht, mich mit den eigenen Waffen zu schlagen, dachte Robin. Nicht mit mir. Was folgte, war das übliche Hickhack.

Hast du dich deshalb gemeldet um mir ein dämliches smily zu schicken?

Ich wollte nur wissen wie es dir geht

Das juckt dich doch eh nicht

Dann hätte ich mich ja nicht gemeldet

Wenn dir was an unserer Freundschaft liegt lass uns reden

Wann?

JETZT

Soll ich vorbeikommen?

Lass durchklingeln, dann mach ich dir auf

Ganz klar: Marius wollte sich den Frust von der Seele reden. Bevor er aus Eifersucht noch zu Kilian lief und ihm reinen Wein einschenkte, war es klüger, sich mit ihm zu konfrontieren.
Und so kam es auch.

„Du hättest dich ja wenigstens mal mit 'ner SMS melden können!"
„Ich hatte viel zu tun." Schon wieder eine Rechtfertigung, die da von ihm abverlangt wurde. „Vielleicht wirst du morgen bei einem Blick in die Zeitung verstehen, warum. Ich verstehe nicht, wieso du so sauer auf mich bist. Was habe ich denn getan?"
„Ich weiß nicht, was du tust. Darum geht's ja."
„Ich muss echt ein schlimmer Finger in deinen Augen sein."
„Du fickst dich bestimmt durch die halbe Stadt."
„Du hast eine blühende Fantasie."
Es war kurz vor 21 Uhr, als Robin sich eine Sitzgelegenheit aus Kissen und Decken auf einem der Hochflorteppiche kreierte. Die Bambusrollos vor den Fenstern waren heruntergelassen. Auf der Fensterbank und dem Nachtschrank aus geöltem Erlenholz brannten Alabsterlampen und tauchten den angenehm geheizten Raum in einen Hauch aus rot und orange.
Marius hockte im Schneidersitz auf dem Kojenbett, spielte mit einem gelben Massageball und starrte Robin aus eng geschlitzten Augen an. „Du bist ein eiskalter Lügner", sagte er. „Nicht mal Reue zeigst du."
„Warum sollte ich Reue zeigen?"
„Glaubst du das, was du sagst?"
„Ich finde, das Ziel ist wichtig."
„Manchmal kann auch der Weg das Ziel sein."
„Es ist mir wichtig, Harmonie zu wahren. Deshalb bin ich gern

bereit zu lügen. Was ist so falsch daran, wenn es einem Menschen durch eine Lüge besser geht?"

„Harmonie wahren?" Marius lehnte sich zurück und beugte sich sofort wieder nach vorn, als wollte er mit dieser Geste seine Worte aus dem Mundraum schleudern. „Wenn du auf dem Weg zu deinem beschissenen Ziel, das wer weiß wo liegt, eine emotionale Schneise der Verwüstung bei allen Menschen in deiner Umgebung hinterlässt, wird das Ziel vollkommen belanglos."

Robin zog die Stirn kraus und sein Ton verfinsterte sich. „Was willst du eigentlich? Ich habe dich nicht dazu gezwungen, mit mir ins Bett zu steigen."

„Ich habe Gefühle für dich entwickelt."

„Gefühle?"

Marius klopfte mit der Faust auf die linke Seite seines Brustkorbs. „Ja, so nennt man das, wenn man an dieser Stelle etwas fühlt. Du scheinst ja nur mit dem Schwanz zu fühlen."

„Ich habe dir nie was versprochen, habe immer mit offenen Karten gespielt."

„Vor wem, bitte, spielst du mit offenen Karten?"

„Du wusstest, dass ich einen Freund habe. Und ich habe immer offen gesagt, dass ich ihn deinetwegen nicht verlassen werde."

„Das hast du mir aber nicht erzählt, als wir uns kennengelernt haben."

„Du hast mir *deine* Nummer zugeschoben, falls du dich daran erinnerst."

„Wenn du mich nicht liebst, warum ziehst du dann keine Grenze und wir beenden das Ganze?"

„Ich habe mich selbst erzogen. Ich bin ohne Vater aufgewachsen. Ich finde, du solltest dich auch selbst erziehen. Ich halte das für wichtig. Wenn du es beenden möchtest, können wir das gern tun. Mir ist das vollkommen egal."

Verzweifelt blickte Marius vom Boden zur Decke und wieder zurück. Seine Finger quetschten den Ball zusammen. „Ich glaub's einfach nicht."

„Ich hab dir schon ganz am Anfang erzählt, dass du nicht mein Typ bist, ich dich aber nett finde und dass ich mich freue, wenn wir gute Freunde sind. Ich betrachte dich immer noch als Freund und würde dir immer helfen, wenn du in Schwierigkeiten bist. Auch, wenn man sich zerstritten hat und nicht mehr miteinander auskommt. Mir ist da eine Freundschaft wichtiger. Wie du das hältst, ist deine Sache."

Marius schüttelte entschieden den Kopf: „Nein, am Anfang hast du was ganz anderes gesagt. Wie war das noch? Wenn du deinen Freund nicht hättest, könntest du dir mit mir alles vorstellen?"

„Das habe ich nie gesagt." Robin stützte sich auf den Ellenbogen ab und schwankte mit dem angewinkelten Bein hin und her.

„Hast du, du Wichser."

„Wenn man verliebt ist, bildet man sich manchmal Dinge ein, die so gar nicht gemeint waren."

„Ach, jetzt fang ich schon an zu spinnen? Willst du mir einreden, ich hab Wahrnehmungsstörungen?"

„Ich will dir nichts einreden."

„Du machst es dir echt einfach. Du lebst dein Leben genauso wie du im Bett bist: nämlich total passiv." Marius redete sich richtig in Rage, sprang auf und lief im Zimmer auf und ab. „Dir ist einfach alles scheißegal. Betritt jemand dein Leben – egal. Verlässt jemand dein Leben – egal. Freut sich jemand – egal. Trauert jemand – egal. Alles egal."

Robin ließ bewusst ein paar Minuten verstreichen, damit Marius sich beruhigen konnte. „Was geht es dich überhaupt an, was ich tue?", fragte er dann.

„Was es mich angeht? Wenn du noch mit anderen fickst, wüsste ich das gern, damit ich einen Aidstest machen lassen kann. Wir haben nie Kondome benutzt, falls sich dein Spatzenhirn daran erinnert. *Deswegen* geht es mich was an!"

„Du bist alt genug, um selbst Verantwortung für dein Verhalten zu übernehmen."

„Wenn man dich auf einen Menschen mit Gefühlen los lässt, ist das so, als würde man einem Kleinkind eine teure Porzellanfigur in die Hand drücken."

„Ich habe dich nie belogen. Es gibt keine anderen, nur dich. Du glaubst mir doch sowieso kein Wort mehr."

„Was du sagst und was du tust, sind zwei völlig verschiedene Paar Schuhe. Deshalb. Also: Muss ich einen Aidstest machen lassen?"

„Du brauchst keinen Aidstest machen zu lassen. Ich habe nebenher mit keinem anderen was laufen. Ich und Kilian sind uns treu. Am Anfang unserer Beziehung haben wir einen Test machen lassen und keiner von uns war HIV positiv. Auch das habe ich dir schon gesagt."

Marius schmetterte den Ball gegen die Wand und bewegte dabei ungewollt seinen kranken Arm in der Schlinge, so dass er kurz vor Schmerz zusammenzuckte.

Robin lächelte verführerisch. „Mein Armer, irgendwer muss dich pflegen."

„Du kriegst mich heute nicht rum."

„Beschweren sich deine Eltern nicht, wenn du so einen Krach machst?"

„Die sind im Urlaub."

Robin setzte sich aufrecht hin, legte seinen Arm auf das angewinkelte Knie und streichelte mit dem Zeigefinger sanft an Marius' Wade entlang. Marius konnte sich nie lange zurückhalten, wenn Robin damit begann, Körperkontakt zu suchen. Außerdem sah er mit dem Arm in der Schlinge so schön hilflos aus. „Du kannst mir vertrauen, Marius. Mir bedeutet unsere Freundschaft viel. Ich würde sie nicht wegen Sex aufs Spiel setzen."

Unschlüssig starrte Marius zu Robin auf den Boden. Seine Berührungen machten ihn gefügig und zahm. „Weißt du, wenn du mir das so sagst, vertraue ich dir ..."

„Selbst schuld. Jeder ist seines eigenen Glückes Schmied."

„Dann haben einige wohl ihren Beruf nicht gut gelernt."

Robin hörte wie Marius' Stimme vor Erregung flatterte und seine Glieder zitterten. Die Wangenpartien unter seinen Augen zuckten. Gleich hatte er ihn. Dann würde er sich auf ihn stürzen und ...

Marius schaute auf seine Armbanduhr. „Ich muss dich jetzt rausschmeißen. Ich hab gleich noch ein Date."

Völlig perplex über die Wende, hörte Robin sich sagen: „Na gut, dann geh ich halt." An der Tür fiel ihm noch etwas ein und er wandte sich noch einmal um. „Ach, beinahe hätt ich's vergessen." Er holte das Panzerarmband aus der Jackentasche und warf es zwischen die Kissen auf dem Boden. „Pass demnächst besser auf deine Sachen auf. Du könntest mein Leben zerstören."

Er verließ das Haus der Golans, ohne sich mit einer Geste der Zuneigung von Marius zu verabschieden.

15
9. Dezember 2008

Es wunderte Robin ungemein, dass Marius die Hartnäckigkeit aufbrachte, ihn abblitzen zu lassen. Und obwohl er es sich nicht eingestand, kränkte es ihn auch auf gewisse Art und Weise. Sichtbar widerwillig, aber derart diszipliniert und selbstbewusst wie heute hatte Marius sich in ihrer ganzen unsäglichen Affäre nicht verhalten. Und es reizte ihn sehr, zu erfahren, mit wem er ein Date hatte.

Er stapfte durch den Westpark. Da er seine Handschuhe zu Hause vergessen hatte, rieb er fröstelnd die Handflächen aneinander und hauchte mehrmals warmen Atem in seine hohl geformte Faust. Das Handy vibrierte in seiner Hosentasche. Das kleine Gerät war verdammt kalt, als er es herausangelte. Die SMS, die auf dem Display angezeigt wurde, stammte nicht von Marius, sondern von einer unbekannten Nummer.

treffen sie mich morgen abend um 21 uhr am brunnen auf dem marktplatz dann können wir sprechen. neron

Robin las die Worte und war sehr gespannt darauf, was der Junge ihm sagen wollte. Es musste wichtig sein. Sonst hätte er schon auf der Baustelle geredet.

Er passierte das Toilettenhäuschen und es rief geile Erinnerungen an den vorigen Abend wach. Eigentlich lag es nicht auf dem direkten Weg zum Apartment, also hatte er wohl unbewusst einen Schlenker gemacht. Als er gestern das Häuschen verließ, war er so glücklich gewesen, dass er den Jungen nach seinem Namen fragte.

„Wie heißt du?"
„Wurscht."
„Ich will aber wissen, nach welchem Namen ich mich erkundigen muss, wenn ich dich wiedersehen möchte."
„Frag nach Leon."

Er wollte nur mal gucken. Möglich, dass Leon Torben kannte und noch Ermittlungsrelevantes zum Fall beisteuern konnte. Eventuell musste er auch an Tarek Demirel zahlen. Er war quasi inoffiziell dienstlich unterwegs. Doch er brauchte gar nicht nach Leon forschen.

Es war sowieso niemand in der Nähe, den er hätte fragen können. Nach ein paar Schritten sah er ihn zum zweiten Mal an der gleichen Stelle unter der Laterne. Gleiche Pose, gleiches Baseballcap, nur den Skaterlook hatte er variiert. Das Kinn weilte zwischen den Kragenenden der Daunenjacke. Er lehnte mit dem Rücken an der Laterne und hatte den linken Fuß gegen die Stange gestellt, die Hände in den Hosentaschen vergraben. Als er Schritte im Schnee hörte, sah er auf und Robin erahnte bereits das atemberaubende Gesicht im Schatten des Mützenschildes.

Leon grinste, als Robin vor ihm stand.

„Hättest wohl nicht damit gerechnet, dass ich so schnell wieder auftauche, was?", sagte Robin.

„Ich sag doch, ich bin jeden Cent wert", antwortete Leon mit einem verspielten frechen Ton, was Robin gefiel.

Natürlich war es dumm, ihn auf Personenkontakte anzusprechen, die mit dem Fall in Verbindung standen. Wenn auch nur ein Fünkchen von dem herauskam, was er mit Leon trieb, dann war er geliefert.

„Wollen wir?", fragte Leon und nickte in Richtung des Häuschens.

„Nach dir, mein Hübscher."

16
9. Dezember 2008

„Sorry, bin zu spät", entschuldigte sich Adrian, nahm das Baseballcap vom Kopf und klopfte den Schnee von seiner Schulter. Er lockerte die Riemen seines Rucksacks, stellte ihn neben das Tischbein, zog die Jacke aus und legte sie sich über die Schenkel, nachdem er sich gesetzt hatte. In dem weißen mit einem Tribal bedruckten Kapuzensweater, der aufgeribbelten zerschlissenen Jeans und den schwarzen Radfahrerhandschuhen sah er verdammt kess aus.

„Kein Problem", sagte Marius nervös. „Du hast mich heute Abend vor einem weiteren riesengroßen Fehler bewahrt."

„Na, das freut mich. Dann steht unser Date ja unter einem guten Stern."

„Bin richtig stolz auf mich. Habe heute etwas geschafft, was ich noch nicht oft geschafft hab."

„Du machst mich neugierig ..."

„Wollt ich nicht. Anderes Thema."

Noch bevor Marius heute Morgen aus dem Krankenhaus entlassen wurde, hatte er ein Treffen mit Adrian arrangiert. Oder besser gesagt Adrian mit ihm.

„*Machst du noch andere Sportarten außer Fußball?*", hatte Marius ihn gefragt.

„*Find's heraus.*"

„*Ich darf gleich gehen.*"

„*Wir werden heute Abend beim Essen drüber reden.*"

„*Du lässt wohl nichts anbrennen, was?*"

„*Kommt drauf an, ob du bei Sparflamme garst?*"

„*Ich muss meine Schulter trainieren.*"

„*Es ist wichtig, dass jemand beurteilt, ob du das korrekt machst.*"

Obwohl Marius zunächst noch den Unentschlossenen mimte, hatte Adrian längst bemerkt, dass er ihn mit seiner frech direkten sympathischen Art um den kleinen Finger gewickelt hatte. Jetzt saßen sie sich hier im zwanglosen Ambiente des Mexicali Clubs gegenüber.

Marius war eine Woche krankgeschrieben worden und hatte ein Schmerzmittel verordnet bekommen. Der Stationsarzt hatte ihn angewiesen, als Folgebehandlung der Schulterverletzung frühzeitige Bewegungs- und Dehnübungen zu machen und sie bei Schmerzfreiheit zunehmend zu belasten.

„Wollen wir woanders hin?", fragte Adrian. „Ist ja nicht so prall, wenn du hier von einem Arbeitskollegen gesehen wirst."

„Ich bin arbeitslos seit ein paar Wochen. Habe gekündigt."

„Mutig. Warum?"

„Will was Neues ausprobieren. Alle meinen, es war eine dumme Entscheidung. Für mich fühlt sie sich richtig an."

„Fällt dir schon die Decke auf den Kopf?"

„Nein. Es soll Leute geben, bei denen das so ist, aber ich kann mich gut selber beschäftigen."

Sie bestellten Malzbier und Tortillas mit käseüberbackenem Putenfleisch. Es fiel ihnen beiden nicht schwer, sich in einen Unterhaltungsfluss ohne Schweigepausen zu begeben. Sie erzählten sich ihre Coming-out Erfahrungen und Marius äußerte den Verdacht, dass seine Mannschaftskameraden seine Leidenschaft witterten. Natürlich kam außer den Tortillas auch irgendwann das Thema Sex auf den

außer den Tortillas auch irgendwann das Thema Sex auf den Tisch, aber Marius versuchte es mal mehr mal weniger elegant zu umschiffen. Unablässig spürte er das durch Robin verursachte Gefühlschaos in den Eingeweiden und im Augenblick konnte er sich in Adrians Gegenwart etwas davon befreien. Doch der Mittzwanziger mit dem panthergleichen Gesicht, dem vorgeschobenen Kinn und den abstehenden Ohren war viel zu gewieft, als dass er die Ablenkungsmanöver nicht durchschaute. Jedes Mal bohrte er mit pfiffiger Dreistigkeit nach. „Wie oft schleppst du denn einen Typen mit nach Hause?"
„Auf Dauer macht das auch nicht zufrieden."
„Aber es *befriedigt* für eine Weile."
„Und es lässt einen abstumpfen."
„Du redest wie ein Opa."
„Ich muss abbrechen. Einsparungen. Das einzig ätzende an der Arbeitslosigkeit." Marius wandte sich seiner Jacke zu, die er über die Rückenlehne des Stuhls gehängt hatte.
„Am Geld soll's nicht liegen", sagte Adrian. „Wir können bei mir zu Hause weiterreden. Hab 'ne große Butze."
„Musst du morgen nicht früh raus?"
„Ich lebe jetzt. Schlafen kann ich, wenn ich tot bin."
„Weiß nicht, ob das eine gute Idee ist."
„Ach ja, du schleppst ja im Moment keine Typen ab."
„Sieht eher so aus, als ob *ich* abgeschleppt werde."
„Wer sagt denn, dass wir in die Kiste hüpfen müssen?"
„Läuft's nicht immer darauf hinaus? Zwei Schwule allein in einem Raum..."
„Ich mache bestimmt nichts, was du nicht auch willst."
Marius betrachtete seine Fingernägel, während er antwortete: „Na, von mir aus."
Sie gingen zur nächstgelegenen S-Bahnstation. Wenngleich die meisten Stationen Seederstedts erst im letzten Sommer saniert wurden, prägten die Spuren von Vandalismus den Komplex. Schaukästen mit Fahrplanauskünften waren von Randalierern arg beschädigt worden und mit Gewalt eingedellte überquellende Mülleimer fristeten an den graffitibesprühten Wänden ihr Dasein. Marius peilte einen ramponierten Fahrkartenautomaten an, aber Adrian hielt ihn zurück.
„Es kontrolliert um diese Uhrzeit eh keiner mehr."
Über eine Rolltreppe gelangten sie an den menschenleeren Bahnsteig der unterirdischen Tunnelstation. Die Gleise waren mit Abfall

übersät. Nachts konnte die Großstadt zu einer wahren Müllhalde werden.

„In welchem Stadtteil wohnst du?", fragte Marius.

„Drewershausen. Dauert noch, bis unser Zug kommt."

„Ich geh mal mein Bier wegbringen."

Marius marschierte in die öffentliche Toilette und auch die präsentierte sich in dem hygienischen Zustand, wie man ihn von öffentlichen Toiletten gewohnt war. Als er am Pissoir stand und den Reißverschluss seiner Hose aufzog, hörte er, wie sich die Tür hinter ihm öffnete. Aus dem peripheren Blickwinkel nahm er Adrian wahr, der sich unverfroren direkt neben ihn stellte.

„Stehst du auf Sex an Orten wie diesen?", fragte er, während er pinkelte.

„Ja, ich war in letzter Zeit besonders kreativ. Aber ich schätze, das kommt immer auf das Vertrauen an und mit welchem Kerl man ..."

Plötzlich spürte Marius Adrians Hände, die sich gegen seinen Brustkorb stemmten und ihn zwischen die Pissoirs an die geflieste Wand drückten.

„Dann lassen wir doch das Scheiß Gelaber", sagte er und küsste ihn unverschämt auf den Mund. Marius war zu keiner Regung fähig, suchte mit den Augen einen Fixpunkt an der Deckenverkleidung und überlegte, was er tun sollte. Er bemühte sich, sich fallen zu lassen, aber es gelang ihm nicht. Irgendetwas blockierte ihn. Heute Morgen im Krankenhaus hatte Adrian ihn noch so verrückt gemacht und jetzt machte er schlapp. Adrian nutzte seine Bedenkzeit bereitwillig, um ihm die Jacke von der Schulter zu streifen. Bei der verletzten Schulter ging er behutsam zu Werke. Unter der Jacke kam ein weißes Hemd zum Vorschein, welches er ungezügelt aufknöpfte. Ein Knopf riss dabei ab. Die Jeanshose und die schmale perfekt anliegende Retroshorts aus rotschwarzem Elasthan zerrte er zu den Kniekehlen herunter. Energisch und heißhungrig begann Adrian, Marius' schlaffes Glied zu lutschen und öffnete währenddessen mit bebender Hand seine eigene Hose. Marius beobachtete ihn dabei und streichelte seine Brust, liebkoste mit den Fingerspitzen seine niedlichen spitzen Brustwarzen. Apathisch stieß er das Becken vor und zurück. Vielleicht kriegte er ja Lust, wenn die Bewegung animalischer wurde. Durch die rhythmische Bewegung rutschte ihm das Hemd von der Schulter und blieb in den Armbeugen hängen. Er schämte sich dafür, dass er Adrians Geilheit nicht erwidern konnte. Um genau zu sein, war Marius so geil wie ein vertrockneter Regenwurm.

Voller Begehren setzte sich Adrian auf den schmutzigen Boden, entledigte sich seiner Unterhose und spreizte verlangend die Beine. Marius ließ das Hemd ganz von seinen Armen gleiten und befreite sich von der Jeans. Er tat es, obwohl ihm sein Bewusstsein riet, dem Treiben lieber ein Ende zu setzen, bevor sie beide total frustriert aus der Situation gingen. Adrian wollte offenbar ohne großes Geplänkel alle Varianten ausloten, die seinen Partner vielleicht anheizen konnten und ihm doch noch einen Harten bescherten.

Zaghaft begab Marius sich zu ihm auf den Boden, leckte an seinem erigierten Schwanz und stellte fest, dass das gute Stück latent nach Urin roch. Auf einmal kam er sich vor wie in einem billigen Porno. Nicht, dass er etwas gegen billige Pornos hatte, aber er wollte nicht schon wieder der Protagonist in einem sein. Marius seutzte schwer, richtete sich kapitulierend auf die Knie und hielt sich die Hand an die Stirn.

Adrian starrte ihn erwartungsvoll an. „Stimmt was nicht?"

„Sorry, ich kann nicht."

„Ich dachte, es turnt dich vielleicht an, wenn wir ertappt werden …"

„Das ist es nicht. Bin nicht in Laune."

„Wir können es langsamer angehen."

„Hat keinen Sinn."

„Mach ich dich nicht heiß?"

„Nein, also doch."

„Was denn nun?"

„Hat nichts mit dir zu tun. Bin zu verkopft im Moment."

Adrian schaute ihn spitzbübisch an. „Oder bist du verklemmt?"

„Nur, weil ich noch ein paar Ansprüche hab, bin ich doch nicht gleich verklemmt."

„Schon seltsam. Eine Schwuppe, die keinen Bock auf Sex hat. Du kriegst doch sicher genug Angebote. Bist doch 'ne Granate."

Adrians Worte schmeichelten ihm, aber Marius hatte Angst vor weiteren Lobhudeleien, die sich im Nachhinein als hohle Phrasen herausstellten.

„Sicher", antwortete er. „Aber immer diese Rumvögelei … Die bringt mich auch nicht weiter."

„Sie wirft dich aber auch nicht zurück."

„Darüber hinaus geht nie was."

„Mannomann", sagte Adrian. „Wie alt bist du? 18?"
„20."
„20 Jahre, Alter, wieso stößt du dir nicht die Hörner ab? Zweisamkeit kannst du haben, wenn du alt bist und keinen mehr hoch kriegst."
„Bist du dir da so sicher?"
„Na, ist wohl bei jedem anders. Ich hab schon im Club gemerkt, dass du ständig abgelenkt hast, wenn's um Männer ging. Also, was ist los?"
„Es geistert seit Monaten jemand in meinem Kopf und ich werde ihn nicht mehr los", stöhnte Marius.
„Jetzt wird mir einiges klar." Adrian hob sein Becken, damit er sich wieder anziehen konnte. Marius machte es ihm gleich. Aber sie verließen die Toiletten nicht.
„Komm, kotz dich aus", sagte Adrian, der sich auf seinem Rucksack in den Schneidersitz begab. „Ich schätze, dass mich das selber aufbauen wird, zu hören, dass nicht nur mich an Männern alles ankotzt."
Marius lehnte sich mit dem Rücken an die Wand und ließ sich dann langsam mit dem Hintern auf den Boden rutschen. „Ich probier's kurz zu machen." Zum ersten Mal versuchte er in Gegenwart eines fremden Menschen, sein Seelenleben und die ganzen verworrenen Umstände der letzten Monate in objektive Sätze zu fassen. „Ich habe seit sieben Monaten eine Affäre mit einem älteren Mann, der in einer langen Beziehung mit seinem Freund lebt. Ich wusste das und habe mich trotzdem darauf eingelassen, weil ich sehr stark in ihn verliebt war und bin und obwohl er mir sagte, dass er mich nicht lieben und seinen Freund für mich auch nicht verlassen würde. Das lief einige Wochen ganz gut, bis er mir immer kaltschnäuziger entgegen trat, auch in der Öffentlichkeit. Was folgt, ist die klassische Abfolge von Lügen und Intrigen wie aus einer schlechten Soap. Anfangs hat er mir Honig ums Maul geschmiert, ich sei sein Typ, mit mir könne er sich alles vorstellen und dann stritt er plötzlich einfach alles ab, schob die Schuld auf mich. Ich bat ihn, er möge die Grenzen ziehen, wenn er eh nichts für mich empfände, aber das tat er auch nicht, hat jede Gelegenheit genutzt. Ich war auch nicht immer unschuldig und habe ihn verführt. Mittlerweile ist sogar der Sex mies. Nichts fühlt sich mehr echt und richtig an."
„Das haben wir doch alle hinter uns, Süßer", antwortete Adrian mit gewölbten Augenbrauen.

„Gestern haben wir uns wieder mal gestritten. Danach bin ich dann wie ein Trottel vors Auto gerannt und bei dir gelandet."
„Das Beste, was dir passieren konnte."
Marius musste etwas lächeln. „Ich betrachte es inzwischen als Erfahrung, die man halt nicht machen möchte, aber vielleicht *muss.*"
„Na, das werden ja frohe Weihnachten", alberte Adrian, um dann ernst hinzuzufügen: „Also: du liebst ihn, er findet dich *nur* sexy. Wenn das von Anfang an die Grundlage war, dann sehe ich kaum Schuld bei dir. Da nutzt einer für meine Begriffe die Liebe eines anderen aus, immerhin offenbar ehrlich und ohne Hehl, um sein Sexualleben aufzupeppen. Wenn von deiner Seite sichergestellt war, dass diese Affäre vertraulich bleibt und du seine Grenzen, sofern er welche gesetzt hat, respektiert und nicht Stück für Stück untergraben hast, dann verstehe ich seine Kaltschnäuzigkeit nicht. Ich verstehe das so, dass seine Distanz zu dir so deutlich war, dass Dritte schon was geahnt haben."
„Einer seiner Hetenkumpel eventuell. Wir verkehren nicht im selben Freundeskreis."
„Auf der einen Seite hätte er Grenzen ziehen müssen, andererseits hättest du bei der späteren Tüdelei mehr als Anlass gehabt, sein dummes Verhalten emotional gegen ihn zu verwenden und dich langsam abzugewöhnen."
„Das hört sich in der Theorie immer so einfach an. Er ist total abgebrüht. Ich vermute, dass ich nicht der Einzige bin."
„Wie kommst du darauf?"
„Das sagt mir meine Intuition."
„Hast du ihn mal gefragt?"
„Ja. Und er meinte, es wäre nicht so."
„Die Typen erzählen dir den größten Scheiß, um ihr Doppelleben geheim zu halten." Ein intrigantes Lächeln legte sich über Adrians Lippen. „Räch dich an ihm. Dreh den Spieß um und fick seinen Freund. Ich wette, wenn's umgekehrt läuft, geht das deinem Lover voll gegen den Strich. Bei mir läuft ab und zu auch was mit einem, der 'nen festen Freund hat."
„Echt?"
„Ne reine Fickbeziehung. Du bist bestimmt nicht der Einzige, der eine hat."
„Habt ihr noch Kontakt?"
„Sporadisch per SMS."

„Gab's nie Schwierigkeiten?"
„Nein, die Fronten sind geklärt."
„Hast du kein schlechtes Gewissen seinem Freund gegenüber?"
„Erstens kenn' ich den nicht und zweitens ist es deren Bier, wenn's bei denen im Bett hapert. Mal ehrlich, wenn alle Männer glücklich in ihren Beziehungen wären, hätten wir beide weniger Sex."
„Und wie stehst du zum Thema Treue?"
„Hm, ich glaube nicht daran. Der Mensch hat sich mit Moral und Ethik nur eine Fassade aufgebaut, um damit von seinem wahren Kern abzulenken, nämlich, dass wir alle Tiere sind, die natürlichen Trieben unterliegen."

Das Gespräch wurde Marius zu tiefgründig, was er eigentlich gar nicht wollte, aber es tat gut, mit einem Außenstehenden zu reden. „Du könntest dir nie vorstellen, einen Partner zu haben?"

„Schon", antwortete Adrian, „aber da ich weiß, dass ich ihn betrügen würde, gehe ich erst gar keine Partnerschaft ein. Zumindest keine, in der mein Freund Treue fordern würde. Viele Leute bringen Vertrauen gleich immer mit sexueller Treue in Verbindung. Wenn ich mich völlig frei von einem Freund auffangen lassen kann, ohne irgendwelche Ängste oder Befürchtungen haben zu müssen, dann spreche *ich* von vertrauen. Kurz und bündig: scheiß auf deinen Lover."

„Was soll ich anderes sagen, als dass du wahrscheinlich recht hast? Mir ging's nachher ja auch nicht mehr um die Liebe, sondern ich wollte die Freundschaft zu ihm aufrecht erhalten, aber jetzt is eh alles zu spät. Musste ja so kommen. Übrigens fand er mich laut eigener Aussage auch nie sexy. Deswegen bin ich ja so ausgeflippt. Wie kann man denn eine Freundschaft, wenn sie denn ernst gemeint ist, für belanglosen Sex aufs Spiel setzen?"

„Wenn er dich nie sexy fand, dann spricht die Tatsache, dass er Sex mit dir suchte, nicht nur in der Hinsicht gegen ihn, dass er sich offenbar wegen seiner Triebe überwinden musste, sondern auch noch dahingehend, dass er dir dafür was vorgemacht hat. Kann das sein, dass der Typ irgendwie ein bisserl gestört ist?"

„Eigentlich habe ich mir vorgenommen, ihn ein paar Tage nicht zu sehen. Aber bei ihm sind meine Vorsätze schnell für den Arsch."

„Ich nehme an, du kommst gerade von ihm ..."

„Woher weißt du das?"

„Erfahrungswerte."

„Hab ihn deinetwegen abblitzen lassen."

Adrian grinste und applaudierte. Das Klatschen hallte laut durch den Raum.

„Ich habe zuvor noch nie einen solchen Menschen getroffen", sagte Marius. „Deshalb weiß ich nicht mehr, was ich denken soll. Bei ihm bin ich mit meinem Latein am Ende. Und jetzt heul ich dir auch noch die Ohren voll."

„Macht nichts, manchmal muss es raus. Aber ich finde, du zerbrichst dir deinen schönen Kopf etwas zuviel über Monogamie und Promiskuität. Da könnten wir noch stundenlang schwafeln. Du brauchst etwas Ablenkung, musst vielleicht mal was Verrücktes machen."

„Wollen wir Donnerstagabend ins Voyager?"

„Können wir gern tun, aber das finde ich nicht verrückt genug."

„Und was ist für dich verrückt genug?"

Adrian dehnte seine Beine und sah Marius geheimnisvoll an. „Ich bin ein Traceur. Jemand, der den Weg ebnet."

„Was ist das?"

„Wenn du magst, zeig ich es dir."

Sie streunten durch eine nächtliche weihnachtlich geschmückte Allee. Die historischen Straßenlaternen waren von Geflechten aus künstlichen Tannenzweigen in Engelsformen gekrönt. Es hatte sich merklich abgekühlt. Der verschmutzte Schneematsch in den Gossen war hart gefroren. Das hiesige Viertel wurde von Reihenmietshäusern dominiert, deren Fassaden man mit einer zeitgemäßen Farbgestaltung aufgefrischt hatte. Zwischen den überwiegend nostalgischen Gebäuden fügten sich auch moderne Bauten in das Stadtbild ein. Marius hatte sich Bier an einem Kiosk gekauft. Adrian wollte keinen Schluck abhaben, denn es war wichtig, dass er nüchtern blieb für das, was er Marius demonstrieren wollte.

„Zuerst musst du mir versprechen, dass du schweigen wirst", sagte Adrian.

„Schweige wie ein Grab."

„Ich war auch mal so verkopft wie du. Liegt am Beruf. Aber ich finde es sehr wichtig, dass die Balance zwischen Körper und Geist hergestellt ist. Im Alltag ist es schwierig, die Signale seines Körpers richtig zu deuten. Heutzutage vernachlässigt man sie schnell. Der Alltag drängt mich in eine Ecke. Er routiniert mich und lässt mich in dem Gefühl leben, zufrieden zu sein, wenn ich mir irgendwas im Laden kaufe. Aber dieses Gefühl ist nicht echt."

„Tja, das Leben ist hart und ungerecht."

„Das ist es nicht. Der Mensch ist es. Er schiebt es nur gern auf das Leben. Das, was ich hier tue, lässt mein Gefühl echt werden. Ich fühle mich frei. Und es ist unendlich wichtig, sich frei zu fühlen. Keine Hindernisse haben, Barrieren überwinden. Sich den Weg ebnen. Eigene Grenzen ausloten. Findest du nicht auch?"

Marius war etwas überfordert aufgrund dieser philosophischen Konfrontation. „Wohin gehen wir denn eigentlich? Und was willst du machen?"

Adrian blieb stehen und deutete schräg auf die andere Straßenseite zum obersten Stockwerk eines Backsteinhauses im Neurenaissancestil mit Bogenfenstern und gusseisernen Balkongeländern. Es stand allein und war durch eine Gasse von den anderen Häuserzeilen getrennt. „Siehst du den Stern? Ich werd ihn dir vom Himmel holen." Adrian war sich über den Schmalz bewusst, den er Marius gerade um die Ohren gehauen hatte und äußerte ihn deshalb betont ironisch.

„Welchen meinst du?"

„Den da oben auf dem Balkon!"

Noch während Marius die hässliche leuchtende Weihnachtsdekoration betrachtete, die im Blumenkasten an einer Balustrade steckte, entledigte sich Adrian seines Rucksacks und seiner Jacke. Beides drückte er Marius in die Hand. „Ach ja, und bitte nicht nachmachen", sagte er.

Nie zuvor hatte Marius aus Staunen den Mund geöffnet, doch jetzt war es so weit. Denn ohne irgendwelche Aufwärmübungen offenbarte ihm Adrian eine artistische Meisterleistung, wie Marius sie mit eigenen Augen noch nicht gesehen hatte. Und dabei dauerte alles, wie er später rückblickend feststellen würde, nur wenige Sekunden.

Adrian rannte aus dem Stand los und sprang auf einen freistehenden Mülleimer. Obwohl die Oberfläche nur sehr schmal war, blieb er präzise darauf stehen und bückte sich tief vor dem nächsten Absprung, der ihn direkt an einen Baumstamm katapultierte. Flott wie ein Palmenkletterer bei der Kokosnussernte – die Fußsohlen parallel zur Rinde und die Hände den Stamm affengleich umklammernd – erklomm er die nackte Krone mit Leichtigkeit. Von dort aus hüpfte er aus dem Geäst heraus und hielt sich mit beiden Händen an einer dicken Lichterkette fest, die über die Straße an einen weiteren Baum führte. Er hangelte sich an dem Kabel entlang, schwang dabei etwas hin und her und kraxelte mit den Armen voran in das Astwerk auf der gegenüberliegenden Straßenseite. Marius wurde an einen Artisten in der Zirkusmanege erinnert. Ohne sich mit den Händen abzustützen, hopste er rasant mit immer nur einem Fuß von Ast zu Ast, bis er einen gewagten Sprung zur angrenzenden Hausfassade machte. Er landete in hängender Position an einem Sims, wobei seine Füße die Wand zuerst berührten und den Aufprall abbremsten. Allein mit Hilfe purer Armkraft wuchtete er den Körper in die Höhe und gelangte präzise mit beiden Füßen auf einen Mauerkranz, über den er in Windeseile entlang balancierte. Als er ein senkrecht nach unten verlaufendes Abflussrohr erreichte, nutzte er es, um sich daran scheinbar mühelos bis zum Dach hochzuarbeiten.

Oft wurde Marius von Zuschauern auf dem Fußballfeld für sein Spiel bewundert. Nun war er es, der jemanden bewunderte. Er sah die feinen Atemwölkchen, die Adrian unglaublich regelmäßig ausstieß. Jeder Gegenstand in dieser Straße war ein Requisit seiner Bühne, ein Teil in seiner Arena.

In schwindelerregender Höhe lief er über die Dachkante und nutzte die Arme zur Beschleunigung. Da die Flachdächer der Häuser eine Verschachtelung aus unterschiedlich hohen Ebenen bildeten, musste er mit einem Hocksprung ein enormes Stück nach oben überwinden, um die benachbarte Dachkante zu bewältigen – wie ein Männchen in einem alten Videospiel. Durch das Tempo, das er angeschlagen hatte, gab es bald nichts mehr, das er überbrücken konnte. Wenn er nicht aus Marius' Sichtfeld verschwinden wollte, musste er nach links abdrehen, sonst stürzte er in die gähnende Kluft zwischen den Häusern, genau auf den Asphalt der Gasse. Es mochten mehrere Meter sein, die Hauswand von Hauswand trennten. Aber anstelle abzudriften oder anzuhalten, nahm Adrian Anlauf. Marius blickte nervös nach rechts auf das alte Gebäude mit den verschnörkelten Balkonen. Es hatte ein Satteldach, also nichts, worüber ein verrückter Krankenpfleger laufen konnte. Als er den Kopf zurückdrehte, zuckte er vor Schreck zusammen, sah nur noch Adrians Körper mit Schwung abheben, einen geschmeidigen Salto zur Unterstreichung seines Könnens in der Luft machend und baumelte im nächsten Moment an der Balustrade des Hauses auf der anderen Seite der Gasse. Er hatte die Lücke durch den weiten Sprung problemlos bezwungen. Trotzdem musste Marius sich auf eine Bank setzen. Im Kino wurde er nicht spannender unterhalten und beobachtete Adrian, der als kleiner Punkt unter dem schwarzen Himmel die Stromzufuhr des abgeschiedenen

Elektrosterns kappte und das Kabel um den Gegenstand wickelte. Das Leuchten erstarb. Danach steckte er sich das Ding zwischen die Zähne und machte sich an den Abstieg. Er benutzte dazu zwei aus der Wand ragende Steinsimse, die einen Abstand von etwa 1,50 Meter aufwiesen. Jeglicher Anflug von Höhenangst blieb bei ihm offensichtlich aus. Waagerecht zum Boden ging er nach unten, streckte und spannte dabei den Körper. Die Füße gingen am linken Sims entlang und seine Hände krallten sich am rechten fest. Stück für Stück näherte er sich wieder sicherem Grund. Marius musste an einen Stock denken, dessen Enden sich in einem Spalt verkeilten und ihn somit vor dem Fall bewahrten. Weiter unten stoppte ihn ein horizontaler Sims und er konnte fünf Meter über dem Gehweg aufrecht stehen.

Marius holte tief Luft und stand auf.

Adrian hechtete aus seiner eingeschränkten Position auf das Dach eines Bushaltestellenhäuschens, was ein lautes Geräusch verursachte. Es ging mit einem weiteren Sprung auf den Boden, wo er sich elegant mit abgewinkelten Kniegelenken diagonal über den Rücken abrollte und die vertikal auftretende Energie in eine Vorwärtsbewegung umwandelte. Aus geduckter Körperhaltung vollbrachte er eine einzige fließende Bewegung aus springen, landen und schwingen über Mülleimer und Fahrradständer zur S-Bahnstationsinsel in der Mitte der unbefahrenen Straße, auf der sich tagsüber der Verkehr staute. Geschickt schoss er wie ein Pfeil mit den Füßen voran durch die Streben eines Geländers hindurch, machte einen katzenhaften Absprung über die verbleibende Fahrbahnseite, tauchte hinter einem parkenden Auto ab, nur um eine halbe Sekunde später mit einer halben Drehung ungehindert über das Dach hinwegzuschießen. Zielsicher landete er auf den Beinen, verneigte sich vor Marius, reichte ihm den Stern und sagte: „Bonjour, Monsieur, il n'y a pas de quoi."

Er hatte bei der Überquerung der Straße nicht einmal den Boden berührt.

„Ich habe Spiderman kennengelernt", antwortete Marius, der von dem Gesehenen noch immer überwältigt war. „Das machst du also, wenn du anderen Leuten nicht den Hintern abputzt." Er wollte sich seine Begeisterung aber nicht anmerken lassen und starrte auf den Stern, an dem das Ende des Kabels pendelte. „Das nennt man Diebstahl."

Adrian grinste. „Ich bringe ihn ja wieder zurück."

„Ich muss zugeben, dass du mich beeindruckst."

„Ich will dich ja auch schließlich irgendwann flach legen." Er wurde ernster im Tonfall. „Es mag in erster Linie wie ein leichtsinniger Spaß aussehen. Ist es aber nicht. Es reicht nicht, ein paar coole Tricks draufzuhaben. Das richtige Erlernen von Techniken kann Jahre dauern."

„Wie lange machst du das schon?"

„Seit ich 14 bin. Damals hab ich einen älteren Traceur kennen gelernt. Er hat mir beigebracht, Kontrolle über die eigenen Ängste zu haben und wie wichtig Selbstdisziplin und Training sind. Mein ganzes Leben hat sich durch diesen Mann verändert. Damals hab ich geraucht und gesoffen, weil ich dazu gehören wollte. Seitdem ich das hier mache, brauch ich den ganzen Scheiß nicht mehr. Als ich meinen Jungfernsprung von Balkon zu Balkon hatte, sind wir gemeinsam gesprungen und hatten anschließend hemmungslosen Sex. Es war der geilste Tag meines Lebens."

Während Adrian in Erinnerungen schwelgte, bemerkte Marius ein fasziniertes Leuchten in seinen Augen, was ihn wiederum entzückte. Deshalb verstand er auch nicht, warum er seiner Schwärmerei nicht Ausdruck verlieh und stattdessen desillusionierend und moralisch fragte: „Warum gehst du solche Risiken ein? Bist du lebensmüde?"

„Muss ich wohl sein. Die Welt ist ein riesiges Klettergerüst. Und Klettern fand ich schon immer toll. Bei diesen Temperaturen ist es natürlich problematischer, aber der Wille zählt."

Marius gab Adrian zuerst die Jacke und dann den Rucksack zurück. Adrian setzte sich auf die Bank, stellte den Rucksack zwischen den Beinen ab und klaubte eine Trinkflasche, ein Handtuch und ein frisches Oberteil heraus. Er wischte sich den Schweiß aus dem Gesicht und vom athletisch sehnigen Oberkörper. Um den aparten Oberarm hatte er sich einen Reif aus Stacheldraht tätowieren lassen. Am Hals trug er ein Lederband, an dem ein mit Runen besetzter emaillierter Zinnring hing. Seine Brustwarzen waren steif. Inmitten der Kälte wechselte er den Pullover und stopfte den getragenen in den Rucksack. Anschließend nahm er zügige Schlucke aus der Flasche. „Naja", sagte er und setzte die Flasche auf dem Oberschenkel ab, „ich kann's verstehen, wenn du mich für besessen oder ausgeflippt hältst."

„Nein, nein", antwortete Marius wie aus der Kanone geschossen. „Ich will das lernen."

Adrian lächelte stolz. „Wer weiß, vielleicht springen wir ja bald zusammen von Balkon zu Balkon."

17
9. Dezember 2008

Zuhause angekommen, schüttete er sich zuerst einen Gin Tonic in den Rachen. Er hatte das Glas noch nicht ganz geleert, als er plötzlich an Kornelius Balthasar und seine Bar im Wohnzimmer denken musste und ein schlechtes Gewissen sich selbst gegenüber bekam. Er trank in letzter Zeit häufig hartes Zeug. Vor allem nach Dienstschluss. Er musste es mal wieder etwas gemächlicher angehen und lieber mehr Sport treiben.

22 Uhr 30. Er wollte sich noch ein bisschen vor die Glotze legen und dann ins Bett. Er kippte Kartoffelchips in eine Schüssel, nahm sie inklusive des Gins mit ans Sofa, streifte sich die Schuhe von den Füßen und legte die Beine hoch.

Unvermittelt schnarrte das Handy, das er auf der Anrichte hatte liegen lassen. Der Vibrationsalarm ließ es über die Arbeitsplatte wandern. Erschöpft und todmüde seufzte Robin auf und überlegte, einfach nicht ranzugehen. Aber vielleicht war es Marius, der doch noch scharf auf einen Fick war. Er legte die Fernbedienung aus der Hand und nahm den Anruf entgegen. Das Display zeigte eine unterdrückte Nummer an.

„Fox."

Eine weinerliche verzerrte Stimme kroch aus dem Lautsprecher. „Ich bin der, den Sie suchen."

Robin dachte an einen blöden Scherzanruf, drückte den Anrufer ärgerlich weg und begab sich wieder in die Waagerechte auf der Couch. Er hatte sich gerade eine ordentliche Portion Chips in den Mund gestopft, als das Handy erneut schrillte. Am besten stellte er das Ding aus, bevor der Schabernack den halben Abend weiterging.

„Kapierst du's nicht? Du störst!", krähte er ins Mikrofon.

„Legen Sie nicht auf. Sie würden es bereuen. Ich bin der, den Sie suchen."

Robin hielt verblüfft inne.

„Bitte helfen Sie mir. Ich werde es wieder tun", wimmerte die Stimme, die vom Klang her mit einem Hilfsmittel verfremdet wurde.

„Woher haben Sie meine Nummer? Wer sind Sie?"

Die Stimme war derart aufgelöst, dass sie Robins Frage einfach ignorierte. „Bitte helfen Sie mir. Ich habe es schon einmal getan und ich werde es wieder tun."

„Wenn Sie mir nicht sagen, wer Sie sind, lege ich auf."

„Ich bin der Mörder von Torben."

Robin blieb wie paralysiert stehen und dachte darüber nach, was gerade passierte. Er wollte weiter an einen perfekt inszenierten Scherz glauben, aber die Stimme winselte derart trocken und ernst, dass er Schauspielerei ausschloss. „Stellen Sie sich."

„Das kann ich nicht."

„Wieso nicht?"

„Ich werde es wieder tun ... Ich bin, was ich bin. Die Natur hat mich so gemacht."

„Stellen Sie sich."

„Das würde ich, aber ich mag die Freiheit."

„Irgendwann werden Sie wieder frei sein."

„Es wäre glatter Wahnsinn, mich frei zu lassen. Denn ich würde es wieder tun. Es macht mir Spaß. Ich bin, was ich bin und es gibt nichts, was daran etwas ändern könnte."

„Warum rufen Sie mich an?"

„Vielleicht, weil ich Ihnen helfen möchte. Suchen Sie im Birkenbruch Moor. Etwa 500 Meter nördlich vom Aussichtsturm werden Sie auf etwas stoßen. Dann werden Sie mehr wissen."

„Was finde ich im Moor?"

„Meine erste Begierde. Vielleicht wird sie Ihnen dabei helfen, mich zu finden."

„Warum haben Sie Torben umgebracht?"

„Weil es in meiner Natur liegt. Mehr müssen Sie nicht wissen. Finden Sie mich oder ich kann für nichts garantieren. Ich flehe Sie an, finden Sie mich ..."

18

9. DEZEMBER 2008

Das Birkenbruch Moor, ein beliebtes Ausflugsziel, erstreckte sich circa 25 Kilometer nördlich von Seederstedt auf einer bemerkenswerten Fläche von rund 65 Hektar in einem kleinen bewaldeten

Gebirge. Ehemaliger landwirtschaftlich bedingter Torfabbau und die daraus resultierende Entwässerung hatten Spuren hinterlassen, die ein nichtfachkundiges Auge allerdings kaum erfassten. Die einstige moortypische Vegetation musste Pfeifengras, Birken und Fichten weichen, die sich zudem ungehindert ausbreiteten. Um eine weitere Austrocknung durch Bäume zu vermeiden, hatte man inzwischen etliche von ihnen abgeholzt. Damit der beeindruckende Lebensraum nicht noch mehr zerstört und gleichzeitig als Naturereignis weiterhin zu bestaunen war, hatte man eine Aussichtsplattform und einen Holzsteg errichtet, über den man durch das gesamte Territorium gelangen konnte. Weil das Birkenbruch Moor seit 80 Jahren unter Naturschutz stand, gab es nur eine Parkmöglichkeit an der Straße. Bis zum eigentlichen Gebiet war ein Schotterweg von knapp 2 Kilometern zu gehen. Deshalb war Lienhard auch etwas knatschig. Er konnte sich wesentlich Angenehmeres vorstellen, als bei diesen Minusgraden über den ungeschobenen Pfad und durch knöcheltiefen Schnee zu stelzen.

Robin wäre auch allein gefahren, aber nach dem dritten Glas Gin Tonic war ihm das zu heikel. Und mit dem mäkelnden Kollegen im Rücken fühlte er sich sicherer.

Sie hatten sich mit Taschenlampen und einer Isolierflasche voll Tee ausgerüstet. Scharfer, kalter Wind blies ihnen ins Gesicht und es war ihnen stellenweise nicht möglich, miteinander zu sprechen. Erst als sie zu beiden Seiten von dichtem Baumbewuchs verschlungen wurden, gestaltete sich das Vorwärtskommen etwas erträglicher. Um die beiden Männer herum war es stockdunkel. Lediglich die Lichtkegel der Taschenlampen fraßen sich durch die Nacht, huschten über Tierspuren im Schnee und bei einem Schwenker nach links oder rechts über knorrige Baumstämme.

„Und wenn der Kerl dich nun verarscht hat?", fragte Lienhard, der nach einem triftigen Grund suchte, umzukehren. Seine Zähne klapperten vor Kälte.

„Dann hat er mich eben verarscht. Aber wir müssen auf Nummer sicher gehen und jeden Zweifel ausschließen."

„Und wenn es tatsächlich Torbens Mörder war, wie ist er an deine Nummer gekommen?"

„Ich hab keine Ahnung."

„Warum hat er ausgerechnet dich angerufen?"

„Er klang wirklich verzweifelt."

„Rufen dich alle Mörder an, wenn sie verzweifelt sind?"

„In der Regel nicht."

„Warum bin ich überhaupt mitgekommen?" Lienhard richtete die Frage eher an sich selbst.

„Weil du mich magst", sagte Robin, der sich mit dem Gedanken aufwärmte, Lienhard hier im Wald zu verführen.

„Da hast du wahrscheinlich sogar recht, du Nervkröte. Warum glaubst du so verbissen, dass wir hier was finden?"

„Ich hab das Gefühl, dass er die Wahrheit am Telefon gesagt hat."

„Das macht doch keinen Sinn. Wieso stellt er sich nicht, wenn er von der Polizei gefunden werden will?"

„Die Frage habe ich ihm auch gestellt und er antwortete, er möge die Freiheit."

Robin hatte den Wanderweg und die angrenzenden Wälder in der Vergangenheit häufig mit Kilian erkundet – manchmal auf äußerst lustvolle Weise. Daher kannte er sich aus und wusste, dass auf der linken Seite irgendwann eine Informationstafel auftauchte. Direkt daneben führte der Holzsteg ins Areal und zum Aussichtsturm.

„Wir müssen gleich am Steg sein."

„Hoffentlich", quengelte Lienhard. „Ich frier mir den Arsch ab."

Robin strahlte ihn mit der Lampe an. „Siehst doch noch gut aus. Die Kälte konserviert dich." Lienhards Wangen waren aschfahl und seine Lippen hatten eine bläuliche Färbung angenommen.

Lienhard hielt die Hand vor das grelle Licht. „Mann, nimm die Funzel aus meinem Gesicht!"

Um ihn nicht unnötig zu reizen, lenkte Robin den Schein auf die Stelle, an der er den Aufstieg zur schmalen Brücke über das Moor vermutete. Eine Weile bewegten sich krakenähnliche Wurzeln, dürres Geäst und fratzenhafte Schatten an ihnen vorbei. Nach ein paar Metern lichtete sich der Randbewuchs. Unter dem Astwerk eines kleinen Birkenhains stand die Informationstafel, die mit der Pflanzenvielfalt im Birkenbruch vertraut machte. Robin stieg die Treppe zum Steg hinauf, der schätzungsweise einen Meter hoch und zum Glück unter keiner Schneedecke begraben war. Aber die alten Planken waren mit einer klaren Eisschicht überzogen und gefährlich glatt. Man musste sich vorsichtig vorantasten. Die rechte Seite des Stegs säumte ein Handlauf aus schlichten zusammengenagelten Latten. Lienhard folgte Robin zaghaft die Stufen hinauf. Mit einer Hand krallte er sich am Geländer fest, mit der anderen leuchtete er auf die Bohlen, die nicht mehr so solide wirkten.

Sie kamen nur im Schneckentempo vorwärts. Irgendwann verlor Robin die Geduld und sprang über die klapprige Balustrade in den Schnee. Als er aufkam, spürte er seinen Bauchansatz auf und ab hüpfen.

„Bist du verrückt?", röhrte Lienhard, der ihm weiterhin von der Plattform aus leuchtete. „Das hier ist ein Moor! Und in einem Moor kann man versinken!"

„Hier ist alles zugefroren, du Schisser!"

Die moosbewachsene Fläche unter dem Schnee war ziemlich uneben. Robin ließ den Lichtkegel der Lampe wandern und helle Ausschnitte gaben von dem preis, was man am Tag als urzeitlich anmutende Vegetation bewundern konnte. Robin hielt sich dicht am Steg und ging tiefer ins Moor. Lienhard reichte das als Beweis der Risikolosigkeit und kletterte ebenfalls vom Steg. Er tat es nicht so behände wie Robin, sondern mühte sich umständlich unter dem Geländer her und musste sich immer irgendwo verkrampft festklammern oder abstützen. Dann ging es flott weiter. Manchmal mussten sie der Vegetation ausweichen und sich etwas vom Steg entfernen. Schließlich ragte vor ihnen die Aussichtsplattform in den nächtlichen Himmel. Robin drehte sich um und deutete parallel mit der Taschenlampe zum Turm. „Da rauf!"

„Na, was soll's", stöhnte Lienhard schlotternd. Das Einzige, was ihm nicht abfror, waren die Füße. Er hatte prophylaktisch zwei Paar Socken angezogen. Jetzt beobachtete er, wie geschmeidig der störrische Hitzkopf auf den Steg kletterte und die Stiege zur Plattform hinauf trotz der Glätte bewältigte. Während Lienhard ihm mit der Lampe leuchtete, überlegte er, wie er ihn beschreiben würde. Einerseits hätte er ihn als ambitioniert, andererseits als extrem ehrgeizig bezeichnen können. Aber wo lag da eigentlich der Unterschied?

„Hey! Komm rauf!"

„Keine akrobatischen Höchstleistungen mehr, bitte!", entgegnete Lienhard.

„Vier Augen sehen mehr als zwei!"

Behutsam mühte sich Lienhard zu ihm hoch, brauchte aber etwas länger dafür. Oben angekommen, schraubte er den Verschluss der Isolierflasche ab, nutzte ihn als Trinkbecher und kippte dampfenden Tee hinein. Er pustete ordentlich, bevor er achtsam davon schlürfte.

Robin starrte in nördlicher Richtung von der Plattform. Von dort aus hatte man einen grandiosen Blick über das Birkenbruch. Direkt unter ihnen tat sich schemenhaft die dunkle Wasseroberfläche des

Moorsees auf. Feuchtflächen schmiegten sich wie abstrakte Farbtupfer an ihn. An den Ufern des Sees, der wie ein großes schwarzes Maul inmitten der weißen Welt weit aufgerissen lachte, hatte sich eine dünne Eisschicht gebildet. Im Sommer wuchsen an diesen Stellen Wollgras, Binsen und Seggen. Jetzt wurde alles von einer Schneeschicht verschleiert, die die Umgebung ungemein aufhellte. Nichtsdestotrotz war es unmöglich zu sagen, ob hier etwas lag, was eigentlich nicht hierher gehörte. Im Westen und Osten umschlangen Wälder das Sumpfgebiet. Im Norden endete die Fläche an einem Heer Krüppelkiefern. Zwischen den Kiefern und dem See dehnte sich gerodetes Terrain aus, welches nicht sumpfig zu sein schien und in dessen Zentrum ein Fichtenhain stand. Die massigen Stämme wogten lethargisch im Sturm. Der Wind pfiff eine schrille Melodie durch die Bretter des Turms und brachte auch ihn in seichte Schwankbewegungen.

Etwa 500 Meter nördlich vom Aussichtsturm werden Sie auf etwas stoßen.

Robin schätzte die Entfernung ab und er glaubte, zwischen dem Fichtenhain und dem Turm könne durchaus eine Distanz von einem halben Kilometer liegen. Dort hätte der Mörder auch tagsüber die Chance gehabt, einen Hinweis zu hinterlassen, ohne dabei von ungebetenen Spaziergängern vom Turm oder dem Bohlenweg aus gesehen zu werden.

Aber es war pure Lebensmüdigkeit, zu dieser Stunde einen Blick in den Hain zu riskieren und der Schnee lag zu hoch. Die Suche im Birkenbruch blieb erfolglos und als Lienhard von neuem über die Kälte jammerte, wusste Robin, dass es sinnvoller war, die Aktion vorerst abzubrechen.

19

10. Dezember 2008

Der Radiowecker quäkte schon 20 Minuten irgendeinen unausstehlichen Popschund vor sich hin. Das Bett war mollig warm. In seinen Gliedern spürte er einen latenten Kater und in den Schläfen wummerte es. Robin bezweifelte, dass es allein am Alkohol lag. Wieder und wieder zermarterte er sich das Hirn darüber, wie der Mörder an seine Nummer geraten war. Außerdem ließ es ihm keine Ruhe, ob er vielleicht in der Dunkelheit des Birkenbruchs ein winziges Detail übersehen hatte. Irgendetwas, das so auffällig war, dass es normal erschien. Lange Zeit wälzte er sich aufgewühlt im Bett herum. Ein innerer Eifer drängte ihn, nochmals zum Birkenbruch aufzubrechen. Bei Tageslicht konnte er das Moor besser überblicken.

Robin stand auf, ging zum Fenster, schob die Vorhänge beiseite und starrte nach draußen in den grauen Morgen. Neuschnee tanzte vom Himmel und raubte ihm den Enthusiasmus. Bei diesen Witterungsverhältnissen würde er nicht erfolgreicher sein als vergangene Nacht mit Lienhard.

Schlaff und lustlos klemmte er die Füße unter dem Bett fest und machte Sportübungen, doch Situps und Liegestützen konnten die fehlende Bewegung auf Dauer einfach nicht ersetzen. Da es ihm in der letzten Zeit an Disziplin und Regelmäßigkeit mangelte, schaffte er auch nicht mehr so viele Übungen wie früher.

Am Ende seiner Gedanken blieb zum Joggen keine Zeit mehr. Er vertrieb den Alkoholnachgeschmack mit Zahnpasta und gurgelte anschließend reichlich Mundspülung. Im Spiegel betrachtete er die Narbe an der Wange. Sie erinnerte ihn ständig daran, dass Schönheit nicht von Dauer war. Danach sprang er unter die Dusche und fütterte Enver. Im Moment kam ihm jeder Morgen wie die Kopie des Vorangegangenen vor.

Zum Frühstücken blieb auch keine Zeit. Unterwegs hielt er an einer Bäckerei und kaufte sich ein Sandwich mit sündhaft viel Remoulade. Auf der Theke lag ein Stapel der aktuellen Ausgabe vom Seederstedter Tagesblatt. Die Schlagzeile auf der Titelseite machte ihn stutzig: *Mord an einem Jugendlichen.* Eigentlich sympathisierte er nicht mit dem Stil der Zeitung, die sich zudem strikt einer politischen Gesinnung unterordnete. Dennoch nahm er eine mit. Während der Fahrt würgte er das Sandwich hinunter und kämpfte mit der hervorquellenden Remoulade.

Gerade im Präsidiumsfoyer angekommen, stürzte sich eine Kollegin mit ausgestreckter Hand auf ihn und wollte ihm zum Geburtstag gratulieren.

„Danke, aber der ist erst morgen", sagte Robin und versuchte erst gar nicht, freundlich zu klingen. Demonstrativ stopfte er die Hände in die Jackentaschen.

„Pardon, hab ich mich wohl vertan", antwortete die Kollegin, die sich durch sein Missfallen nicht einschüchtern ließ. Sie setzte sogar noch einen drauf. „Bei einem jungen Mann ist es doch nicht unhöflich, nach dem Alter zu fragen, oder?"

„In 17 Jahren bin ich 50. Da kannst du mir das nächste Mal gratulieren." Und damit ließ er sie stehen.

Zuerst überlegte er, mit Jürgen Dobner über den Anruf zu reden, verwarf den Gedanken aber. Im Verlauf des Tages würde er noch mal zum Birkenbruch fahren. Lienhard hatte versprochen, so lange zu schweigen.

Im Büro begrüßte Armestran ihn mit den seltsamen Worten: „Es gibt drei Stück." Er saß an seinem Schreibtisch und notierte gerade etwas auf einem Postblock.

„Drei was?" Robin warf die Zeitung auf seine Schreibtischhälfte.

„Drei Sanitätshäuser in Seederstedt. In allen werden die Inkontinenzunterlagen verkauft, die wir bei Torben auf dem Bett gefunden haben. Ich habe vor einer halben Stunde mit dem BKA telefoniert. Die Unterlagen als auch die Handschuhe stammen von einer Firma namens Hygocon. Es wurden DNA-Spuren gefunden, die aber mit keinen aus der Datenbank übereinstimmen. Sämtliche medizinische Institutionen und Pflegeeinrichtungen in Seederstedt beziehen Produkte von Hygocon."

„Lienhard hat recht", sagte Robin. „Torbens Mörder kann die Sachen quasi überall erworben haben. Auch außerhalb der Stadt. Vielleicht kommt er nicht mal aus Seederstedt."

Armestran legte den Kugelschreiber beiseite, stützte sich mit dem Ellenbogen auf die mit diversen Marginalien bekritzelte Schreibtischauflage und rieb sich mit dem Handrücken die Stirn. „Warum gehen wir eigentlich davon aus, dass der Mörder die Hygieneartikel gekauft hat?", fragte er.

„Worauf willst du hinaus?", stellte Robin die Gegenfrage, obwohl er die Antwort im nächsten Augenblick parat hatte.

„Gut möglich, dass Torben sie selbst besorgt hat. Und da er kein Auto hatte, hat er sie möglicherweise hier in der Stadt gekauft. Vielleicht hat er sie sogar in Begleitung des Täters gekauft."

Das war ein guter Ansatz. Robin schlug mit der flachen Hand auf den Schreibtisch. „Lass uns das Foto von Torben nehmen und los geht's."

In Torbens Wohnung hatten sie einige Schnappschüsse von ihm gefunden, auf denen er noch etwas jünger war. Es war noch nicht entschieden, welches davon der Presse übergeben werden sollte.

„Immer, wenn meine Frau *lass uns* sagt, ist das ein Befehl an mich", seufzte Armestran und riss den frisch beschriebenen Zettel vom Postblock.

„In diesem Fall bin ich wie deine Frau. Wir klappern die Sanitätshäuser ab."

Armestran reichte ihm den Zettel. „Hier sind die Adressen. Du fährst."

Das erste Sanitätshaus auf ihrer Liste befand sich direkt am Seederstedter Marktplatz, ein weitflächiges Geschäft in der unteren Etage eines historischen Fachwerkhauses. Drinnen empfing sie eine Verkäuferin in den 50ern mit kupferfarbenen Haaren und einer strengen Brille auf dem Nasenrücken. Sie trug einen weißen Arbeitskittel. Nachdem Robin und Armestran sich legitimiert und ihr das Foto von Torben auf den Verkaufstresen gelegt hatten, schüttelte sie ziemlich entschlossen den Kopf: „Nein, die meisten jungen Leute, die bei uns etwas abholen, sind Zivildienstleistende. Und die kennt man nach ein paar Wochen genau. Den hier habe ich bei uns im Laden noch nicht gesehen." Sie holte ihre Kollegin dazu, aber auch die musste passen.

Die Beamten gingen auf den Ausgang zu.

„Wäre ja auch zu schön gewesen", sagte Robin trübselig.

„Uns bleiben ja noch zwei Optionen." Plötzlich machte Armestran den Eindruck, als sei ihm etwas eingefallen. „Warte mal kurz", bat er und kehrte zur Verkäuferin zurück.

Während Armestran irgendwas mit dem Personal beredete, schweifte Robins Blick über die mintgrünen Verkaufsregale im gleißenden Licht der Leuchtstoffröhren. Er sah Gehstöcke, Bandagen, Urinflaschen und Pflegebettzubehör. An einer Wand standen Rollstühle und Rollatoren. Ihm graute bei der Vorstellung, in einem solchen Geschäft irgendwann Dinge für den Eigenbedarf kaufen zu müssen.

„Was wolltest du denn noch wissen?", fragte er, als Armestran zurückkehrte.

„Jutta hat manchmal Probleme mit ihren Fußgelenken. Wahrscheinlich beginnende Arthrose."

Manche Leute in Robins Alter unterhielten sich nur noch über die körperlichen Wehwehchen, die sie hin und wieder triezten. Bisweilen füllten Bluthochdruck und Rückenschmerzen ganze Gespräche.

Auch im zweiten Sanitätshaus in der Fußgängerzone stellte sich kein Erfolg ein. Skeptisch musterte die Angestellte das Foto und kaute nachdenklich auf der Unterlippe. „An diesen Überbiss könnte ich mich erinnern."

„Bitte?"

„Der Junge auf dem Foto hat einen umgekehrten Überbiss. Sie sehen es ganz deutlich an dem hervorstehenden Unterkiefer." Sie tippte mit dem Zeigefinger auf das Lichtbild. „Der Unterkiefer wächst ungehemmt, so dass bei geschlossenem Biss die untere Zahnreihe vor der oberen steht. Bei dem Jungen hier ist das sehr auffällig."

Obschon ihnen auch die Mitarbeiterin aus diesem Geschäft nicht helfen konnte, suchten Robin und Armestran resigniert das letzte Sanitätshaus auf. Dazu mussten sie in einen anderen Stadtteil fahren. Gleich drei Beschäftigte unterbrachen ihr Pläuschchen in der sonst menschenleeren Handlung und warfen neugierige Blicke auf das Foto, das Robin ihnen unter die gerümpften Nasen hielt.

Eine der Frauen nickte. „Ich erinnere mich. Der Junge war zwei, drei mal bei uns. Er sagte, er brauche die Sachen für seine Oma."

„Was für Sachen hat er denn bei Ihnen gekauft?", fragte Robin.

„Bettauflagen und Latexhandschuhe, die für den einmaligen Gebrauch sind."

„War der Junge allein oder in Begleitung?"

„Hm", die Verkäuferin legte die Faust an ihren Mund und dachte nach. „Ich bin mir nicht ganz sicher. Während der Junge sich nach den Bettauflagen erkundigt hat, ist draußen vor der Tür ein anderer herumgetigert."

Neron oder gar der Mörder, dachte Robin. „Bitte denken Sie genau nach. Können Sie den Mann vor der Tür beschreiben?"

„Also, ich würde sagen, es war kein Mann, sondern ein Junge gleichen Alters."

Dann fällt der Entwurf eines Phantombildes flach, dachte Robin enttäuscht. Es war Neron, der Torben bei seinen speziellen Einkäufen begleitet hat. Und die Beschreibung der Frau passte genau zum Aussehen des Spaniers. Mit Spannung wartete Robin auf das Treffen heute Abend am Brunnen.

„Sind Sie ganz sicher, dass der Junge auf dem Foto der ist, der bei Ihnen mehrmals Hygieneartikel wie Inkontinenzunterlagen und Latexhandschuhe gekauft hat?"

„Ja", antwortete die Frau resolut. „Ganz sicher."

„Und es war immer der gleiche Junge, der draußen gewartet hat?"

„Richtig. Deswegen kann ich mich ja so gut erinnern."

„Wann war er das letzte Mal hier?"

„Das kann ich nicht genau sagen. Ende Oktober, Anfang November ..."

„Wie hat er auf Sie gewirkt?"

„Naja, wie ein Bursche eben wirkt. Er war freundlich und, ich würde sagen, naiv. Es hat mich gewundert. Unsere Kunden sind selten so jung."

„Inwiefern naiv?"

„Naiv ist vielleicht der falsche Ausdruck. Also, ich weiß gar nicht, ob ich das so sagen darf", druckste sie herum und ihre Kolleginnen starrten sie erwartungsvoll an. „Ich hatte das Gefühl, er war geistig, em, retardiert."

Robin sah sie fragend an. „Sie meinen geistig zurückgeblieben?"

Sie nickte unschlüssig und versuchte, vom Thema abzulenken. „Was ist eigentlich mit dem Jungen? Ist er gefährlich? Suchen Sie ihn?"

„Nein, er wurde ermordet."

„Mein Gott, wie schrecklich!" Sie schlug sich beide Hände ins Gesicht.

„Ist das der Junge, von dem heute in der Zeitung stand?", fragte eine andere aus der Gefolgschaft.

„Ganz richtig", stimmte Robin zu. „Vielen Dank für Ihre Unterstützung. Falls Ihnen noch etwas einfällt, rufen Sie mich bitte unter dieser Nummer an." Er legte seine Visitenkarte auf den Tresen und verließ mit Armestran das Geschäft.

Nach den Recherchen in den Sanitätshäusern war Robin schlauer als vorher. Er wusste jetzt, dass es auch Einlagen für Männer gab, die ihren Harnfluss nicht mehr unter Kontrolle hatten.

„Was hat uns der Trip durch die Welt der Katheter nun gebracht?" Armestran konnte einen gewissen Sarkasmus in seiner Stimme nicht unterdrücken.

„Wir wissen, dass das Opfer einen umgekehrten Überbiss hatte und dass sein Freund Neron uns einige Dinge verschwieg."

Das Handy schnarrte. Armestran nahm den Anruf entgegen. Sein Gesprächspartner brachte es nicht fertig, ihm mehr als ein paar *Jas* zu entlocken.

„Und?", fragte Robin als Armestran auflegte.

„Das war Bilski", erwiderte Armestran. „So schnell wie der Gute schneiden kann, sollte man sich doch fragen, warum er nicht Metzger geworden ist. Wir sollen sofort in die Gerichtsmedizin kommen. Er will dich sprechen."

10. Dezember 2008

Keinen Ort verabscheute Robin mehr als diesen gänzlich weiß gefliesten kalten Raum. Er wünschte sich das Gefühl von Routine, doch das stellte sich selbst im Lauf etlicher Ermittlungen nicht ein. Tote Leiber und glänzende Flächen gingen in seinem Verstand nicht konform einher. Das, was Robin an Roland Bilski so schätzte, wie an vielen anderen Gerichtsmedizinern auch, war seine professionelle Art gegenüber den Umständen. Hier war er in erster Linie Obduzent, jemand, der seinen Beruf ausübte und den toten Menschen vor ihm als ein Anliegen betrachtete, das durch wissenschaftliche Untersuchung geklärt werden musste. Er war bereits stolze 35 Jahre im Amt und hatte mehr als 40.000 Leichen auf seinem Tisch. Ein alter Hase in seinem Metier. Er achtete die Totenruhe, ließ keinen seiner Mitarbeiter oder Studenten schwatzen oder rauchen. Und es dudelte keine Musik im Hintergrund. Es herrschte stets eine respektvolle Lautlosigkeit, bis auf das einsame Klimpern einer Messerschneide. Bilski hatte durch seine langjährige Berufserfahrung ein besonderes Gespür dafür entwickelt, wenn etwas nicht stimmte. Er kannte den menschlichen Körper in allen Stadien der Zersetzung und seiner Meinung nach hatte der Mörder nur dann die Chance unbestraft zu entkommen, wenn das Opfer erst gar nicht in der Autopsie landete.

In der Regel dauerte eine Obduktion zwei Stunden. Weil Torbens Leichnam aber noch nicht sauber zugenäht war und die Organe noch in den einzelnen Aufbewahrungsbecken des L-förmigen Autopsietisches aus Edelstahl lagen, wusste Robin, dass Bilski seine Arbeit noch nicht abgeschlossen hatte. Dieser Fall nahm kompliziertere Dimensionen an.

Die Prozedur einer Obduktion bleibt immer dieselbe: Am Anfang wird der Kopf mit einem Schnitt von einem Ohr zum anderen geöffnet und anschließend aufgesägt, dann folgen nacheinander Brust und Bauch. Jedes Organ wird gewogen, untersucht und für die Akten beschrieben, jede Spur verfolgt, fotografiert und mit einem Diktiergerät dokumentiert.

In genau einem solch gewöhnungsbedürftigen Zustand lag Torben Balthasar auf dem Tisch, um den Zeh ein weißes Zettelchen gebunden. Für die Mägen von Zartbesaiteten konnte das eine harte

Belastungsprobe bedeuten. Robin bemerkte, wie Armestran den Anblick der Leiche mied und es stattdessen vorzog, die in Formalin schwimmenden Hirn-, Leber- und Nierenproben anzustarren. Das Gewebematerial wurde in Gläsern auf schlichten Wandregalen konserviert.

Auf der Instrumentenablage am Fußende des Tisches befanden sich ordentlich nebeneinandergereiht Skalpelle, Pinzetten, Zangen, Scheren und eine Kreissegmentsäge. Das am meisten verwendete Werkzeug ist allerdings kein chirurgisches, wie Bilski immer wieder betonte: nämlich das Lineal. Wunden und die Stellen, an denen sie auftreten, müssen exakt vermessen werden. Das liefert entscheidende Hinweise für den Tathergang.

Bilski trug die vorschriftsmäßige Arbeitskleidung: Schürze, Handschuhe und ein Mundschutz ringelte sich schlaff um seinen Hals. Er stand mit vor der Brust verschränkten Armen neben dem Tisch, sah mit leeren Augen auf Torben hinunter und seufzte. „Tja, was soll ich sagen? Ich habe so etwas noch nicht erlebt. Der Todeszeitpunkt ist am Sonntagabend um circa 20 Uhr 15 eingetreten. Die Todesursache sind innere Blutungen zwischen den Hirnhäuten und schwere Schädelfrakturen. Er ist also nicht an seinem Erbrochenen erstickt."

Armestran schüttelte betroffen den Kopf. Robin fixierte einen Punkt in Bilskis Gesicht. Um sich aufzuheitern, stellte er sich den Gerichtsmediziner in einem Brautkleid vor. Nicht, weil er sich über ihn lustig machen wollte. Bilski arbeitete lediglich so sauber, dass er es in einem weißen Kleid hätte tun können.

Bilski begann um den Tisch zu gehen und zählte die sichtbaren Verletzungen auf, die er festgestellt hatte. Immer wieder deutete er dabei auf die entsprechenden Zonen des skalpierten Schädels. „Prellungen in der Scheitelregion. Die linke Schläfenseite ist zertrümmert. Nach den Frakturen zu urteilen, hat der Mörder ihn mehrfach gegen den Bettpfosten geschlagen. Die Kronenfortsätze der Unterkieferknochen sind mit aller Wahrscheinlichkeit unter dem Jochbein herausgedreht worden, da andernfalls die Unterkieferäste gebrochen wären."

„Moment mal", unterbrach Robin den Pathologen, „willst du damit sagen, dass jemand ernsthaft versucht hat, dem Jungen den Unterkiefer, äh, herauszudrehen?"

„Zumindest hat der jemand es versucht. Ich kann aber nicht mit Bestimmtheit sagen, ob dass das Ziel war. Ich setze dich lediglich darüber in Kenntnis, was für eine Sprache die Verletzungen sprechen.

Und offensichtlich hat der Täter keine Werkzeuge benutzt, denn dafür würde es Indizien geben."

Entsetzt ließ sich Robin auf den Drehhocker in der Nähe des Waschbeckens plumpsen, stützte die Ellenbogen auf den Knien ab und legte die Stirn auf den Handballen ab.

„Das hier ist noch interessant", sagte Bilski, der sich der Y-förmig aufgeschnittenen Brust zuwandte. Brustbein und Rippen waren entfernt worden. „Er hat parallel verlaufende Schürfwunden im Brustbereich. Und zwar an den seitlichen Brustkorbbereichen als auch den seitlichen Oberbauchregionen. Über den Schulterblättern und in der Lendenregion sind kleinere Hämatome auszumachen. Sein ganzer Rücken ist mit Quetschungen übersät."

Robin stand widerwillig auf und sah sich an, was Bilski beschrieb.

„Wurde er geschlagen?", fragte er.

Bilski schüttelte den Kopf. „Ich denke nicht. Es sieht eher danach aus, als ob er etwas Schweres getragen hat."

„Was soll er denn getragen haben?"

„Irgendetwas scheint mit einer Art Gürtel an ihm festgeschnallt worden zu sein."

„Aber was?"

„Keine Ahnung, du bist dafür zuständig, das herauszufinden. Vor seinem Tod hatte er Analverkehr, was die Suche auf einen homosexuellen Täter einschränkt. Ein zweiter Spermatyp bestätigt das."

Auch das noch, dachte Robin. Das schürt Vorurteile. „Bist du dir ganz sicher?"

Bilski nickte. „Ich habe eingetrocknetes Sperma am Gesäß entdeckt. Bei Ultraviolettbestrahlung fluoresziert es. Wir sind noch bei der Identifizierung des Spermiums und der Erstellung eines genetischen Abdrucks. Außerdem habe ich Haarproben entnommen und auf eventuelle Drogen untersucht und siehe da – ich bin fündig geworden."

„Welche Drogen hat er konsumiert?"

„Nachweisbar Marihuana, Kokain und Amphetamine. Aber was mich wirklich verblüfft hat, war die Konzentration von Midazolam."

Robin hob die Augenbrauen. „Midazolam? Klingt nach einem Beruhigungsmittel oder so."

„Richtig", antwortete Bilski. „Ein hochpotentes Benzodiazipin." Er stellte sich ans Kopfende und drehte behutsam mit beiden Händen Torbens Schädel leicht zur Seite. „Die Einstichstelle befindet sich hier am Hals. Er hat eine subkutane Injektion in den Kopfwender-Muskel erhalten. Nach dem Bluterguss um die Einstichstelle zu urteilen, war es wohl ein Debütant."

Bei der Betrachtung des Halses und dem skalpierten Kopf des Jungen wurde Robin speiübel und er musste einen Brechreiz bezwingen. Plötzlich stellte er sich die Frage, warum er ausgerechnet bei der Mordkommission arbeiten wollte? Welcher Gaul war da mit ihm durchgegangen?

„Torben wurde also sediert", sagte er und drehte sich sofort weg. Jedes Wort wurde von einem galligen Schlucken unterbrochen. Eben noch schaffte er es, das Würgen in ein lautes Rülpsen umzuwandeln, wofür er sich paradoxerweise schämte. Aus dem Augenwinkel heraus beobachtete er, dass es Armestran nicht besser erging. Der grub die Finger überreizt in seine Oberschenkel und schaute lädiert drein. Er hatte zwei Söhne in der Pubertät und Robin wollte sich nicht vorstellen, welche fürchterlichen Ängste ihn angesichts der Leiche heimsuchten.

„Ich habe einen Verdacht", sagte Bilski und rollte den Kopf behutsam in seine anfängliche Position zurück.

„Raus damit."

Er bat die beiden angeschlagenen Männer an einen Laptop, der abseits des Seziertisches auf einem hüfthohen Schrank vor sich hin summte, beugte sich hinunter und schob die Maus hin und her, damit der Bildschirmschoner verschwand. Bilski rief ein Fotoprogramm auf und klickte eine Datei an, die mit dem Namen Balthasar Torben und einer Nummer aus mehreren Ziffern betitelt war. Am unteren Bildschirmrand erschien eine Leiste mit Fotos. Bei den Fotos handelte es sich um Aufnahmen des Leichnams vor der Autopsie. Bilski scrollte mit Hilfe eines stecknadelgroßen Pfeils die Leiste nach rechts und wählte ein bestimmtes Foto aus. Nach einem Doppelklick füllte es beinahe den gesamten Schirm aus. Robin sah einen Ausschnitt von weißer Haut und einem trockenen Brei, der stellenweise darauf verschmiert war.

„Wie appetitlich", murrte Armestran. „Da kriegt man ja richtig Hunger." Er versuchte mit dieser salopp klingenden Bemerkung in Wahrheit seine Betroffenheit zu verbergen. „Das muss ein Monster sein, was so was anrichtet."

„Ja", stimmte Robin ihm zu. „Aber Monster werden durch andere Monster hervorgebracht."

„Fällt euch was auf?" Bilski zoomte den Abschnitt näher ran.

Robin musste sich arg am Riemen reißen. „Also wenn du mich

fragst, sieht es für mich fast danach aus, als ob man ihm mit dem Erbrochenen etwas auf den Körper gemalt hat."

„Ich dachte anfangs auch, dass es nur verrieben wurde, aber man erkennt ein Muster. Der Täter hat etwas auf Torbens Körper gezeichnet."

„Schlangen?" Robin erkannte nichts weiter als gewellte Linien.

„Könnte sein."

„Das sind Buchstaben", sagte Armestran. „Immer die gleichen S."

„Und dein Verdacht?", fragte Robin an Bilski gewandt.

„Ich bin der Meinung, dass das Erbrochene ein Element in der Fetischwelt des Mörders bildet."

„Sexuelle Erregung durch Kotze?" Verloren kniff sich Robin mit Daumen und Zeigefinger die Stirnfalte.

Armestran blies geräuschvoll den Atem aus.

„Man nennt es Emetophilie", entgegnete Bilski trocken und schloss den Fotoordner. „Klingt etwas netter."

Robin stieß einen tiefen Seufzer aus.

„Ich weiß", sagte Bilski. „Dir gefällt nicht, was ich sage. Aber ich erzähle nur die Geschichte des Toten, nicht die des Staatsanwaltes. Ich bin das Sprachrohr des Toten."

„Informierst du den Marder und die Bulldogge über den vorläufigen Befund?"

Bilski nickte: „Klar."

„Wie hältst du es eigentlich aus zwischen all dem Wahnsinn?"

„Wenn du den Tod jeden Tag hautnah erlebst und begreifst, wie schnell es zu Ende sein kann, lebst du jeden Tag viel intensiver." Bilski sah zum Leichnam auf dem Tisch. „Ich muss dem armen Kerl jetzt seine Organe einlegen, ihn zunähen und waschen. Ihr entschuldigt mich?"

Als Robin den Obduktionssaal verließ – Armestran dackelte mit Schweißperlen auf der Stirn hinter ihm her –, hallten Bilskis Worte in seinem Schädel wider.

Der Unterkiefer wurde herausgedreht, dachte er. Welcher Mensch ist dazu imstande? Wer besitzt die Kraft und die Ambition, so etwas zu tun? In was für einer Welt lebe ich eigentlich?

Bilski hatte von der Sprache der Verletzungen geredet. Robin kannte diese Sprache nicht und er mochte sie nicht. Trotzdem musste er sie lernen, denn er wusste nicht, ob sie vielleicht noch etwas zu sagen hatte.

21
10. Dezember 2008

Das einsetzende Tauwetter flösste Robin neue Hoffnung ein. Einer fixen Idee gehorchend setzte er Armestran am Präsidium ab und übertrug ihm einige Aufgaben, die eigentlich vorrangig waren, unter anderem ein erneutes Gespräch mit Tarek Demirel und die Befragung von Nerons Eltern.

Danach fuhr er kurzerhand allein in nördlicher Richtung aus der Stadt hinaus zum Birkenbruch. Von den Bäumen tropfte Tauwasser, es klang wie eine Symphonie aus tröpfelnden Tönen. Auch heute stellte er den Wagen auf dem Parkplatz nahe der Straße ab, folgte dem Schotterweg bis zur Infotafel und ging dann über den verwinkelten Holzsteg, dessen Bretter durch die Nässe nicht minder rutschig waren. Der Schnee schmolz und vielerorts kamen dunkelbraune Flecken des Erdbodens und verblühtes Wollgras zum Vorschein. Für die seltene Pflanzenwelt hatte Robin kein Auge. Er lief zum Aussichtsturm und kletterte am nördlichen Teil vom Fundament. Der sumpffreie Grund war nicht weit. In ausreichendem Abstand umging Robin den Moorsee und trampelte durch vertrocknete Pfeifengrashalme und braunrote Nadelsträucher auf den Fichtenhain zu. Er wusste nicht warum, aber er lockte ihn nahezu magisch an, als bewachte er ein gut behütetes Geheimnis. Robin schritt in das Geflecht aus Stämmen hinein, welches von einem dünnen Nebelschleier zusammengehalten schien. Irgendwann drang er zu einer kleinen Lichtung vor. Am Rand blieb er stehen und schaute sich um. Auf den ersten Blick fiel ihm nichts auf. Das Wäldchen lag still und düster im milchigen Dunst. Gelegentlich hörte er einen Vogel kreischen oder ein anderes Tier im Unterholz röhren. Seine Hosensäume waren triefnass und mit Pflanzenresten übersät. Jeder Schritt schmatzte. Langsam ging er den Rand der Lichtung ab, sah hinter jeden Baum und steckte seine Nase ins Dickicht – in der Hoffnung etwas zu finden, was Torbens Mörder so schnell wie möglich hinter Gitter brachte. Die Luft war von einem aromatischen Torfmoosduft geschwängert, der Boden mit Fichtenzapfen gespickt. Die Atmosphäre war ein wohltuender Kontrast zum undefinierbaren Geruch im Obduktionssaal.

Plötzlich blieb er stehen. Er befand sich direkt am gegenüberliegenden Punkt, an dem er die Lichtung betreten hatte. In die Rinde einer Fichte war etwas eingeritzt. Die Kerben waren breit und fransig und offensichtlich mit einem spitzen Stein verursacht worden. Ganz nah ging Robin mit dem Gesicht an den Stamm heran und nahm die im Halbkreis angeordneten spiralförmigen Auswüchse auf einem dicken Stab wahr. Es hätte ein Zepter, ein Gewächs, vielleicht auch ein seltsamer Kerzenständer sein können. Praktisch alles Mögliche. Das Symbol kam ihm bekannt vor und er musste nicht lange überlegen, bevor ihm einfiel, wo er es das erste Mal gesehen hatte: auf dem entstellten Körper von Torben. Eine Stunde war seitdem vergangen.

Auf einmal wurde ihm mulmig. Obwohl er wusste, dass er allein im Wald herumspazierte, fühlte er sich beobachtet. Er wollte weg von hier. Rasch hastete er über die Lichtung und stolperte unvermittelt. Der Länge nach knallte er auf den Boden. Die weiche feuchte Erde dämpfte den Sturz. Robin wandte den Blick zurück über die Schulter, wollte sehen, was ihn da zu Fall gebracht hatte. Er entdeckte eine Mulde im Erdreich. Sein Sachverstand sagte ihm sofort, dass sie nicht natürlichen Ursprungs war.

Was finde ich im Moor?
Meine erste Begierde.

22
10. DEZEMBER 2008

Jetzt war er absolut überzeugt: Der Anruf war echt gewesen und alles andere als ein Spaß. Gleichzeitig befiel Robin ein unheimliches Gefühl. Der Gedanke ließ ihn nicht mehr los, dass er Torbens Mörder vielleicht kannte. Noch am Fundort der unbekannten Leiche durchforstete er seine Telefonliste nach Namen, die er irgendwie mit dem Fall in Verbindung bringen konnte. Doch als er die Liste durchgesehen hatte, schüttelte er über seine eigene Vermutung den Kopf. Keiner der gespeicherten Personen traute er ein solch brutales Verbrechen zu.

Robin hatte nach dem Entdecken der Mulde Lienhard, Bilski und die Anthropologin Diana Kerschner per Handy in den idyllischen Fichtenhain des Birkenbruchs beordert. Außerdem fand sich noch ein

Hundeführer ein, den Armestran aus dem Verein der Rettungshundestaffel herbeizitiert hatte. Der Verein bot seine Dienste für die Polizei als auch für Privatpersonen an. Der Mann entpuppte sich als raue, aber joviale Seele und hieß Wolfgang Menzel. Unter seiner gerippten Faserpelzmütze stach ein gekerbtes Gesicht mit buschigen Augenbrauen, Kartoffelnase und einem ergrauten Vollbart hervor. Er war Anfang 50 und hatte seine korpulente Statur in einen viel zu engen Pullover aus Microfleece und zu knappe Jeans gepfercht. Über dem Pullover bollerte eine schwarze gesteppte Weste.

Als er mit seinem Deutschen Schäferhund Arolon eintraf und ihn die Witterung im Hain aufnehmen ließ, erklärte er Robin genau, was vor sich ging.

„Arolon ist individuell für Wasserrettung und die Suche nach Leichen ausgebildet. Von 450 Verbindungen des Körpers, die bei der Verwesung freigesetzt werden, dringen nur etwa 30 durch das Erdreich an die Oberfläche. Der so entstehende Odeur ist bei jedem Körper gleich. Zur Entdeckung menschlicher Überreste verwendet man Spürhunde wie Arolon, die diesen Odeur wahrnehmen können. Menschen haben fünf Millionen Geruchszellen, Hunde über 220 Millionen. Bei Arolons Training wurde echter menschlicher Kadaver benutzt, denn Tierkadaver wie Rind, Schwein oder Hirsch riechen anders."

„Ich bin gespannt, wie lange er braucht, um die Stelle zu finden, an der ich die Leiche vermute", sagte Robin.

„Glauben Sie, hier ist noch mehr zu finden?"

„Ich hoffe nicht. Aber deswegen sind Sie ja hier. Weil wir das herausfinden wollen."

In weniger als fünf Minuten hatte Arolons feine Spürnase eine Fährte erschnüffelt und er schlug passiven Alarm. Das bemerkte man daran, dass der Hund sich zu Menzel umdrehte, ihn starr ansah und steif in der Bewegung wurde.

„Das ist das Zeichen, dass er sich sehr nah an der Witterungsquelle befindet", erläuterte Menzel.

Robin sah, dass sich das Tier tatsächlich nur zwei Meter von der Senke entfernt aufhielt, mitten auf der Lichtung. Langsam schritt Arolon zur Senke, die Nase dabei nur wenige Zentimeter über dem Erdboden. Als er sich direkt über der Vertiefung befand, hob er den Kopf und brach in lautes Gebell aus.

„Hat er was?", fragte Lienhard neugierig. Er stand mit Bilski und

Kerschner hinter Robin und Menzel am Rande der Lichtung.

„Ja, dort müssen Sie suchen", antwortete Menzel, der rasch einen Blick über die Schulter warf und dann den vierbeinigen Spurensucher weiter bei der Arbeit beobachtete. Allerdings war das Zentrum der Lichtung der einzige Ort, an dem er Alarm schlug. Menzel rief Arolon zu sich und belohnte ihn mit einer Leckerei. „Mein Part ist hiermit erledigt", sagte er zu den anderen. „Ich übergebe an Kerschner."

Diana Kerschner hatte sich auf forensische Anthropologie spezialisiert und war somit genau die Expertin, die sie hier brauchten. Sie scheute sich nicht, selber vom Spaten Gebrauch zu machen und wirkte so, als sei sie mit ihrer Bodenständigkeit und ihrer in die Wiege gelegten professionellen Disziplin in der Natur genau richtig aufgehoben. Ihr Kleidungsstil zeichnete sich durch Schlichtheit und praktische Nützlichkeit aus. Sie trug eine hellrote Sympatexjacke mit Stehkragen, eine beigefarbene Khakihose und feste Wanderstiefel. Mit unterschiedlichen Gerätschaften bewaffnet, machte sie sich sogleich an die Ausgrabungsarbeiten. Zur Unterstützung bestellte sie noch einen Assistenten aus der Fakultät her.

Derweil diskutierten Robin und Lienhard über das Symbol, das in den Stamm der Fichte geritzt war.

„Mir kommt es bekannt vor", meinte Lienhard. „Ich habe es schon einmal gesehen, aber mir fällt nicht ein, wo."

„Streng dich an."

„Egal was Kerschner findet, vielleicht ist das Symbol nicht von dem mysteriösen Anrufer."

„Trotzdem. Wir dürfen nichts übersehen."

Menzel und sein Hund Arolon hatten das Birkenbruch längst verlassen, als Kerschner plötzlich rief: „Wir haben etwas!"

Robin und Lienhard liefen zu ihr und beäugten das abgetragene Fleckchen Erde. Eine helle Rundung ragte zwischen dürren Ästen aus dem Boden, beinahe wie die Wölbung einer Tonschale.

„Das ist eine Schädeldecke", kommentierte Kerschner den Fund.

Es dauerte noch zwei geschlagene Stunden, bis die vollskelettierte Leiche vollständig geborgen und das etwa einen halben Meter tiefe Grab freigelegt war. Kerschner hatte es nicht besonders leicht mit ihren verschiedenen Hacken und anderen Ausgrabungswerkzeugen, denn der Erdboden war nur oberflächlich aufgeweicht, die unteren Schichten waren gefroren.

Bis auf die Schädeldecke hatte das Skelett eine tiefbraune Färbung angenommen. Die Wirbelsäule war stark gekrümmt, einige Rippen hatten sich gelöst. Der Schädel lag auf der Seite, in den Augen- und Nasenhöhlen steckten Erdklumpen. Die dunklen Schulterblätter erinnerten Robin irgendwie an die Flügel eines Schmetterlings. Sie waren ohne Einschränkung zu erkennen, was bedeutete, dass die Leiche auf dem Bauch beerdigt wurde. Robin stellte sich vor, wie der Täter nach dem Ausheben des Grabes vorgegangen war und wie er sie in das Loch geworfen hatte. Grausamer noch war die Vorstellung, dass das Opfer noch gar nicht tot war, als es im Grab landete.

Nun standen sie – Robin, Lienhard und Bilski – schweigend im Halbkreis um das Grab verteilt und fühlten sich wie bei einer zu spät abgehaltenen Beisetzung. Kerschner verstaute die Werkzeuge in einer schweren Tasche, die wie ein alter Arztkoffer aussah und erhob sich. Sie putzte sich die behandschuhten Hände an einem Lappen ab. Robin blickte in ein dezent geschminktes Gesicht, das von schwarzen langen Haaren umrahmt wurde. Die Lippen waren blass und die Wangen rosig vor Kälte, was ihr eine mädchenhafte und pfiffige Note verlieh. Schmuck suchte man vergebens an ihr. Wenn Robin Gefallen an Frauen gefunden hätte, wäre er ihr wahrscheinlich nicht abgeneigt gewesen. Er arbeitete zum ersten Mal mit ihr zusammen.

„Tote Körper vermitteln wertvolle Kenntnisse, selbst am Ende des aktiven Verfaulens", sagte Kerschner prosaisch und warf den Lappen auf den Koffer.

Robin erschien es unnatürlich, das hässliche Worte wie *tote Körper* und *Verfaulen* aus einem so bezaubernden Mund kamen.

„Die Leiche muss bereits eine ganze Weile hier verscharrt gewesen sein. Ein frisches Grab weist einen kleinen Hügel auf. Der Täter hebt das Grab aus, legt den Leichnam hinein und füllt es wieder auf. Wenn aber der Zersetzungsprozess fortschreitet, verflüssigt sich das Gewebe und das Erdreich darüber sinkt dementsprechend nach unten. Es entsteht eine Kuhle. Wie hier."

„Nur weil ich von der Muldenbildung wusste, habe ich an diesem Ort eine Leiche vermutet", argumentierte Robin. „Wie lange liegt sie schon hier?"

„Schwer zu sagen. 16 bis 18 Monate vielleicht. Das müssen genaue Untersuchungen zeigen." Kerschner kniete sich in die Hocke und strich mit dem Zeigefinger durch eine bronzefarbene Paste, die sich um die Knochen abgelagert hatte und von der Konsistenz her beinahe wie geronnenes Fett wirkte.

„Was ist das?", fragte Robin.

„Leichenwachs. Anhand von Leichenwachs können wir feststellen, ob der Fäulnisprozess langsam oder schnell verlaufen ist. War er schnell, ist das Wachs krümelig. War er langsam, ist es eher cremig." Sie hielt ihren Finger hoch und Robin sah schmierige Bröckchen an der Kuppe kleben. „Sie sehen also, dass wir es hier vermutlich mit einer schnellen Verwesung zu tun haben. Die Leiche wurde nicht sehr tief eingegraben und sie war genügend Sauerstoff ausgesetzt. Wer auch immer dieses Grab geschaufelt hat, er hat es nicht sehr ernst damit genommen."

„Warum ist die Schädeldecke heller als das restliche Skelett?", sagte Lienhard und nahm Robin die Frage vorweg.

„Wenn das Skelett eingegraben wird", erklärte Kerschner, „nimmt es die Farbe des umliegenden Erdreiches an. Freiliegende Stellen bleiben hingegen heller, sobald kein Gewebe mehr übrig ist. Der Schädel wird zuerst zum Skelett, weil er mehrere Öffnungen hat und es generell weniger Gewebe gibt. Der Torso löst sich ganz zuletzt auf, da viel mehr Muskeln und Gewebe vorhanden sind. Dieses Skelett ist in einem sehr guten Zustand. Aber es ist unvollständig, wie Sie sehen."

Robin starrte aufmerksam in die Grube hinein. „Nein, das sehe ich nicht."

Kerschner zuckte mit den Achseln und zeigte auf den Schädel. „Der Unterkiefer fehlt."

Sie hatte recht. Man sah es nur, wenn man ganz genau hinschaute, weil der Schädel kaum mit dem darunter liegenden Erdreich kontrastierte und die Schädelfront aus dieser Position nicht gut auszumachen war.

„Sind Sie sicher?", fragte Robin und wanderte um das Grab herum.

„Ich werde das noch mal genauer überprüfen", antwortete Kerschner, „aber ich wüsste nicht, warum ein relativ großer Knochen an anderer Stelle zu finden sein sollte. Alle anderen Knochen sind schließlich vollzählig und liegen genau dort, wo sie liegen sollen."

„Was bedeutet das denn?" Robin ging in die Knie und stocherte mit einem langen Ast in der Erde nahe dem Schädel herum.

Kerschner lächelte. „Er wird schon irgendwo sein."

„Und wenn Sie ihn nicht finden?"

„Dann hat der Mörder ihn wohl mitgenommen."

Auch diese Äußerung Kerschners war nur als laxer Witz gemeint, aber Robin empfand die Vorstellung gar nicht so wirklichkeitsfremd. Er wusste nur nicht, warum. Bilski, der sich die ganze Zeit über im Hintergrund aufgehalten hatte, brachte ihn auf die zündende Idee: „Fällt dir ein, was ich dir vorhin im Institut über Torbens Unterkiefer erzählt habe?"

„Ja", sagte Robin. „Der Täter beider Opfer war offensichtlich auf ihre Kiefer fixiert gewesen."

„Wovon redet ihr da?", moserte Lienhard und atmete schwer ein und aus. Während Bilski ihn von Torbens Autopsie in Kenntnis setzte, wandte sich Robin an Kerschner und schleuderte den Ast ins Buschwerk. „Haben Sie schon einen Anhaltspunkt, wie die Person gestorben sein könnte?"

„Nein." Kerschner streifte die Handschuhe ab, warf sie neben den Koffer und strich sich die Haare hinter die Ohren. „Kommen Sie. Sie sehen irgendwie so aus, als ob Sie jetzt einen Kaffee vertragen könnten." Sie wies ihren Assistenten an, das Grab aus allen Winkeln zu fotografieren und verließ dann mit Robin die Lichtung. Bilski und Lienhard begannen unterdessen, Absperrband um die Stämme zu wickeln. Der friedliche Hain wurde damit offiziell beschlagnahmt.

Robin und Kerschner steuerten aus dem Fichtenwald heraus auf den Aussichtsturm zu. Auf dem Fundament lehnte ein Trekkingrucksack verlassen an einem Holzpfeiler. Kerschner hatte ihn bei ihrer Ankunft im Moor dort vergessen. Goldenes Sonnenlicht brach in breiten Streifen durch den Nebel und bestäubte taunasse Äste mit einem geheimnisvollen Funkeln. Spinnennetze hingen wie winzige Parabolantennen zwischen den Spitzen niedriger Sträucher und schienen von einem anderen Planeten hergereist. Die feinen Weben glitzerten wie Kristalle. Die Umstände lenkten Robin davon ab, dem Naturschauspiel aus Licht und Leuchtkraft Beachtung zu schenken und ihm etwas Hoffnung abzugewinnen. Stattdessen beobachtete er Kerschner dabei, wie sie die Hände auf das Holzpodium legte und sich daran grazil nach oben stemmte. Dann zog sie den Oberschenkel an, stützte das Knie auf den Bohlen ab und hielt sich mit einer Hand am Geländer fest, bevor sie flott durch die Streben schlüpfte. Nun stand sie einen Meter über Robin und schaute selbstzufrieden zu ihm herunter. Kerschner machte eine sportliche Figur. Irgendwie beschlich ihn der Gedanke, sie wolle ihn beeindrucken. Sie hob ihr Bein und legte den Fuß mit der Ferse auf den Holzlauf. Die Rillen ihres Sohlenprofils waren mit feuchter Erde verstopft.

„Wollen Sie mich aufklären, was es mit dem Skelett auf sich hat?", fragte sie, während sie die Schnürsenkel straffte.

„Ich glaube, der Mann wurde von derselben Person umgebracht wie Torben Balthasar. Der Mörder hat mich gestern Nacht angerufen und mir gesagt, ich fände im Birkenbruch seine erste Begierde."

„Ach, einer von diesen Typen, der gern mit der Polizei spielt."

„Habe ich zuerst auch gedacht. Mittlerweile glaube ich aber, dass der Mörder verzweifelt ist und wirklich gefunden werden will."

Kerschner band den Schuh zu, ging zum Rucksack, öffnete den Reißverschluss und kramte eine Thermoskanne heraus. „Wer weiß? Vielleicht sitzt er irgendwo in den Bäumen und holt sich einen runter, während wir hier sprechen."

„Es ist wichtig, dass wir den Mann so schnell wie möglich identifizieren."

„Wenn die Person aus Seederstedt oder der Region stammt, müsste sie ja irgendwann als vermisst gemeldet worden sein. Uns werden skelettierte Leichen aus ganz Deutschland zugeschickt. Wir scannen sie und geben ihnen dann per Computer ein Gesicht zurück. Schicht für Schicht tragen wir Muskeln und Sehnen auf den Schädelknochen auf. Auch diese Frau wird nicht anonym bleiben."

Robin schirmte die Sonne mit einer Hand ab, als er Kerschner verdutzt anblinzelte. „Frau?"

„Ja. Sie reden die ganze Zeit von einer männlichen Person."

„Und?"

„Wenn mich nicht alles täuscht, stammt das Skelett, das dort drüben verscharrt wurde, von einer Frau."

Robin glotzte sie verblüfft an.

„Um hundertprozentig sicher zu sein", fuhr Kerschner fort, „müssen wir natürlich morphognostische und molekularbiologische Methoden zur Geschlechtsdiagnose anwenden. Die Knochensubstanz ist gut erhalten. Durch die Analyse des menschlichen Beckens können wir ziemlich zuverlässig das Geschlecht bestimmen."

„Wir gehen davon aus, dass der Täter homosexuell ist."

„Hm." Kerschner schraubte die Plastiktasse von der Kanne, drückte den Verschluss nach unten und goss Robin ein. „Trotzdem handelt es sich bei dem Skelettfund mit höchster Wahrscheinlichkeit um eine Frau."

Plötzlich hörten sie Lienhard rufen, der mit seinem Mobiltelefon in der Hand aus dem Wäldchen gelaufen kam. Als er die beiden

erreichte, keuchte er außer Atem: „Uns wurde soeben ein Notfall gemeldet. Wohnungsbesitzer trauen sich nicht mehr in ihr eigenes Haus. Sie werden von einer alten Frau aus der oberen Etage mit Möbelstücken beworfen."
„Wo?", fragte Robin.
„Im Kameliterweg."
Kacke, dachte Robin.
Er hatte ein ganz mieses Gefühl.

23
10. Dezember 2008

Vor dem Plattenbau im Kameliterweg herrschte ein kleiner Tumult, der sich in sicherer Distanz um einen Haufen aus zerborstenem lackiertem Holz vor dem Hauseingang zusammengerauft hatte. Wie ein Rudel Wölfe umkreisten ein Dutzend Menschen den Krisenherd. Zwei Kollegen von der Wache hielten sie in Schach. Die Farbe der gesplitterten Platten und sogar der hauchfeine Geruch nach Mottenkugeln kamen Robin allzu bekannt vor. Als er den Blick hob und Magdalenes geöffnetes Schlafzimmerfenster sah, war er über jeden Zweifel erhaben: Magdalene räumte auf.

„Die alte Kuh da oben hat doch nicht mehr alle Tassen im Schrank!", empörte sich jemand.

Robin wusste nicht, ob es ein Anwohner oder ein sich ereifernder Passant war. Jedenfalls wandte er sich ihm wutschäumend zu und zischte: „Reden Sie verdammt noch mal nicht so über meine Mutter!"

Durch den überraschenden Anraunzer eingeschüchtert, hielt der Mann die Klappe.

Nach dem Anruf war Robin fluchtartig vom Birkenbruch in die Stadt zum Plattenbauviertel gerast und hatte Lienhard gebeten, ihn zu begleiten. Ferner hatte er die Kollegen angehalten zu warten, bis er am Ort des Geschehens eintraf. Er wollte sich selbst um die Angelegenheit kümmern.

Lienhard stand recht hilflos neben ihm und wusste nicht, wie er sich verhalten sollte. Steif und befangen beobachtete er das Durcheinander. Er dachte wohl dasselbe wie Robin, nämlich, dass die Leute endlich wieder ein Thema zum weitertratschen hatten. Der Hexenkessel explodierte nach allen Seiten, als man oben im Fenster das nächste Brett über den Sims rutschen hörte. Nach einem kurzen Moment des freien Falls krachte es in den Berg aus Holz.

„Warte hier bitte", sagte Robin zu Lienhard und lief durch den Eingang ins Treppenhaus. Er nahm drei Stufen auf einmal und war im Nullkommanichts oben. Er hämmerte mit den Fäusten gegen die Tür und bereute zum hundertsten Mal, dass er nicht hartnäckiger den Zweitschlüssel für die Wohnung eingefordert hatte. Magdalene hatte sich immer wieder gegen die Abgabe gesträubt und ihre Intimsphäre als Grund vorgeschoben.

„Von welcher Intimsphäre sprichst du?"
„Woher willst du wissen, dass ich keine habe?"
„Das will ich gar nicht wissen!"
„Genau das ist dein Problem! Du willst gar nichts von mir wissen!"
„Falsch. Es ist dein Problem, wenn du das glaubst."

Natürlich reagierte Magdalene nicht auf den Lärm. Erst als er energisch fluchend an sie appellierte, riß sie die Tür auf.

„Was soll der Krach?", motzte sie drauf los, ohne gleich zu erkennen, wen sie überhaupt anmotzte. Sie war in ein schlichtes Nachthemd gehüllt und hatte blutrote Wangen, als explodiere ihr der Schädel.

„Das könnte ich dich auch fragen!"

„Was willst du um diese Uhrzeit hier? Sonst bist du doch immer *so* beschäftigt!"

„Du bringst andere in Gefahr! Was machst du denn mit deinem Bett?" Robin schielte an ihr vorbei in den Flur und entdeckte den Werkzeugkasten, der mitten im Weg stand.

„Ich entsorge es!", schimpfte Magdalene.

„Aber warum um Himmels Willen?"

„Was interessiert dich das?"

„Antworte!"

„Du hast doch eh nie Zeit für mich!"

„Red keinen Scheiß!"

„Und rede du nicht so mit deiner Mutter! Das Teufelszeug ist überall reingezogen! In die Tapeten, in die Wäsche und in die Möbel! Ich kann den Gestank einfach nicht mehr ertragen!"

„Was meinst du? Und wenn du jetzt nicht endlich eine vernünftige Antwort gibst, dreh ich dir deinen verdammten Hals um! Bist du völlig durchgeknallt, du Miststück?" Mit halbem Ohr nahm er wahr, dass sich auf den unteren Etagen Türen öffneten.

Zornig wollte Magdalene die Tür ins Schloss werfen, aber Robin stellte rechtzeitig den Fuß in den Spalt zwischen Zarge und Tür und presste sich mit der Schulter dagegen. Forsch wuchtete er die Tür wieder auf und Magdalene stolperte rückwärts über den Werkzeugkasten. Erschrocken taumelte sie zurück, schlug mit dem Hinterkopf gegen die Wand und starrte ihn aus entsetzt geweiteten Augen an. In diesem Augenblick begriff Robin noch nicht, dass es genau dieser Gesichtsausdruck seiner Mutter sein würde, der sich für den Rest seines Lebens in sein Gehirn einbrannte. Er ignorierte sie, lief an ihr vorbei ins Schlafzimmer und schloss das Fenster. Auf dem Boden lagen Gewindeschrauben, Muttern, Scharniere, Plastikkappen und Holzdübel. In einer Plastiktüte hatte sie die Messinggriffe vom Kleiderschrank gesammelt. Die Türen des Schrankes waren bereits abmontiert und lehnten ordentlich aneinandergestellt neben dem Fenster an der Wand. Vom Bett war außer den Lattenrosten nichts mehr übrig geblieben. Die Einzelteile hatte sie einfach durchs Fenster raus auf die Straße geschmissen. Blaue Müllsäcke waren derart mit Anziehsachen vollgepfropft, dass sie an einigen Stellen aufrissen oder zu platzen drohten. Bloß auf dem schlichten Biedermeierstuhl lag eine penibel zusammengelegte Kleiderkombination ihrer besten Tracht. Unter dem Stuhl befand sich eine halbleere Flasche Korn.

Magdalene stürmte in den Raum. „Sonst kümmert es dich nicht und jetzt wagst du es, dich in mein Leben einzumischen!", krakeelte sie und rieb sich den Hinterkopf. Die Zornesröte stand ihr noch immer ins Gesicht geschrieben. „Du solltest dich was schämen! Hast keinen Respekt vor der eigenen Mutter!"

Erst jetzt fiel Robin auf, wie abgemagert und ausgemergelt seine Mutter war. Von der rüstigen Art, die ihr einst inne wohnte, war nichts mehr zu spüren, das Gesicht ganz eingefallen und runzeliger als je zuvor, die weißen krausen Haare standen ihr zu Berge. Sie war nicht mehr als ein klappriges Skelett im Nachthemd.

Es gab Menschen, die sagten, das Alter käme schleichend, aber nun wusste Robin, dass es auch anders vonstatten gehen konnte. Bei Magdalene kam es brutal und sprunghaft.

Er war mit der Situation total überfordert, mahnte sich jedoch zur Ruhe. Mit Schreien und Schuldzuweisungen erreichte er gar nichts. Er konzentrierte sich auf einen aussöhnenden Klang in der Stimme. Das

Flattern blieb allerdings, er schaffte es nicht, es auszublenden. „Mama, ich mache mir Sorgen. Was willst du denn hier veranstalten? Es sieht aus, als würdest du ausziehen wollen."

„Dieses blöde Parfüm ist mir ausgelaufen. Der Gestank hat sich überall festgesetzt. Es ist mir aus Versehen über den Arm geflossen und durch die Haut in meinen Körper eingedrungen. Ich glaube, es wandert zum Herzen."

Verzweifelt klemmte Robin seinen Kopf zwischen die Hände. Er war so verkrampft, dass ihm der Kiefer schmerzte.

Magdalenes erboste Miene verwandelte sich jäh in eine weinerliche. Ihre Augen wurden nass, die Nerven unter der faltigen Wangenhaut zuckten sichtbar. „Ich habe Tabletten genommen", sagte sie dann mit bebender Stimme.

„Was für Tabletten?", fragte Robin.

„Schlaftabletten."

„Wo sind die?"

„In meinem Magen."

„Wo ist die Verpackung?"

„Habe ich weggeschmissen."

Robin stürmte in die Küche und durchwühlte den Müll, fand aber nichts. Auch im Altpapier stieß er auf keine Pappschachtel oder ein Fläschchen oder auf etwas, dass irgendwie nach Arzneiverpackung aussah.

„Mama, hast du wirklich Tabletten genommen?", fragte er nachdrücklich, als er ins Schlafzimmer zurückkehrte. Magdalene tapste schon wieder zielbewusst auf das Fenster zu. Robin stellte sich ihr in die Quere und auf eine schmerzhafte Gegenoffensive ein, aber Magdalene blieb stehen und starrte ihn aus wehmütigen Augen an.

„Ja, ich habe auf die Engel gewartet. Gott hat mir versprochen, dass sie mich heute Nacht abholen. Aber sie sind nicht gekommen. Eigentlich wollten sie mich schon vorige Nacht besuchen. Ich habe extra aufgeräumt, damit alles schön ist, wenn sie kommen."

„*Wann* hast du die Tabletten genommen?" Er packte sie sanft an der Schulter, war aber total aufgelöst im Innern.

„Ich weiß es nicht mehr genau. Gestern Abend, glaube ich." Sie wirkte auf einmal, als sähe sie eine andere Realität als die seine. Ihre Augen huschten in den knochigen Höhlen von links nach rechts.

Ihre Aussage ernüchterte ihn etwas, denn wenn sie gestern Abend tatsächlich eine Überdosis Medikamente geschluckt hätte, wäre sie längst tot gewesen. Trotzdem wollte er auf Nummer sicher gehen und einen Arzt verständigen. Er blickte aus dem Fenster. Lienhard konnte er in dem Menschengewirr nicht sehen. Im gleichen Moment klopfte es an der Tür.

„Kann ich irgendwie helfen?", fragte Lienhard zaghaft.

„Ja, ruf den Notarzt." Als Robin seine eigene Stimme hörte, bemerkte er, dass er weinte.

24

10. Dezember 2008

Um 14 Uhr überwies der Hausarzt Magdalene ins städtische Krankenhaus. Auch er schloss eine Tablettenüberdosis aus, hielt eine genauere Untersuchung jedoch für angemessen.

Magdalene zeigte sich bei dem Gespräch mit dem Mediziner sehr kommunikativ. Zuerst dachte Robin, es läge daran, dass Dr. Schmitt sie seit Jahren betreute und ihr Wesen kannte und deshalb wusste, wie man sie zu nehmen hatte. Mehrfach hatte sie bei körperlichen Gebrechen Symptome verschwiegen – aus Angst, im Krankenhaus zu enden. Aber heute schien sie unverschlossen und mitteilsam zu sein. Sie sagte sogar einmal, sie wolle ja, dass man ihr helfe. Grundsätzlich verehrte sie Ärzte nicht als Götter in weiß und brachte ihnen ein gesundes Maß an Misstrauen entgegen.

Robin mischte sich kaum in die Unterhaltung ein, fügte nur etwas hinzu, wenn Dr. Schmitt ihn explizit dazu aufforderte. Sie saßen in der Küche und tranken Tee und Robin war heilfroh, dass sich die Lage einigermaßen entspannt hatte. Schmitt verstand es, mit Wörtern zu beruhigen. Und zwar nicht nur Magdalene, sondern auch ihn.

Lienhard war inzwischen zum Präsidium aufgebrochen, um die Kollegen über die vorläufigen Ergebnisse aus dem Birkenbruch zu informieren. Ferner wollte er sich bei Robins Telefondienstanbieter informieren, ob die Nummer des Anrufers von gestern Abend nachträglich ermittelt werden konnte. Datum und Uhrzeit hatte er sich von Robin aufschreiben lassen. Anschließend würde er nach Drewershausen zur Wohnung von Torben Balthasar fahren und die Daten auf dem

Computer durchackern.

Robin befürchtete, dass es zum Einsatz von LI, Legal Interception, und TKÜ und damit zum Eingriff in seine Privatsphäre kam: Telekommunikationsüberwachung.

Um 15 Uhr 30 trafen sie an der Information im Krankenhaus ein. Robin konnte Magdalene selbst bringen, da sie körperlich fit war – von ihrer kaputten Hüfte einmal abgesehen – und Dr. Schmitt diesbezüglich keine Bedenken hatte. Die Dame hinter der Information schickte die beiden direkt in die Ambulanz, wo Dr. Villmann sie in Empfang nahm. Robin war ihm schon in der Vergangenheit aus ermittlungstechnischen Gründen begegnet und von seiner Kompetenz überzeugt. Villmann leierte verschiedene Untersuchungen an, unter anderem eine Blutabnahme. Als Magdalene verwirrt und wie ein Häufchen Elend auf der Pritsche kauerte und Villmann die glänzende Kanüle durch die dünne, mit dunkelblauen Adern durchzogene Haut stach, musste Robin wegsehen. Nicht, weil er den Anblick generell nicht ertrug, sondern weil es sich um seine Mutter handelte. Sie äußerte, noch nichts gegessen zu haben. Desweiteren maß Villmann ihren Blutdruck, der besorgniserregend hoch war. Darum hatte sie auch so ein puterrotes Gesicht. Sie blieb vehement bei ihrer Aussage, sie habe am Vorabend mehrere Tabletten genommen.

„Wie viele ungefähr, Frau Fox?", fragte Villmann.

„40 bis 50 Schlaftabletten und ein paar Gläschen Korn. So genau kann ich das jetzt nicht mehr sagen, Herr Doktor. Ich bin eine alte Frau. Ich wollte sterben."

Villmann konnte die Geschichte nicht glauben. Nach mehreren Stunden hätte die Wirkung längst eintreten müssen. Sicherheitshalber rief er im toxikologischen Institut an und erklärte den diensthabenden Kollegen den Sachverhalt. Auch dort war man der Meinung, dass Magdalene keine Tabletten geschluckt haben könne, zumindest nicht in der von ihr angegebenen Dosis.

„Sie können diese Tabletten nicht genommen haben."

„Das habe ich aber", behauptete sie stur.

„Was waren das für Tabletten?"

„Schlaftabletten. Hab ich doch schon gesagt." Sie wurde bockig.

„Können Sie sich an den Hersteller erinnern?"

„Nein."

„Auch nicht daran, wo sie die Verpackungen entsorgt haben?"

„Nein."

Daraufhin bat Villmann Robin zu einem Vieraugengespräch in ein separates Untersuchungszimmer. Villmann setzte sich an den Schreibtisch, schlug die Beine übereinander, legte den rechten Unterarm auf dem Tisch ab und spielte mit einem Kugelschreiber zwischen den Fingern.

„Was hat meine Mutter?", fragte Robin, der erst jetzt bemerkte, wie sehr ihn die ganze Situation belastete. Sein Körper kribbelte, sein Herz raste und er musste ständig gegen einen Heulreiz ankämpfen. Er nahm auf einem Patientenstuhl Platz.

„Physisch ist sie meiner Meinung nach in guter Verfassung", sagte Villmann. „Ich schlage vor, wir legen sie ein paar Stunden auf die Intensivstation, damit wir unter Aufsicht ihren Blutdruck senken können. Um ihren psychischen Zustand sollte sich die Psychiatrie kümmern. Vielleicht ist Ihnen aufgefallen, dass sie während unserer Unterhaltung klar und deutlich antworten konnte. Sie wirkte weder verwirrt noch sonst wie durcheinander."

„Aber sie kann sich doch nicht an alles erinnern, was sie getan hat", erhob Robin Einspruch.

„Anscheinend", sagte Villmann lächelnd. „Fragt sich nur, ob sie sich nicht erinnern kann oder sich nicht erinnern will."

„Wird sie dement?"

„Dazu kann ich nichts sagen."

„Die Flasche Korn stand tatsächlich im Schlafzimmer."

„Ich gehe jetzt wieder zu Ihrer Mutter und werde allein mit ihr reden. Ich rufe sie dazu, wenn es soweit ist."

Als sich herausstellte, dass Magdalenes Verhalten eine Kette von Ereignissen in Gang gesetzt hatte und die Sache wesentlich länger dauern würde, rief Robin seinen besten Freund Bernd aus dem Untersuchungszimmer an. Er bombardierte ihn mit den Fakten.

„Soll ich ins Krankenhaus kommen?", fragte Bernd fürsorglich.

„Nicht nötig, aber hast du vielleicht morgen Zeit?"

„Habe mir für morgen frei genommen."

„Hoffentlich nicht wegen mir ...", stöhnte Robin.

„Würd ich nie wagen."

Also doch wegen mir, dachte Robin.

„Um 13 Uhr im Texas-Bistro?"

„Sagen wir lieber um 14 Uhr."

„Okay. Wird schon wieder."

Nachdem sie das Telefonat beendeten, fand Robin etwas Ruhe

zum Nachdenken und heftige Selbstzweifel überrollten ihn. Schon vor einem Jahr hatte Magdalene des öfteren Essen anbrennen lassen oder Rezepte falsch in die Tat umgesetzt. Im Unterbewusstsein hatte er eine schleichende Veränderung ihres Verhaltens stets gespürt. Aber wirklich reagiert hatte er nie. Wäre dieses ganze Dilemma zu verhindern gewesen, wenn er nur früher reagiert hätte? Wenn er die Zeichen richtig gedeutet hätte?

Gerade in der Hosentasche verstaut, summte der Vibrationsalarm des Handys. Missmutig angelte er es wieder heraus. Lienhard meldete sich und verkündete, dass das Skelett aus dem Birkenbruch in die Universität abtransportiert wurde und Kerschner persönlich die Identifizierung überwachen wolle. „Außerdem will die Bulldogge noch heute eine umfangreiche Besprechung einfädeln."

„Ich weiß nicht, ob ich das schaffe."

„Dobner will unbedingt, dass du als Leiter der MK dabei bist."

„Kann ich verstehen, aber ich weiß nicht, wie lange sich das hier noch hinzieht."

„Die Kollegen sind schon ganz neugierig, was da bei euch in der Familie im Busche ist."

„Ich wünschte, ich wüsste es."

„Okay, mir geht's zwar auch nicht am Allerwertesten vorbei, aber ich will dich nicht damit nerven. Wir gedulden uns, bis du da bist."

„Kann noch 'ne Weile dauern."

„Geht klar."

„Bist du noch in Torbens Wohnung?"

„Ja."

„Was Interessantes entdeckt?"

„Kann man wohl sagen."

„Sag schon."

„Es ist besser, ich sage es vor allen. Bis später."

Irgendwann rief Villmann ihn wieder zu sich und Magdalene ins Zimmer. Einfühlsam versuchte er ihr deutlich zu machen, dass eine Einweisung in die psychiatrische Klinik unvermeidbar war. Doch bei aller effektiv eingesetzten Empathie blieb Magdalene stur.

„Niemals", nörgelte sie indigniert. „Ich gehe niemals in eine Irrenanstalt."

„Frau Fox, das ist keine Irrenanstalt. Das ist eine Klinik, in der Ihnen geholfen werden kann."

„Brauchen Sie ein Hörgerät? Ich geh da nicht rein! Da werd ich verrückt drin!"

„Ich hole gleich den Direktor und der wird nicht so nett zu Ihnen sein wie ich", argumentierte Villmann durchschlagskräftiger. „Der wird andere Seiten aufziehen! Sie haben gar keine andere Wahl!"

Die Worte hatten offenbar gefruchtet. Magdalene schaute den Arzt ängstlich an und nickte. „Na gut, wenn's sein muss."

Als eine Schwester damit beschäftigt war, die störrische Frau in einen Rollstuhl zu bugsieren, nahm Robin Villmann an die Seite.

„Direktor?", fragte er.

Villmann lächelte. „Der Begriff Direktor funktioniert aus irgendeinem Grund manchmal bei alten Leuten als Druckmittel. Wenn Ihre Mutter nicht freiwillig eingewilligt hätte, könnten wir sie heute noch nicht in die Klinik verlegen und müssten erst einen richterlichen Beschluss besorgen. Auf diese Weise umgehen wir das. Bis heute Abend bleibt sie auf der Intensivstation."

Robin fuhr in den Kameliterweg zurück, um ein paar Sachen für Magdalene abzuholen. Er nahm einfach zwei der Müllsäcke aus ihrem Schlafzimmer mit, warf sie in den Kofferraum und hoffte, das von allem etwas drin war. Der Hausmeister hatte das Chaos vor der Tür beseitigt und die Bretter in einen Container geräumt.

Auf Musik oder Gehirnjogging während der Fahrt hatte Robin schon lange keinen Nerv mehr. Er genoss die Stille, war froh, einfach mal nichts zu hören. Und er fragte sich, welches Geheimnis sich Lienhard in Torbens Wohnung offenbart hatte.

25

10. Dezember 2008

Der Mord an Torben Balthasar und die Bergung der Leiche im Birkenbruch hatten binnen kürzester Zeit eine Brisanz entwickelt, die einmalig für das Seederstedter Präsidium war und Polizeichef Dobner dazu veranlasste, eine sofortige Dienstbesprechung einzuberufen. Obwohl Robin das Oberhaupt der Mordkommission bildete, hatte er keinen Kopf dafür. Einzig und allein zwei Personen kreisten in seinem Hirn. Eine davon war im Inbegriff, verrückt zu werden und zur anderen drohte sich eine unüberwindbare Kluft aufzutun. Zu allem Überfluss war es schon kurz nach 19 Uhr und alle hatten auf ihn warten müssen. Die Bulldogge hatte sich nicht überreden lassen, die Konferenz ohne ihn stattfinden zu lassen. Beschämt betrat er den Besprechungsraum und alle Augen richteten sich auf ihn. Das, was im Kameliterweg passiert war, hatte garantiert längst die Runde gemacht und wilde Spekulationen über den geistigen Zustand seiner Mutter entfacht. Höflicherweise ließ es sich niemand anmerken.

Alex, Werner, Lienhard, Andree, Martin, Jochen Marder und Simon Morren brüteten mit schweren Köpfen über einem Schwall Akten und Papieren. Müdigkeit und Erschöpfung stand ihnen ins Gesicht geschrieben, woran die penetrante stickige Heizungsluft sicher nicht unbeteiligt war. Morren mahlte in sich gekehrt mit den Zähnen. Er war Robin während der Ermittlungen gegen FFC eine große Stütze und ein kompetenter Ansprechpartner in Drogenfragen gewesen. Etwas abseits saß Tilo Schwedler, Kommandoführer vom SEK, kaugummischmatzend in einem dunklen Einsatzoverall. Er hatte einen kurzgeschorenen Bürstenhaarschnitt und eine schlanke eckige Schädelform.

Robin setzte sich an den freien Platz neben Alex, die für ihn den Stuhl zurückschob. Auf dem Tisch standen Wasserflaschen und Plastikbecher und Reste aus der Kantine: belegte Brötchen, kalte Pizzastücke und portionierter Vanillepudding in Schälchen. Heute tat er etwas, dass er beim Anblick dieser Kalorienbomben nur selten tat – er zog als Erster den Teller an sich heran und bediente sich hungrig an der Pizza. Er hatte kaum gegessen.

„Nachdem wir nun vollzählig sind", intonierte Dobner, „können wir ja endlich anfangen."

Robin war mit den Gedanken ganz woanders, starrte wie hypnotisiert auf das öde belegte Stück Teig in seiner Hand, kaute und dachte mit schlechtem Gewissen an seinen Bauch, der durch disziplinlose Momente wie diesen mehr und mehr an Volumen gewann. In keiner Weise auf die Besprechung vorbereitet, wartete er darauf, dass die Bulldogge ihn an die Flipcharts nach vorn bat. Es war ungemein wichtig. Er durfte nichts vergessen und machte sich einige Notizen auf einem Schmierzettel. Währenddessen piesakte ihn das Gefühl, etwas Entscheidendes vergessen zu haben. Außerdem überflog er Bilskis vorläufigen Obduktionsbefund, in dem jedoch nichts protokolliert war, was er nicht schon wusste. Mit halbem Ohr hörte er, wie Dobner sich über die aktuelle Ausgabe des Seederstedter Tagesblatts mokierte.

Robin erinnerte sich an die, die noch immer ungelesen auf seinem Schreibtisch lag.

„Die Art von unaussprechlicher Gewalt, von der wir bisher verschont geblieben sind", deklamierte Dobner, *„hat die Grenzen Seederstedts erreicht. Der bestialische Mord an einem jungen Homosexuellen erschüttert die Stadt. Die ermittelnden Beamten tappen im Dunkeln und schließen sogar Ritualmord nicht aus ...*

Wer, um Himmels Willen, erzählt was von einem Ritualmord? *Hat jemand von einem Ritualmord erzählt?"*

Allgemeines Kopfschütteln unter den Anwesenden.

„Ich habe mit der Presse gesprochen. Mit Robert Harms, um genau zu sein. Der galt bis jetzt immer als seriös und ich habe nichts von einem Ritualmord erwähnt", rechtfertigte sich Martin. „Das muss er selbst dazu gedichtet haben. Die Informationen, die ich ihm gegeben habe, waren spärlich. Da wundert es mich selbst, wie er einen solch langen Artikel draus machen konnte."

Dobner winkte launisch ab. „Wie dem auch sei. Es wird nicht mehr lange dauern, bis die überregionale Presse Wind davon kriegt. Sobald sie von der Leiche im Birkenbruch erfährt, wimmelt es in der Stadt nur so von Journalisten. Wir sollten uns darauf vorbereiten. Allerdings möchte ich betonen, dass die Fahndung nach dem Täter absolute Priorität hat, denn nach den heutigen Fakten zu urteilen, haben wir es mit einem Modus Operandi zu tun."

Der Begriff Modus Operandi dient der Kriminalistik zur Charakterisierung von individuellen Verhaltensweisen und Mustern eines Täters.

Die Erwähnung der Leiche aus dem Moor benutzte Dobner, um Lienhard das Wort zu erteilen. Der schilderte haarklein, was er mit Robin im Birkenbruch erlebt hatte und sparte auch die Suche in der Nacht nicht aus. Er berichtete, dass sich die Anthropologin Diana Kerschner um die Identifizierung des Skeletts bemühte und es einer ersten Einschätzung nach 16 bis 18 Monate alt und eine weibliche Person gewesen sein soll.

„Aber im gerichtsmedizinischen Gutachten steht, dass Torben mit einem Mann Geschlechtsverkehr hatte", warf Alex ein, die einen Pudding löffelte.

„Wenn es sich um den gleichen Täter handelt, ist er bisexuell", antwortete Lienhard.

„Jetzt die alles entscheidende Frage", sagte Martin. „Wieso sehen

Robin und du eine Verbindung zwischen dem Mord an Torben Balthasar und dem Leichenfund im Moor?"

„Weil der Mörder mich angerufen hat", sagte Robin, als sei es das Normalste auf der Welt. „Die Stimme war verzerrt, aber der Anrufer war eindeutig männlich und hat sich zu beiden Morden bekannt."

Auf einmal hörte man Kugelschreiber fallen, Hüsteln und Räuspern, bevor atemlose Stille folgte.

„Er hat dich angerufen?", wiederholte Alex ungläubig.

„Ja. Und bevor du fragst – ich habe keine Ahnung, wie er an meine beschissene Nummer gekommen ist."

„Wir nutzen TKÜ", mischte sich Dobner wieder in die Diskussion ein. „Sie sind sich doch der Dringlichkeit bewusst, Robin?"

„Sicher", antwortete er lakonisch. Es stieß ihm bitter auf.

Marder klinkte sich ein. „Da eine Straftat von erheblicher Bedeutung vorliegt, können wir eine Telefonüberwachung bei der Seerstedter Zollfahndungsbehörde einleiten und eine Standortbestimmung vornehmen, gemäß dem Fall, dass sich der Täter erneut bei Herrn Fox meldet. Das ist eine prophylaktische Vorgehensweise. Große Chancen sollten wir uns nicht erhoffen. Sollte uns dennoch die Lokalisierung glücken, wird das von Herrn Schwedler geleitete Spezialeinsatzkommando sofort ausrücken."

Schwedler nickte und machte seinem Ruf als wortkarger Kollege alle Ehre. Er spuckte seinen Kaugummi auf ein leeres Blatt und zerknüllte es. Sein persönliches Gebärdenspiel der Bejahung.

Robin kannte das Verfahren. Er selbst hatte während der Überwachung hunderter Telefonate, deren Urheber als Drahtzieher eines Hehlerrings bezichtigt wurden, in der Zollfahndungsbehörde vor der Wand aus Technik, Kabeln und Monitoren gehockt. Das Herzstück in dem nach heißgelaufener Elektronik stinkenden Raum war ein großer Zentralserver, auf dem digital Gespräche aufgezeichnet wurden. Bei der Standortbestimmung half eine Grafik, die ähnlich aufgebaut war wie Straßen- und Topologiekarten eines Navigationssystems. Die Behörde war dem Zollkriminalamt unterstellt und wurde mit der Bekämpfung von Rauschgiftkriminalität, internationalem Zigarettenschmuggel sowie der Verfolgung von Steuerstraftaten und Zuwiderhandlungen im Marktordnungsbereich betraut. Sie verfügte über das notwendige technische Equipment für eine Abhörung.

Legal Interception spielte dabei eine wichtige Rolle. Dieses Leistungsmerkmal beinhaltete die Pflicht von technischen Institutionen öffentlicher Netze gegenüber befugten staatlichen Behörden eine Aufschaltung bestimmter Verkehrsdaten zu gestatten.

„Ich habe bereits Michael zur ersten Schicht im Amt verdonnert", sagte Marder. „Ein Plan hängt neben dem regulären Dienstplan aus. Schichtwechsel ist alle acht Stunden."

„Die Identifizierung der unbekannten Nummer bei Robins Telefondienstanbieter war erfolglos", sagte Lienhard. „Als ebenso erfolglos haben sich die Einzelverbindungsnachweise von Torben Balthasars Handy herausgestellt. Er führte lediglich mit Hernandez und Demirel Telefonate. Der Mörder wird wohl auch kaum so dumm gewesen sein, einem Opfer seine Nummer zu geben."

Robin war unkonzentriert, nicht richtig bei der Sache. Morgen früh hatte er einen Termin in der Klinik und er fürchtete sich davor. Was geschah jetzt mit Magdalene? Würde die Krankheit schlimmer werden? Konnte er sie noch guten Gewissens allein wohnen lassen? Was fehlte ihr überhaupt?

„Robin", sagte Dobner, „ab jetzt übernehmen Sie besser."

Er versuchte, die Müdigkeit, die bleiern auf seinen Lidern lastete, abzuschütteln, raffte sich auf und ging nach vorn, wo man drei Flipcharts aufgebaut hatte. An der linken Flipchart hefteten Fotografien von Torbens Leichnam, die aus verschiedenen Winkeln aufgenommen wurden. Aus der Totalen war die Leiche zweimal abgelichtet worden, einmal vom Kopf- und einmal vom Fußende des Bettes. Dann gab es noch Großaufnahmen von speziellen Körperbereichen, denen, die entweder mit Erbrochenem beschmutzt oder mit Hämatomen befleckt waren. Robin hatte einige der Fotos bereits auf Bilskis Monitor im Institut gesehen. Zwei Nahaufnahmen dokumentierten auf grauenhafte Weise das Gesicht des Jungen: die erschütterten Augen und den verstümmelten Unterkiefer. Robin wich den Augen aus, denn wieder schienen sie ihn zu mahnen, den Verursacher ihres Ausdrucks mit allen Mitteln zu rächen. Zudem ergänzte ein Bild des blutverschmierten Bettpfostens die grässliche Collage.

An dem mittleren Flipchart hingen Abzüge des mysteriösen Symbols. Es wurde nicht nur von Bilski im Institut abgelichtet – die schemenhaften Konturen hatte er mit einem schwarzen Filzstift markiert –, sondern auch die Gravur im Fichtenhain des Birkenbruchs.

Die Bebilderung der dritten Wand gab einen Eindruck vom Fund des Skeletts im Birkenbruch. Die Bilder sahen aus, als habe man sie direkt in einer archäologischen Ausgrabungsstätte geschossen. Die

Aufnahmen wurden allesamt von runden Magneten gehalten.

„Was ist ihrer Meinung nach im Schlafzimmer von Torben passiert?", fragte Dobner, der sich auf die Fensterbank setzte und die Arme vor dem Bauch verschränkte.

„Torben lässt den Mörder in seine Wohnung", resümierte Robin. „Gut möglich, dass er ihn schon längere Zeit kannte. Die beiden gehen ins Schlafzimmer. Die Matratze ist mit Inkontinenzunterlagen ausgelegt, was darauf schließen lässt, dass beide wussten, was im Bett ablaufen würde. Nach allem, was wir wissen, könnte es sich um einen Fetisch namens Emetophilie handeln, die sexuelle Erregung durch Erbrochenes. Torben erhält dafür sehr viel Geld von seinem Kunden. Und zwar soviel, dass er mehrere teure Bestellungen im Internet aufgeben konnte."

Lienhard bestätigte Robins Verdacht und setzte das Team darüber hinaus in Kenntnis, dass er Zugang zum Bankkonto erhalten und Torben eine große Geldsumme angespart hatte. „Knapp zehntausend Euro."

„Herr Balthasar hat ausgesagt", fuhr Robin fort, „dass er Torben vor circa acht Monaten das letzte Mal gesehen hat. Vor dieser Zeit hätte er sich häufiger blicken lassen. Ich vermute deshalb, dass er in diesem Zeitraum seinen Mörder kennengelernt hat. Er hat ihn ausreichend bezahlt, so dass Torben die Besuche bei seinem Vater einstellen konnte."

Marder mischte sich ein. „Wird die Gegend im Westpark beschattet?"

„Demirel konnte uns das Gebiet nennen, in dem Balthasar überwiegend seine Dienstleistungen angeboten hat", sagte Armestran. „Kollegen von der Streife patrouillieren stündlich. Aber es ist kompliziert für sie, die Augen offen zu halten, wenn sie nicht wissen, nach wem sie es tun sollen. Demirel hat sich auch in der Szene danach erkundigt, ob Torben mit jemandem beobachtet wurde. Dem war scheinbar nicht so. Ich halte es auch für zweifelhaft, dass sich der Mörder so kurz nach der Tat dort zeigt."

„Also kann Demirel uns nicht weiterhelfen."

„Aber etwas anderes. Wir haben herausgefunden, dass Torben die Inkontinenzunterlagen und die Latexhandschuhe in einem Sanitätshaus gekauft hat. Die Angestellte hat ausgesagt, dass er in Begleitung eines gleichaltrigen Jungen war, der aber immer vor der Tür gewartet hat."

„Gibt es zufällig Überwachungskameras in der Gegend?", wollte

Dobner wissen.

„Nein", erwiderte Armestran. „Habe ich schon überprüft."

„Reicht die Beschreibung für ein Phantombild?"

„Ich befürchte, das könnte schwierig werden", sagte Robin. „Aber das sollte uns nicht den Elan rauben, denn ich glaube, ich weiß, wer ihn begleitet hat. Sein Freund Neron Hernandez."

„Der Verschwiegene von der Baustelle?"

„Ja."

„Ich gehe davon aus, dass er vernommen wurde?"

„Noch nicht. Aber er ist bereit, noch einmal ausführlicher mit der Polizei zu reden."

„Hat Hernandez für die Tatzeit ein Alibi?"

„Ich war bei seinen Eltern", sagte Armestran. „Sie wohnen nicht weit von Kornelius Balthasar. Mutter und Vater bestätigen, dass er Sonntagabend im Haus bei ihnen gewesen ist."

„Ich hätte mir auch nicht vorstellen können, dass Neron zu einem Mord fähig ist", meinte Robin.

„Man guckt den Menschen immer nur vor den Schädel", konterte Dobner. „Kommen wir auf die Hygieneartikel zurück. Hat das BKA irgendwelche Spuren entdeckt?"

Armestran nickte. „Eine DNA-Spur, die nicht von Torben stammt. Sie wurde schon mit der Spur, die Bilski gefunden hat, verglichen. Sie sind identisch."

„Wir brauchen DNA-Proben von allen Freiern, die sich regelmäßig im Park herumtreiben", platzte es aus Robin heraus.

„Wie willst du das denn durchkriegen? Es wird äußerst ekelig, bei den betrogenen Ehefrauen anzuklingeln."

„Schon mal was von Diskretion gehört? Irgendwas müssen wir doch unternehmen!"

„Dafür bräuchten wir den stichhaltigen Beweis", sagte Marder unwirsch, „dass der Mörder aus Seederstedt stammt. Und selbst wenn wir den hätten, wie sollen wir aus über 500.000 Einwohnern und 11 Stadtbezirken diejenigen selektieren, die in unseren Verdächtigungskreis passen? Das ist lächerlich. Bleiben wir bei realistischen und traditionellen Ermittlungsmethoden, Fox." Marder wandte sich an Alex. „Was haben die Befragungen der Nachbarn ergeben?"

„Nichts", erwiderte Alex, leckte den Löffel ab und warf ihn frustriert ins leere Schälchen. „Niemand will etwas beobachtet oder gehört haben. Vielleicht konnte Torben nicht schreien, weil er bereits durch das Midazolam sediert war, als der Mörder ihm ..." Sie schnitt sich selbst das Wort ab. „Sämtliche Arbeitnehmer, oder wie man die Jungs auch nennen will, von Tarek Demirel wurden vernommen. Keiner konnte oder wollte uns weiterhelfen. Torben war ihrer Meinung nach etwas merkwürdig, habe sich isoliert und um sein Leben abseits des Parks ein Geheimnis gemacht. Er wurde nur gesprächiger, wenn es um Drogen ging. Hat fleißig konsumiert."

„Fingerabdrücke?"

„Und ob. So viele, wie noch an keinem Tatort zuvor. Die Spurensicherung hat Scherze gemacht, sie hätten Abdrücke aus einem ganzen Fußballstadion gesammelt. Natürlich waren auch die von Tarek Demirel darunter."

„Und dieser Fetisch?", fragte Marder. „Wie heißt der gleich?"

„Emetophilie", sagte Robin.

„Gibt es für diesen Fetisch eine Szene?"

„Bestimmt."

„Und wo finden wir die?"

„Woher soll ich das wissen? Ich steh nicht auf so was!"

„Schicken wir Demirel noch mal in den Ring. Er muss Insider aus der Szene kennen."

„Ich glaube", sagte Robin, „dass wir den Täter nicht in einer einschlägigen Szene finden werden. Dieser Täter ist anders. Er lebt mit seinen Opfern einen Fetisch aus und betäubt sie. Er benutzt dazu ein Medikament namens Midazolam. Torben hat er es in den Hals injiziert, wenn auch auf dilettantische Art und Weise. Alles deutet darauf hin, dass es gegen den Willen des Jungen passierte. Die Haare wurden ihm deswegen ausgerupft, weil der Täter ihn daran festgehalten hat. Bilski hat bei Torben eine schwere Unterkieferfraktur attestiert. Der Leiche aus dem Moor fehlt der Unterkiefer komplett. Jedenfalls wurde er bis jetzt noch nicht gefunden. Den wahren Fetisch des Täters haben wir noch nicht begriffen. Ich denke nicht, dass sich seine Fantasien vordergründig um Emetophilie drehen, sondern um etwas, dass die Kiefer der Opfer betrifft. Eventuell hat er Torbens Kopf deshalb gegen den Bettpfosten geschlagen: weil er seinen Unterkiefer entfernen wollte."

„Der Unterkiefer des Skeletts fehlt, ansonsten ist es vollständig?" Die skeptische Nachfrage kam von Martin.

Robin nickte. „Schon merkwürdig, dass ausgerechnet nur ein Knochen fehlt, oder?"

„Das bedeutet, wir müssen einfach nur sämtliche Haushalte

durchsuchen. Und wenn auf irgendeiner Fensterbank ein Unterkiefer in einer Dekoschale mit Orangen liegt, wissen wir, dass es der Mörder ist." Da schimmerte er wieder durch, der Zynismus, für den Martin so berüchtigt war.

Robin ignorierte ihn. „Bilski behauptet, Torben habe während seiner Ermordung etwas auf dem Rücken getragen, das mit Gürteln festgeschnallt wurde. Wir müssen herausfinden, was." Er ging zum Flipchart und deutete auf die entsprechenden Fotos. „Dann ist da noch das Symbol. Der Täter hat es zum einen auf Torbens Körper gemalt, zum anderen in einen Baum geritzt. Wir glauben, dass es sich um Buchstaben oder Schlangen handelt."

„Das sind keine Schlangen", sagte Lienhard plötzlich. Alle Augen sahen ihn erwartungsvoll an. „Und auch keine Buchstaben. Ich kenne das Symbol. Es ist eine Geißelpeitsche." Er hob rechtfertigend die Arme. „Nicht, dass ihr jetzt was Falsches von mir denkt. Es war als Bilddatei auf Torbens Festplatte abgespeichert. Wahrscheinlich aus einem Computerspiel. Dort steht die Peitsche für böse Gesinnung, Schmerzen, Qual und Folter. Es sind Verdorbene und Folterknechte, die sie zur Bestrafung anwenden. Mehrere Lederriemen sind an einem Knochen befestigt. An den Riemenenden befinden sich Knoten, die mit Widerhaken versehen sind. Das sieht man hier ganz deutlich." Lienhard gesellte sich zu Robin, nahm einen Filzmarker aus der Flipchartablage und wies auf die Spitzen der s-förmigen Ausläufe.

Dobner seufzte laut. „Wir sollten einen Fallanalytiker involvieren."

„Geilt es diesen Perversen also auf, anderen Schmerzen zuzufügen?", fragte Martin provokant.

Lienhard zuckte mit der Schulter. „Ich kläre euch nur darüber auf, was das Symbol bedeutet. Wie es ins Muster passt, wird sich noch herausstellen."

„Hast du sonst noch was gefunden?", fragte Robin.

Lienhard nickte und ging zu seinem Platz zurück. Er machte es spannend. „Parasitäre Zwillinge und menschliche Mutationen, Missbildungen. Torben hat einen ganzen Ordner mit Fotos angelegt. Ich werde jetzt Bilder verteilen, die ich in meinem Büro ausgedruckt habe. Aber ich warne euch vor, es ist nicht für jeden leichte Kost."

Lienhard holte einen Umschlag aus seiner Laptoptasche und reichte sie Marder, der, nach dem er aufgewühlt einen Blick darauf geworfen hatte, sie an Alex weitergab. Das Team begegnete den

Abbildungen verstört und ergriffen. Insbesondere Morren stierte sie verloren, beinahe schuldbewusst an.

Als Schwedler die Stimmung aufnahm, verließ er seine versteinerte Sitzhaltung und schielte Martin, der die Fotos gerade kritisch begutachtete, über die Schulter. Er verzog nur die Mundwinkel und machte eine trockene Bemerkung. „In dem Alter hatte ich Tittenbilder unterm Bett, aber nicht so was."

„Das ist noch nicht alles. Auf der Festplatte waren Textdateien über verschiedene Behinderungsformen, Spasmen und Gangstörungen."

„Und was beweist das?", fragte Marder.

„Ich weiß es nicht. Ich finde es nur recht ungewöhnlich."

„Okay", sagte Marder in einem Ton, der den Beteiligten verriet, dass er die Besprechung an dieser Stelle beendete. „Gehen wir nach Hause und kriegen einen klaren Kopf. Ich würde vorschlagen, Herr Fox und Herr Armestran bleiben an Tarek Demirel und diesem Hernandez dran. Frau Braun versucht in Erfahrung zu bringen, wie der Täter an das Midazolam gekommen ist. Möglicherweise hat er es nicht gestohlen oder auf dem Schwarzmarkt erworben, sondern ist selbst ein Patient in Behandlung. Herr Kohlhagen übernimmt die Kooperation mit Diana Kerschner. Sobald die Identifizierung des Skeletts erfolgt ist und wir genau wissen, ob sich in der Stadt ein Serienmörder herumtreibt, werden wir einen Fallanalytiker konsultieren. Hauptaugenmerk sollten wir auf Gemeinsamkeiten bei den Taten legen. Aber dazu müssen wir zuerst Näheres zu den Todesumständen erfahren. Vielleicht besteht sogar eine Verbindung zwischen den Opfern. Wir müssen jeder Spur nachgehen. Die Pressekonferenz findet morgen früh um zehn Uhr im Foyer statt. Bis dahin wünsche ich allen eine gute Nacht."

Martin schaute im Gegensatz zu den anderen weniger befreit drein, denn er war das arme Schwein, das Michael mitten in der Nacht im Zollfahndungsamt ablösen musste.

„Eines liegt mir noch am Herzen", hielt Robin die Gruppe noch für einen Moment auf. „Wenn die Presse sich auf uns stürzt, sollten wir vorsichtig mit der Information sein, dass der Täter bisexuell ist. Nachher wird das falsch ausgelegt und alte Klischees werden belebt."

„Von welchen Klischees sprichst du?", fragte Armestran.

„Na ja, in einigen Köpfen grassiert immer noch der Irrglaube, homosexuelle oder bisexuelle Männer sind automatisch pervers."

Marder gab Robin pikiert zu verstehen, dass er sich seiner Artikulation vor der Presse bewusst war. Daraufhin verabschiedete sich das Team. Die Teller in der Tischmitte waren beinahe unberührt, ein Resultat der Fotos an den Flipcharts. Lienhard räumte die Lebensmittel auf einen Servierwagen. Robin teilte mit, dass er morgen erst gegen Mittag im Büro sein würde.

„Wie geht es deiner Mutter?", fragte Alex.

„Sie musste ein paar Stunden auf der Intensivstation verbringen und wird in diesem Augenblick wahrscheinlich in die Psychiatrie eingewiesen."

„Die volle Breitseite, was?"

„Ich muss abwarten."

„Wenn du Hilfe brauchst, bin ich für dich da."

„Danke, vielleicht komme ich drauf zurück."

Dobner und Marder fielen mit ein und erkundigten sich nach Magdalenes Gesundheitszustand. Obwohl Robin sich lieber genervt gefühlt hätte, war er gerührt von der Anteilnahme und gab Entwarnung.

Hinterher schaute er noch im Büro vorbei, um eventuelle Emails abzurufen. Er hatte dabei Diana Kerschner im Hinterkopf. Aber im Posteingang häufte sich nur digitaler Müll. Armestran schlüpfte gerade in seine Jacke.

„Glaubst du noch an den Durchbruch kurz vor Feierabend?"

„Man kann nie wissen."

„Bis morgen", sagte Armestran und ging zur Tür.

„Werner, ich wollte mich noch bei dir bedanken."

„Wofür?" Er drehte sich überrascht um.

„Du hast mir heute viel Arbeit abgenommen."

„Ach." Armestran winkte ab. „Schon in Ordnung. Für dich tu ich's gern."

26

10. DEZEMBER 2008

Inmitten der mit Lichterketten und künstlichen Tannenzweigen dekorierten Holzbuden des Weihnachtsmarktes fiel Robin die Schüchternheit und Zurückhaltung auf, die sich in Nerons Gesten manifestiert hatten. Er vermittelte mit seiner steifen verklemmten Körperhaltung den Eindruck einer Schildkröte, die es nicht schaffte, ihre Gliedmaßen in den Panzer zu ziehen. Während er vor dem Brunnen stark nach vorn gekrümmt mit Trippelschritten auf und ab ging, hielt er die Arme dicht am Körper und den Kopf tief geneigt, als erwarte ihn eine erbitterte Rüge. In seinem Mundwinkel hing eine glimmende Zigarette. Mit der aufgesetzten Kapuze erinnerte er ihn an eines dieser gesellschaftlich ausgestoßenen Wesen aus Lienhards Computerspielen, jene, die über essentielles Wissen verfügten und an einem dunklen Ort im Wald lebten.

„Ich dachte schon, Sie kommen nicht mehr", sagte Neron, als Robin ihn erreichte und ihm die Hand schüttelte. Von einem Glühweinstand schallte vergnügtes Gelächter zu ihnen hinüber.

„Ich komme immer", antwortete Robin. „Warum die Geheimnistuerei mit dem abendlichen Treffen?"

„Mein Chef ist ein Idiot. Er denkt, dass alles genau so ist, wie er es sagt und das er alles kann. Am Ende macht er nur Hektik. Außerdem kann's auf dem Bau manchmal ziemlich rau zugehen, da muss niemand was mitkriegen. Auf blöde Sprüche hab ich keinen Bock. Die tun alle immer so männlich, sind aber schlimmer als ein Haufen Waschweiber."

„Wovon nichts mitkriegen?"

„Von dem, was ich Ihnen zu sagen habe."

„Was möchtest du mir denn noch sagen?" Dann sah Robin den Jungen unter der Steppwinterjacke bibbern. „Wir müssen ja nicht hier in der Kälte stehen bleiben."

Neron hatte nichts dagegen, ein naheliegendes Lokal aufzusuchen. Die kalte frische Luft tat Robin gut und er fühlte sich etwas agiler als vorhin in dem überhitzten Besprechungsraum.

Der Eindruck von Neron änderte sich auch an der Theke nicht. Seine Finger waren kontinuierlich in Bewegung, meistens vor dem Mund und verdeckten die Lippen. Mit seinen haselnussbraunen Augen wich er Robins Blick permanent aus und wählte Fixpunkte hinter der Bar, vielleicht den Barkeeper, der meisterhaft mit den Gläsern jonglierte. Zum ersten Mal sah Robin sein schwarzes lockiges Haar und sein vollblütiges Gesicht mit einer etwas zu groß geratenen Hakennase aus der Nähe. Die Marotte, dass er das *g* in jedem Wort wie ein *ch* aussprach, lockerte sein scheues Verhalten etwas auf. Zwischen ihnen lag ein mit Zimtstangen geschmückter Adventskranz.

„Wann hast du ihn das letzte Mal gesehen?", fragte Robin.

„Freitagmittag. Abends hatte er ja nie Zeit", antwortete Neron mit leiser Stimme.

„Letzten Freitag?"

„Genau."

„Was hattest du für einen Eindruck von ihm?"

„Er war ein toller Mensch", sagte Neron verlegen und presste die Schneidezähne auf die Unterlippe.

„Ich wollte damit fragen, hat er sich anders als sonst verhalten?"

Neron starrte auf sein schwitzendes Bierglas und drehte an dem mit Schaum vollgesogenen Tropfenfänger. „Wir haben das gemacht, was wir immer machen, wenn wir zusammen sind: Wir gehen raus in den Wald zum Schreien."

Robin sah ihn irritiert an.

„Wir gehen in den Wald und schreien", wiederholte Neron, als sei es das Selbstverständlichste auf der Welt. Er grüßte einen Bekannten oder Freund, der die Kneipe betrat, aber er führte die Geste nicht schwungvoll aus, als enge ihn eine unsichtbare Materie ein. „Besser gesagt, habe ich Torben beim Schreien zugehört."

„Weshalb hat Torben geschrien?"

„Es war seine Art mir gegenüber, sich zu öffnen. So wusste ich, was in ihm vorging. Er konnte es nicht anders. Irgendwie war er immer etwas blockiert."

„Und worüber hat er geschrien?" Obwohl Robin sich den Gedanken verbat, reizte ihn die Vorstellung von Torben und Neron gemeinsam im weichen Moos zwischen Baumstämmen.

„Meistens über das, was ihn fast immer beschäftigt hat: der Tod seiner Mutter, sein Vater und sein … Beruf." Das letzte Wort betonte Neron abwertend.

„Warum kam er mit seinem Vater nicht klar?"

„Weil er ein Wichser ist. Der hat Torbens Hass auf ihn immer mit dem Tod der Mutter begründet. Aber ich weiß es besser, denn ich hab manchmal mitbekommen, wie er ihn verprügelt hat, hab die blauen Flecke auf seiner Haut gesehen. Ich glaub, der Penner hat ihren Tod selbst nicht verarbeitet und hat deswegen alles auf andere geschoben."

Robin dachte unfreiwillig an seine eigene Familiensituation. Da war es genauso gewesen, nur mit vertauschten Rollen. Er wollte nicht weiter daran erinnert werden und wechselte das Thema. „Und was hat er über seinen Beruf gesagt?"

„Er hat geschrien. Nur geschrien. Nichts gesagt."
„Okay", nickte Robin. „Also?"
„Er wollte da raus, hat den Absprung aber nicht geschafft, obwohl ich ihm Hilfe angeboten hab. Einmal hab ich ihm ein Vorstellungsgespräch für einen Praktikumsplatz auf meiner Arbeit besorgt. Er ist zwar auch gekommen, war aber so vollgedröhnt, dass mein Chef ihn gleich wieder nach Hause geschickt hat. Das war ganz schön peinlich."
„Und dann hast du ihm Vorwürfe gemacht ..."
„Nein, das habe ich anderen überlassen."
„Kennst du Tarek Demirel?"
„Nur vom Hören-Sagen. Torben musste an ihn blechen, damit er und seine asoziale Gang nicht die letzte Scheiße aus ihm rausgeprügelt haben. Aber über Tarek hat er kaum geschrien. Hauptsächlich über seine Freier, darüber, wie er sie befriedigen musste."
„Wie zum Beispiel?"
„Ist das so wichtig?"
„Ja. Alles ist wichtig. Ich möchte Torbens Mörder finden."
Neron seufzte und zwängte seine linke Hand zwischen die aneinander gedrückten Knie. „Er fand es ekelig, wenn sie übermäßig nach Pisse stanken. Er hatte nur selten gepflegte Freier, von denen er sich's gern besorgen ließ oder denen er es ohne Widerwillen besorgte. Da war so ein fettes Schwein, dem er die Eier tackern musste, bevor es wichsen konnte. Einem musste er die Windeln wechseln. Mal mit, mal ohne ... na, Sie wissen schon."
Robin krauste die Stirn. „Du brauchst nicht ins Detail zu gehen."
„Am Ende sagte Torben immer, dass seien nun mal die Schattenseiten des Berufs und alles habe Vor- und Nachteile. Aber in letzter Zeit gab es einen, der wohl richtig krass drauf war."
Auf einmal wurde Robin hellhörig. „Was hat dieser Freier von Torben verlangt?"
„Schwierig zu sagen. Seit Torben sich regelmäßig mit ihm traf, war er irgendwie verändert. Verstört. So verstört, dass er es selbst verdrängt hat." Neron schaute sich auffällig um, wollte sicher gehen, dass niemand Stielaugen bekam. „Er sagte, dass er etwas tragen musste."
„Was?"
„Das hat mich auch interessiert, aber er wollte nie mit der Sprache rausrücken. Er meinte, die Konstruktion schmerze beim Sex. Er gab mir das." Sich noch einmal vergewissernd, dass sie von niemandem beobachtet wurden, griff Neron in die Innentasche seiner Jacke und

klaubte zwei Fotografien heraus, die er mit dem Motiv nach unten auf die Theke legte. Vorher wischte er mit dem Ärmel die Oberfläche trocken. „Der Typ stand auf ziemlich kranke Sachen."

„War es der, für den Torben und du die Latexhandschuhe und die Unterlagen gekauft habt?"

„Ja."

„Du hast Torben dabei begleitet?"

„Ich habe vor dem Geschäft gewartet." Neron drehte die Fotos um.

Robin beugte sich dicht über das oben liegende Hochglanzbild. Das verblasste, in Grautönen getünchte Motiv war nicht das Resultat eines verwischten Ausdrucks, sondern Zeitzeuge vergangener Jahrzehnte. Eine farbige Frau stand vor einer nackten Betonwand, ein heller Lumpen bedeckte ihren Intimbereich. Mit den Händen verdeckte sie ihre Brüste. Sie starrte in die Kamera und man merkte ihr die Aversion gegen die Aufnahme deutlich an. In ihrer Miene spiegelte sich das Bewusstsein, nur vorgeführt statt gezeigt zu werden. Die Ambitionen des Fotografen waren eindeutig: Knapp über dem Lumpen wuchs ein knorpeliges organisches Ding aus der Taille, zwischen Brustkorb und Hüfte – ein zweiter Unterleib mit Beckenknochen und voll ausgeprägten Beinen, die jedoch etwas verkürzt waren und angewinkelt vor den primären Oberschenkeln in der Luft hingen. Das Geschlechtsmerkmal fehlte. Zwischen diesem zweiten Leib und dem Bauch der Frau baumelte etwas Längliches. Es war der Unschärfe der Fotografie geschuldet, dass man es nicht genau erkennen konnte, aber es handelte sich wohl um einen missgebildeten winzigen Arm. Robin betrachtete das nächste Foto und glaubte an eine Fotomontage, denn er hielt es für undenkbar, dass das Leben in einer solchen Form möglich war. Aus der Perspektive einer stehenden Person wurde das Kameraobjektiv auf eine Pritsche gerichtet. Diesmal eine deutlichere Farbaufnahme. Ein Mensch lag mit dem Bauch nach unten auf der Pritsche. Aus seinem Rücken, dem unteren Teil der Wirbelsäule, hatte sich ein peripherer deformierter Torso herausgebildet. Der Kopf war missgestaltet, anstatt der Nase existierten nur zwei Atemlöcher und der Abstand zwischen den Augen betrug mehrere Zentimeter. Einer der Arme endete rudimentär knapp unterhalb des Oberarms. Der andere war, bis auf die ab dem Gelenk verkümmerte Hand, voll ausgebildet und streckte sich nach oben. Einer der drei Finger spreizte sich von den anderen ab. Robin erschrak, als er sah, dass der Rumpf ein Eigenleben besaß und allem Anschein nach auf den Fotografen zeigte. Die verunstalteten Mundwinkel verzogen sich zu einem Lächeln.

„Ich werde die Fotos behalten." Robin hatte genug und steckte sie in seine Tasche.

Neron nickte. „Torben musste versprechen, nichts zu sagen, aber irgendwann hielt er es nicht mehr aus. Er wollte wissen, was ich davon halte."

„Was hast du geantwortet?"

„Dass ich es nicht für Geld tun würde. Aber mir ging's auch nie so dreckig, dass ich an diese Grenze geraten bin. Ich weiß nicht, was ich alles tun würde, wenn ich auf Geld angewiesen wäre. Torben wollte sich von Fynn trennen, sobald er genug zusammengespart hatte."

„Fynn?"

„So hat er den Kerl genannt. Aber das war nicht sein richtiger Name."

„Hat Torben was von einem Fetisch namens Emetophilie erwähnt?"

„Sie meinen, wenn einer den anderen anko..."

„Ja, ja. Genau das."

„Hat er. Aber das war wohl keine Seltenheit. Viele seiner Freier wollten das. Ich finde, es ist keine Krankheit, das zu mögen, solange es für beide Seiten lustvoll ist."

„Ich will darüber auch nicht moralisch urteilen, ich will nur Klarheit. Hat Torben noch was erwähnt, dass ich wissen muss?"

„Er hat immer einen Besenstiel zwischen den Türrahmen geklemmt und daran Klimmzüge gemacht. So hat er sich auf ein Treffen vorbereitet. Er sollte nach Schweiß riechen." Nerons Stimme wurde zu einem Flüstern und seine Augen flackerten nass. „Er war mein bester Freund. Was soll ich denn jetzt ohne ihn machen?"

„Kannst du mit deinen Eltern sprechen?"

„Nein."

„Wenn du Hilfe brauchst, gebe ich dir Adressen, die dir weiterhelfen werden."

10. Dezember 2008

Nachdem er seinen Wagen vor der Haustür abgestellt hatte, stand ihm noch der Sinn nach einem Spaziergang.

Mit schnellen Schritten ging Robin durch den Westpark. Einerseits, weil er sich aufwärmen wollte und andererseits, weil er sich wieder beobachtet fühlte. Der Mord an Torben machte ihm klar, dass entfesselte Gewalt allgegenwärtig sein konnte. Und der Anruf des Täters intensivierte seine Angstgefühle zusätzlich. Warum hatte er ausgerechnet ihn angerufen? Manchmal verlangsamte Robin das Tempo, blieb stehen und lauschte in der Dunkelheit nach irgendwelchen Geräuschen, die seine im Schnee knirschenden Schuhe hätten verschlucken können. Aber da war nichts. Er drehte sich um und spähte in die Schatten, kniff die Augen zusammen, um die Regung einer Silhouette hinter den Tannen auszumachen. Doch auch in dieser Hinsicht gaukelte ihm seine Fantasie nur etwas vor. Er war allein im Park. Nicht einmal andere Nachtschwärmer kamen ihm entgegen. Das war gut so, denn er hoffte, dass ihn dann keine neugierigen Augen dabei sahen, wie er zielstrebig in die Richtung des Toilettenhäuschens wieselte. Er hoffte, heute Abend haargenau das zu erleben, was er auch schon zuvor erlebt hatte. Er wusste nur den Namen des Burschen und den würde er schnell wieder vergessen. Aber was er mit ihm getan hatte, würde noch ausreichen, um ihn Monate später durch die bloße Erinnerung geil zu machen. Und vielleicht konnte er ihm – ganz nebenbei – etwas über Tarek Demirel entlocken. Er wollte nämlich nicht, dass dieser halbgare Kleinganove etwas gegen ihn in der Hand hatte.

Wieder holte ihn der Fall ein und er dachte an Nerons Worte. *Ich hab manchmal mitbekommen, wie er ihn verprügelt hat, hab die blauen Flecke auf seiner Haut gesehen. Ich glaub, der Penner hat ihren Tod selbst nicht verarbeitet und deswegen alles auf andere geschoben.*

Magdalene hatte ihn als Kind auch verprügelt und sie bediente sich dabei aller Hilfsmittel, die man in einem gut sortierten Haushalt vorfand. Mit Kochlöffeln und Gürteln hatte sie ihn manchmal grün und blau geschlagen. Und wenn ihn ein Lehrer auf dem Schulhof aus einer Mülltonne ziehen musste und den Urheber der Flecken erfahren wollte, antwortete Robin ausweichend, dass sie von einem Sturz herrührten. Mehrere Male hatte sein Klassenlehrer zu Hause angerufen, aber Konrad war sowieso zu betrunken, um sich klar am Telefon artikulieren zu können und Magdalene hatte meistens Besuch. An Tagen, an denen sie besser gelaunt war, sperrte sie ihn in den Keller ein, was angesichts der Schläge für Robin eine Wohltat war.

Wenn du mich verrätst, bringe ich dich um, noch bevor ich in den Knast komme.

Robin ging schneller, als könne er die quälenden Gedanken so abschütteln. Zum Glück brachte ihn ein Anruf von Peyman Aufmunterung.

„Ich hab's von Bernd erfahren. Wie geht's ihr?"

„Genau kann ich das noch nicht sagen. Sie hat hohen Blutdruck und musste ein paar Stunden auf der Intensivstation verbringen. Inzwischen wird man sie in die Psychiatrie eingewiesen haben. Morgen früh habe ich ein Gespräch dort."

„Also, wenn du jemanden brauchst, der dir den Gin nachschenkt, bin ich immer für dich da."

„Ich weiß."

Robin hatte Probleme, sich zu bedanken, obwohl Peymans Worte runtergingen wie Öl.

„Du brauchst Ablenkung. Wir gehen morgen Abend einen Trinken, falls es dein Dienstplan zulässt."

„Vielleicht gar keine schlechte Idee. Lass uns noch mal telefonieren."

„Okay, schönen Abend wünsch ich dir und halt die Ohren steif!"

„Nicht nur die Ohren, mein Hübscher!"

Nachdem er Peymans heitere Stimme gehört hatte, fühlte er sich gleich etwas zuversichtlicher und tapfer genug, um Kilian anzurufen. Die Kälte fraß an seinen Fingern, während er die Nummer wählte. Ihn wurmte der Gedanke, dass einer der Kollegen seine Telefonate bespitzelte, zumal er nicht davon überzeugt war, dass sich der Mörder ein zweites Mal bei ihm meldete. Das letzte, was er sich wünschte, war die Überwachung seines Privatlebens.

„Hätte Lust, dich heute noch zu sehen", druckste er herum, nachdem Kilian den Anruf entgegengenommen hatte.

„Heute nicht mehr", ließ er ihn abblitzen. „In der Agentur gab es Ärger mit irgendeinem Auftrag und jetzt muss ich den Urlaub unterbrechen."

„Ist das überhaupt zulässig?"

„Zulässig oder nicht. Das interessiert in dieser Branche niemanden. Die Trottel kann man keine drei Tage allein lassen und schon verzapfen sie Mist. Morgen sehen wir uns auf jeden Fall, du Geburtstagsmuffel."
„Freue mich drauf."
„Stimmt was nicht?"
„Woran merkst du das?"
„Ich kenn' dich doch. Du kannst mir nichts vormachen."
„Scheiße, du hast recht. Magdalene ist heute in der Psychiatrie gelandet. Sie hat Möbel aus dem Fenster geschmissen. Ich hab jetzt nicht den Nerv, alles noch mal zu erklären. Ich habe morgen früh ein Gespräch, wie es mit ihr weitergehen soll."
„Muss sie ins Heim?"
„Ich weiß es nicht."
Robin bog um eine Kurve und hinter einer Tannengruppe huschte das kleine Toilettenhäuschen in sein Sichtfeld. Einige Meter abseits stand Leon unter der Laterne und lehnte mit dem Rücken nonchalant am Pfahl.
„Wenn's dir richtig dreckig geht, komm' ich noch vorbei", sagte Kilian mitfühlend.
Robin ging zielstrebig auf den Jungen zu, der von seinem Handy aufblickte, als er die Schritte hörte.
„Wenn du *selbst* Stress hast, brauchst du es nicht", antwortete Robin.
„Es ist kein Problem."
„Ich komm' schon zurecht. Ich mache jetzt noch meine Runde durch den Park und haue mich dann auf's Ohr. Damit ich bis morgen fit bin."
„Wenn du meinst. Ich will mich nicht aufdrängen. Wie läuft's denn mit den Ermittlungen?"
„Sind anstrengend. Morgen erfährst du mehr."
„Klingt nach 'ner schmutzigen Sache."
„Glaub mir, Süßer, das ist es auch."
„Bis morgen."
„Ich liebe dich."
Robin stopfte das Telefon in seine Hosentasche. Leon erwartete ihn mit breitem Grinsen. „Bist ganz schön spät dran."
„Hatte viel zu tun."
„Da ist doch nicht etwa ein anderer Kerl im Spiel?", kokettierte

Leon mit einer Mischung aus Anrüchigkeit und naiver Unschuld.

„Du hast's echt drauf", stammelte Robin bezirzt.

„Hab dir doch gesagt, ich bin jeden ..."

„... Cent wert", sprach Robin den Satz zu ende. „Das bist du." Er legte seine Hand in den Nacken des Jungen. „Vielleicht bist du noch mehr wert?"

Der Junge blickte ihn aus geschlitzten Augen an. „Extrawünsche?"

„Ich nicht. Aber eventuell hatte die einer deiner Kunden."

„Verstehe. Geld gegen Information."

Robin nickte. „Schlaues Kerlchen."

„Ich muss dich enttäuschen. Ich mache nur den Standardscheiß, das abgefahrene Zeug überlasse ich den Anderen."

„Kennst du jemand Anderen, der von abgefahrenem Zeug erzählt hat?"

„Nein. Ich habe mit denen nicht viel zu tun. Und mit diesem Fatzke Tarek erst recht nicht."

„Wer ist Tarek?"

„Jeder kennt den Schmalspurkriminellen. Er nimmt alle aus und meint, er ist der Sohn von Al Capone. Ich lass mich von dem Typen nicht verarschen."

„Du zahlst also nicht an ihn?"

„Wieso sollte ich?"

„Setzt er dich nicht unter Druck?"

„Ich passe auf, dass ich ihm nicht über den Weg laufe."

Plötzlich vernahm Robin ein Geräusch. Ein kurzer, scharfer Ton schreckte ihn auf. Leon hatte es auch gehört, denn er drehte sich zur Quelle um, die sich offenbar irgendwo zwischen den Tannen aufhielt. Einen Augenblick lang hielten sie inne, aber der Park blieb still. In der Ferne quietschten Autoreifen. Robin spähte in das Geflecht aus Tannennadeln, wollte eine Regung, eine bewegliche Kontur ausmachen, doch da waren nur Schatten, die ihm jedes Profil vorgaukelten, das seine Fantasie zustande brachte.

„Schon komisch", meinte Leon. „Sobald ein Mörder frei herumläuft, denkt man gleich, man wäre der Nächste."

„Wir sollten uns lieber einen Ort suchen, an dem wir sicher sind", sagte Robin und seine Hand wanderte aus Leons Nacken zum Rücken hinunter.

„Du musst ja ein harter Kerl sein, wenn du dich auf 'nem öffentli-

chen Klo sicher fühlst", kicherte Leon.
„Können ja auch zu mir gehen."
„Ich kenne dich doch kaum."
„Du kannst mir vertrauen."
„Das hat bestimmt auch der Perverse zu Torben gesagt, bevor er ihn umgenietet hat."
Robin wurde etwas ungeduldig. „Zier dich doch nicht so. Kriegst es auch bezahlt."
„Das Geld nützt mir nichts, wenn ich tot bin."
„Kannst du denn den Wunsch eines Kunden einfach ablehnen?"
„Die Geschäfte laufen beschissen. Die Jungs trauen sich kaum noch in den Park, weil sie Angst haben und die Freier ausbleiben, weil die wiederum Angst vor Verdächtigungen und den Kamerateams haben, die hier seit Neustem rumlaufen. Keiner will gefilmt werden und seiner Familie erklären müssen, was er im Park getrieben hat. Außerdem wimmelt es hier nur so von Bullen."
„Na also ..."
Abermals ein Laut, gefolgt von leisem Rascheln. Ein Schaben, als streife Polyester an Polyester entlang. Diesmal ließ Robin von Leon ab und ging ein Stück auf die Tannengruppe zu. Er hatte sich nicht getäuscht. In der tiefen Schwärze erkannte er vage die schemenhaften Umrisse von etwas, dass er zuerst für einen Stamm gehalten hatte.
„Du hast recht", wisperte Leon nervös im Hintergrund. „Ich krieg Bammel. Lass uns zu dir gehen."
Immer rascher ging Robin auf die Tannen zu und die Silhouette in der Dunkelheit machte mit zunehmend auffälligeren Geräuschen und fahrigen Bewegungen unfreiwillig auf sich aufmerksam. Allem Anschein überlegte sie, wie sie sich verhalten sollte. Dann hechtete sie abrupt los und überquerte den Weg. Robin registrierte eine ganz in schwarz gekleidete Gestalt im Parker. Unter der über den Kopf gestülpten Kapuze stießen feine Atemwölkchen hervor. Ganz automatisch begann Robin ihr hinterher zu laufen. Sie schlug ein immenses Tempo an, als sie merkte, dass er sie verfolgte und der Verfolger nur wenig unsportlicher war.
Der Unbekannte wetzte durch eine hüfthohe Hecke und kämpfte sich durch das Astwerk dichter Sträucher, was ihn dazu zwang, langsamer zu werden. Robin jagte ihm nach, riss sich an einer Dorne die Jacke auf und schrie: „Stehen bleiben!" Es war äußerst unvernünftig, dem Läufer nachzusetzen, ohne zu wissen, ob er eine Waffe bei sich

trug. Er durchbrach das Gestrüpp und rannte auf einen Hang zu, der stellenweise noch von dicken Schneewehen bedeckt war. Dabei fiel Robin auf, dass die Laufbewegung des Flüchtenden nicht homogen war und seine Schrittfrequenz manchmal aus dem Takt zu geraten drohte. Das lag daran, dass er nur einen Arm dynamisch zum Schwungholen benutzte.

Die Ufer des großen Parksees schmiegten sich mit der vereisten Wasseroberfläche an den Fuß des Hangs. Das bremste ihn allerdings nicht. Ungestüm sprang er in zwei beachtlichen Sätzen das Gefälle hinunter und der Schnee fegte in hohen Fontänen von seinen Schuhsohlen in die Luft.

So einfach wollte Robin sich nicht abhängen lassen und legte an Geschwindigkeit zu. Der Spurt beutelte ihn und er spürte an seiner Kondition, wie sehr er den Sport in der letzten Zeit vernachlässigt hatte. Mit Bestürzung sah er oben am Hang, wie sein Ziel direkt auf die Eisdecke des Sees flüchtete. Mit weiten Schritten stakste er durch den widerspenstigen Schnee nach unten, verlor die Balance, rutschte aus und rollte unkontrolliert bis auf das harte Eis. Er schlug brutal mit dem Kiefer auf, stellte sich aber sofort wieder auf die Beine. Leiden konnte er später.

Der Fremde hatte durch Robins Ungeschicklichkeit bereits einen hohen Vorsprung gewonnen. Wenn er jetzt am Ufer die weitere Verfolgung aufnahm, würde er ihm entwischen. Zwar war es eine ziemlich dumme Idee, ihm über die Eisfläche nachzulaufen, aber er musste unweigerlich an Torbens Leichnam denken, der geschwollen und blaugrün gefoltert auf dem Bett gelegen hatte und nicht mehr als eine Behausung und Nahrungsquelle für Insekten war. Seine weit aufgerissenen Augen hatten Robin mit ihrem Blick befohlen, den Peiniger zu stellen. Torbens Tod musste gerächt werden. Und vielleicht war die Person auf dem Eis genau die Person, die es aus Rache zu stellen galt.

Trotz des Tauwetters musste die Eisschicht aufgrund der vorangegangenen Kälteperiode stabil genug sein. Sie musste.

Der Flüchtige kam ins Schlittern, stolperte vornüber, konnte sich aber rechtzeitig auffangen und stemmte den Körper wieder nach oben. Wieder gebrauchte er lediglich den linken Arm. Den rechten presste er an den Körper. Einige Meter weiter rutschte er aufs Neue aus und glitt eine kleine Strecke mit dem Hintern über die spiegelglatte Fläche. Das war die Gelegenheit, um den Vorsprung aufzuholen. Robin hastete auf den See hinaus. Die Gestalt schaffte es mit tollpatschigen Bewegungen sich aufzurappeln. Sie war wirklich flink und schien körperlich in ausgezeichneter Verfassung zu sein. Hatte sie auch die Kraft und den Willen, einem Menschen den Unterkiefer abnehmen zu wollen?

Plötzlich knirschte es unter Robins Sohlen. Er schaute nach unten. Risse durchkreuzten in Zickzacklinien das Eis. Die Schicht wurde dünner und er sah Luftblasen unter der maserartigen Platte.

Scheiße.

Das Licht der Laternen am Ufer spendete nicht mehr genug Licht. Und dafür war Robin sogar dankbar, denn er hörte es Knacken und Splittern. Wasser spritzte. Seine Schritte klangen dumpf und hohl auf dem Eis. Er änderte die Richtung und hoffte, dass die Eisschicht dicker und stabiler wurde. Er befand sich jetzt mitten auf dem See.

Der Unbekannte manövrierte die andere Uferseite an, sein Atem ging hektischer, wie man an den stoßweisen Atemwolken erkennen konnte.

Robin schlitterte etappenweise mehrere Meter über das Eis nach vorn, wie er es als Kind auch mit Bernd auf zugefrorenen Tümpeln gemacht hatte. Heute lastete mehr Masse auf dem Eis.

Indes erreichte der nimmermüde Läufer das Land und verschwand ohne Verschnaufpause nach links in düstere Schatten, aus denen klauenähnliche dürre Zweige herausragten. Er drohte zu türmen. Das Letzte, was Robin wollte. Er änderte seine Taktik, schlug einen Haken und lief nicht in nördlicher Richtung ans Ufer, wie die Gestalt, sondern in westlicher, musste ihr den Weg abschneiden, fegte durch Sträucher und Unterholz, ohne Rücksicht auf seine Kleidung zu nehmen. Nässe war bis zu den Socken vorgedrungen. Seine Zehen fühlten sich kühl und hart an, als wären sie abgestorbene Fremdkörper an den Füßen. Flüchtig schaute er nach rechts, wünschte sich inständig, nicht gegen einen Baum zu laufen und erhaschte einen Blick auf den Fremden, der über den beleuchteten Weg zum Ausgang des Parks floh. Gleich würde der Weg einen Schlenker machen. Falls Robin schneller war und der Gejagte auf seinem Kurs blieb, konnte er ihn abfangen.

Und so war es auch. Robin gelangte an eine circa zwei Meter hohe Steinmauer. Die verbissenen Stunden im Fitnessstudio machten sich jetzt bezahlt. Er sprang an die Kante, hielt sich mit beiden Händen fest und zog seinen Körper nach. Flach blieb er auf der Krone liegen, mühte sich um die Beruhigung seiner Atmung und äugte wachsam auf die andere Seite in eine Gasse. Blaue und grüne Mülltonnen flankierten

dort die Mauer.
Stille.
Ein Hund bellte und Robin schrak zusammen.
Verdammte Töle.
Wieder legte sich Stille über die Gasse. Wenn der Unbekannte tatsächlich diese Route wählte, konnte er nur in die Richtung flüchten, aus der er kam. Links versperrte ihm die Mauer den Weg und rechts dicht beieinander stehende Häuser. Die Spalten von Wand zu Wand waren durch imposante Gartentüren abgesichert, der deutschen Mentalität von paranoidem Einbruchswahn entsprechend.
Aber er kam nicht.
Minutenlang harrte Robin auf der Mauer aus, spürte die sich in die Glieder fressende Kälte, überlegte, das Versteck zu verlassen, mahnte sich dann aber doch wieder zur Geduld und Unterdrückung der Atemgeräusche.
Es musste blitzschnell passieren. Die Person durfte keine Chance zu reagieren haben, durfte nicht wissen, wie ihr geschah. Zum ersten Mal in seiner Dienstlaufbahn bereute er es, nicht bewaffnet zu sein.
Robin horchte in die Finsternis. Rasselnder Atem und gelegentliches Hüsteln schwängerten die Stille. Erst leise, dann lauter. Und schließlich stahl sie sich aus der Dunkelheit in den Schein einer Straßenlampe. Von Robin bemerkte sie nichts, ging unbeirrt weiter und wägte sich bereits in der Sicherheit. Robin richtete sich auf, nutzte den Überraschungsmoment und warf sich auf das vermeintliche Opfer. Es schrie vor Schreck auf, schaffte es, den Angriff abzuschmettern. Im Gerangel wehrte es sich, schubste Robin gegen die Hauswand und schleuderte eine Mülltonne zwischen sich und ihm zu Boden. Das genügte aber nicht als Hindernis. Robin war derart erpicht darauf, es zu schnappen, dass er sich wie ein Berserker darauf stürzte. Mit seinem ganzen Gewicht rammte er dessen Brust und brachte es zu Fall. Am Kampfgestöhne erkannte er, dass es ein Mann war und die Berührungen, mochten sie auch noch so drastisch sein, verursachten in ihm ein vertrautes Gefühl, das er sich nicht erklären konnte. Beide kippten um und knallten auf den Asphalt. Robin setzte sich mit gegrätschten Beinen auf den Mann, fasste seine Handgelenke und presste sie hinter dem Kopf fest auf den Boden. Der Mann stieß einen gellenden Schmerzensschrei aus. „Meine Schulter!"
Das Licht der Straßenlampe strahlte von weit her, reichte aber nicht aus, um die Identität des Gesichts festzustellen. Im Schatten sah

er nur die Nasenspitze. Robin riss ihm die Kapuze vom Kopf und staunte nicht schlecht, wer ihn da unverhohlen angaffte. Er wusste nicht, was er denken oder sagen sollte.

„Bringst du mich jetzt um?", keuchte Marius scherzhaft, der damit aber nur die eigene Aufregung überspielen wollte.

„Du glaubst wohl, du wärst mir so wichtig …", antwortete Robin verbiestert. „Bist du von allen guten Geistern verlassen? Das hätte echt schief gehen können!"

„Schade, dass du im Bett nicht mehr so motiviert bist."

„Was fällt dir ein?", schnaubte Robin.

„Wer war denn die Type da vorhin?"

„Wir hätten uns gegenseitig verletzen können!"

„Das tun wir doch sowieso schon die ganze Zeit!"

„Ich will, dass du vorsichtig bist!"

„Wer war die Type vorhin?"

„Das geht dich gar nichts an!"

„Ich bin der Einzige, was?" Marius' Stimme strotzte vor Hohn und Spott und er machte keine Anstalten, dies zu ändern. „Ach ja, stimmt! Du bist ja eher der monogame romantische Typ, der kein Doppelleben führt und dem man blind vertrauen kann!"

„Du machst dich lächerlich! Nicht mal Bernd interessiert, mit wem ich mich treffe!"

„Muss ja ne tolle Freundschaft sein!"

„Ich hab dir nie Versprechungen gemacht und von Anfang an gesagt, dass du den Krieg nicht gewinnen kannst!"

„Ich wusste nicht, dass das, was zwischen uns läuft, Krieg ist!"

„Wir passen nicht zusammen! Ich habe dich nie geliebt und ich werde dich nie lieben! Du bist nicht mein Typ!"

Marius sah ihn aus eng geschlitzten Augen an. „Das hat sich damals aber ganz anders angehört! Immer streitest du alles ab, du Lügner!"

„Das bildest du dir alles ein! Ich schlafe nur noch mit dir, weil *du* es willst!"

„Genau, weil du so arm und wehrlos mir gegenüber bist! Immer diese bösen Jungs, die einen nur ficken wollen! An jeder Ecke lauern die!"

„Oder im Park", antwortete Robin. „Da findet man sie auch gelegentlich. Dann hält man sie für Mörder und verfolgt sie und ist richtig angepisst, wenn man merkt, dass es sich um eifersüchtige Zicken handelt!"

Noch immer lagen sie in der Gasse. Ihr lautstarker Disput blieb nicht lange ungesühnt, denn ihr Wortwechsel schallte zwischen Wänden und Mauer. Ein verärgerter Anwohner öffnete das Fenster über ihnen und beklagte sich über den Lärmpegel. Der Rüffel holte die beiden von ihrem hohen Ross runter. Sie entschuldigten sich, gliederten die Mülltonne wieder in die Reihe ein und sammelten das Altpapier auf, das sich auf der Straße verteilt hatte.

„Am besten, wir gehen zu mir", schlug Robin vor.

Noch auf dem Weg zum Apartment schafften sie es, dass Gespräch auf eine neutrale Ebene zu bringen. Trotzdem war die Stimmung am Siedepunkt angelangt.

„Das mit deiner Schulter", sagte Robin gedämpft, „kommt das von dem Unfall?"

„Ja."

„Hab ich dir weh getan?"

„Werd's überleben. Ich soll sowieso Dehnübungen machen. Vielleicht krieg ich auch 'ne Ultraschalltherapie." Marius zögerte. „Was meintest du vorhin damit, dass ich vorsichtig sein soll?"

„Hast du von dem Mord gehört?"

„Die Nachrichten sind voll davon. Ermittelst du in dem Fall?"

Robin nickte. „Der Mörder hat mich angerufen. Auf seinen Tipp hin haben wir eine zweite Leiche gefunden."

„Das Skelett im Moor?"

„Genau."

„Ihr glaubt, dass es ein Serienmörder ist?"

„Ja. Zwischen den Taten liegen mehrere Monate, deshalb denke ich nicht, dass er so schnell wieder zuschlagen wird, aber man kann nie wissen."

„Nett, dass du dir Sorgen um mich machst. Ich pass' schon auf mich auf."

„Der Kerl hat nicht mehr alle Tassen im Schrank. Er steht auf solche Arztpraktiken mit Bettauflagen und Latexhandschuhen."

„Deswegen hat man nicht mehr alle Tassen im Schrank? Nur, weil Leute einen Fetisch haben, sind sie doch noch lange nicht krank."

„Es geht um die Dinge, die er anschließend mit dem Opfer angestellt hat. Und Mord finde ich definitiv krank. Mehr darf ich nicht sagen. Sei auf der Hut."

„Momentan machst *du* mir mehr Sorgen als jeder Serienmörder."

„Das ist Zeitverschwendung. Das bin ich nicht wert. Du musst die Augen offen halten und dir einen Mann suchen, der deine Liebe erwidern kann."

„Zum Geburtstag darf ich dir aber gratulieren, oder?", fragte Marius gehässig.

„Du brauchst mir nichts schenken und gratulieren auch nicht."

„Möchte ich aber. Wir haben immerhin einige Nächte zusammen verbracht."

„Ich mag keine Geburtstage."

„Dann feierst du auch nicht?"

„Nein."

Sie gingen eine Weile schweigend nebeneinander her.

„Du hast mir nie erzählt, was damals passiert ist, als du dich so plötzlich übergeben hast", sagte Marius, als sie in die Straße bogen, in der Robin wohnte.

„Ich hatte einen Traum."

„Ich dachte, du kannst dich nicht an Träume erinnern?"

„Kann ich auch nicht. Aber an diesen schon. Er hat ein Kindheitserlebnis in mir wachgerüttelt. Das muss ich jetzt verarbeiten. Meiner Mutter geht's auch nicht gut."

„Ich hab schon immer vermutet, dass du ein psychisches Problem hast, Robin."

„Haben wir das nicht alle? Ich spioniere nachts niemandem nach und laufe hirnlos wie von der Tarantel gestochen über einen zugefrorenen See. Erzähl mich nichts über psychische Probleme."

Marius lachte auf. „Du bist mir also nicht über den See nachgerannt?"

Sie gelangten an den Gartenweg, der zu den Apartments führte. Wie oft hatten sie sich nach Zwistigkeiten schon an diesem Punkt getrennt? Heute sollte es nicht anders sein.

„Du gehst am besten nach Hause", sagte Robin.

Marius atmete kummervoll aus. „Wie immer. Sobald's für dich kritisch wird, weichst du mir aus."

„Es gibt keine anderen Jungs, nur dich."

„Vielleicht sollte ich dich einfach aus meinem Leben ausradieren."

„Tu, was du nicht lassen kannst", lächelte Robin. „Aber ruf auf keinen Fall mehr an."

28
10. Dezember 2008

„Kann ich rein kommen?", fragte Marius durch den Türspalt.
„Sicher", antwortete Adrian irritiert und öffnete ihm. „Wie hast du meine Adresse rausgekriegt?"
„Habe im Krankenhaus angerufen und mich als dein Cousin ausgegeben."
„Schlau ist er auch."
Adrian lebte im Stadtteil Drewershausen in einem Fachwerkhaus mit mehreren Parteien. Sein Wohnungsstil überraschte Marius. Er hatte ihn sich jugendlicher und irgendwie schmuddeliger vorgestellt. Doch das Gegenteil war der Fall. Der große offene Raum war aufgeräumt und spartanisch eingerichtet. Auf freiliegendem Gebälk befand sich eine Empore, zu der eine Wendeltreppe hinaufführte. Die Küche wurde von einem Tresen mit Barhockern separiert. Der Wohnbereich vereinte neue Möbel und Großmutters Antiquitäten. Auf einer schweren Kommode stand ein Flachbildfernseher. Über dem gigantischen Sofa hing ein Poster, auf dem die schwarze Silhouette einer springenden Person vor azurblauem Himmel abgebildet war. Ein orangefarbener Lampion in der Ecke verbreitete warmes Licht.
„Schön hast du es hier", sagte Marius angetan. Die alten Dielen knarrten unter seinen Schritten.
„Danke. Möchtest du was trinken?"
„Irgendwas Hochprozentiges."
„Nimmst es wohl nicht so ernst mit den Schmerztabletten?"
„Passiert schon nichts."
„Hab nur Alster."
„Tut's auch."
Der Laptopmonitor auf dem klobigen Esstisch flimmerte. Marius trat an den Computer. „Darf ich?"
„Nur zu", antwortete Adrian, holte eine Flasche aus dem Kühlschrank und sprengte den Kronkorken mit einem Feuerzeug ab.
Marius ruckelte an der Maus. Der Bildschirmschoner löste sich auf und ein Text mit der Überschrift *die Vernichtung* erschien. Neugierig überflog Marius einige Abschnitte und die Wortfetzen, die er las, gaben ihm Aufschluss über den Inhalt des Textes.

„Sexueller Missbrauch im Kindesalter?", fragte er, als habe er Adrian bei etwas Unerlaubtem ertappt.

„Interessiere mich halt für solche Sachen."

„Extreme Sachen."

„Sind Teil unserer Welt. In allem, was ich tue, bin ich gern intensiv. Ich glaube, die Natur hat mich so gemacht."

„Wurdest du?"

„Was?"

„Als Kind missbraucht?"

„Nein. Aber berufsbedingt habe ich hin und wieder mit welchen zu tun. Denk dir nichts Falsches, wenn du so was bei mir liest. Menschliche Abgründe, egal in welcher Beziehung, haben mich schon immer fasziniert." Adrian ging mit der Alsterflasche zum Sofa und setzte sich. Er klopfte mit der flachen Hand auf den Platz neben sich. „Gibt es einen Grund für deinen überraschenden Besuch?"

„Störe ich?"

„Dann hätte ich dich gar nicht erst reingelassen. Wichsen kann ich später noch."

Mit herunterhängender Schulter trottete Marius durch den Raum, ließ sich auf die Kissen an die Seite von Adrian sacken und nahm einen Schluck aus der Flasche. „Ich habe gerade das Blödeste gemacht, was man tun kann: ich hab ihm hinterher spioniert."

„Das kann nicht wahr sein." Adrian lachte auf und kniff ihm in die Wange. „Mein armer Jammerlappen."

„Mach dich nicht lustig."

„Mach ich nicht. Will dich nur etwas aufheitern."

„Ich schaffe es nicht, mich von ihm zu lösen."

Adrian legte den Arm um ihn. „Lass ihn nicht dein Leben bestimmen. Bestimme es selbst."

„Das sagt sich so einfach, wenn man nicht selbst mit den Gefühlen voll drinhängt."

„Willst du ihm ständig hinterher laufen?"

„Nein."

„Verschwende nicht deine besten Jahre mit so einem Typen. Selbst wenn du mit ihm zusammenkommen würdest, wärst du nicht glücklich mit ihm. Er betrügt seinen Freund und keiner könnte dir die Garantie geben, dass er es nicht auch mit dir tut."

„Ich weiß."

„Was sagt er denn dazu?"

„Er weicht aus."
„Möchte er es beenden?"
„Glaube schon."
„Warum tut er es dann nicht?"
„Egal, wie lange wir uns über das Thema unterhalten – wir landen am Ende eh wieder in der Kiste", erwiderte Marius niedergeschmettert. „Ich habe ihn schon öfter gefragt, warum er nicht die Grenzen zieht, wenn er nichts für mich empfindet und er hat daraufhin geantwortet, dass er sich alles mit mir vorstellen könnte, wenn er seinen Freund nicht hätte."
„Der hält dich bloß warm. Schick ihn in die Wüste."
„Am Anfang erzählt er mir, ich wäre sein Typ und überschüttet mich mit Komplimenten und dann behauptet er aus heiterem Himmel, ich wäre nie sein Typ gewesen."
„Sagtest du schon." Adrian begann, Marius' Nacken zu streicheln. „Kannst doch mal sehen, wie erbärmlich der Mann ist, dass er einen so belügen muss, damit man mit ihm vögelt. So oder so ist er ein Arschloch. Er missbraucht das Vertrauen seines Freundes und er missbraucht dein Vertrauen. Der Krug geht solange zum Brunnen, bis er bricht. Hat meine Oma mal gesagt."
„Der hält sich seinen Freund nur, damit er regelmäßig was zum Ficken hat. Außerdem ist er der Meinung, er bleibt für andere Kerle interessanter, wenn er in einer Beziehung steckt. Solange er Abends 'nen Schwanz im Arschloch hat, ist die Welt für ihn in Ordnung."
„Ich hab ja auch gelegentlich was mit einem, der in einer Partnerschaft lebt. Der ist stockpassiv und falls ich Lust auf 'nen spontanen Fick habe, brauche ich bloß mit den Fingern zu schnippen. Er war mal in mich verliebt. In der Zeit durfte ich ihn sogar küssen. Ansonsten war das Thema küssen tabu." Adrian hielt inne. „Lass uns unsere Zeit nicht schon wieder mit so 'nem Scheiß verplempern."
„Sondern?"
„Wir könnten trainieren gehen."
„Ich habe keine Sportsachen dabei."
„Alles, was du brauchst, kannst du von mir haben. Welche Größe hast du?"
„M."
„Perfekt."
„Ich habe eine Schulterverletzung."
„Ausreden kann man immer finden."

„Du lässt nicht locker, was?"
„Selten."
„Wir sind doch gerade in der Situation, in der der Tröstende den Getrösteten normalerweise verführt?"
Über Adrians Lippen legte sich ein fideles Lächeln. „Normalerweise zieht die Masche auch immer und ich würde lügen, wenn ich behaupten würde, ich hätte gerade keinen Ständer."
Marius sah in wohlwollende und zugleich unberechenbare Augen.
„Allein deswegen sollten wir besser aufbrechen", knüpfte Adrian an seinen Monolog an. Er schien aufgekratzt und seine Atmung war kurz und abgehackt.
Marius fasste Adrians Handgelenk und führte seine Hand hinunter in seinen Schritt. „Wenn du es schaffst", sagte Marius, „den hart zu machen, dann spendiere ich dir 'nen Urlaub auf Hawaii."
„Wenn ich wollte, könntest du morgen buchen."
„Du bist ganz schön von dir überzeugt."
Adrian blinzelte ihn an und griff sachte in den Stoff, spürte jedoch nichts Festes. „Fordere es nicht heraus." Er biss sich auf die Unterlippe. „Bei der Suche nach dem Glück muss man nicht unbedingt emotional vorgehen. Man kann es auch rational tun. Die Frage ist doch immer, ob man in seiner Situation glücklich ist? Ist man es nicht, sollte man was daran ändern."
„Bei unserer Verabredung morgen bleibt es?"
„Logo."
Marius merkte, dass es Adrian nicht leicht fiel, an dieser Stelle abzubrechen. Denn es herrschte eine knisternde Atmosphäre, von der man im Nachhinein sagen konnte, dass die Chemie für ein erotisches Abenteuer gestimmt hätte. Zum ersten Mal wirkte der originelle zungenfertige Mann angespannt. Rasch stand er auf und packte Sachen für das Training zusammen. Nebenher plapperte er über Grundvoraussetzungen für das Erlernen von Parkour, über die geistige Bereitschaft und was bei ersten Trainingseinheiten zu beachten war. Als ihm klar wurde, dass Marius gar nicht zuhörte und verloren auf sein Getränk starrte, sagte er in ruhigem Ton: „Du solltest ihn vergessen."
„Das kann noch dauern. Von geistiger Bereitschaft kann nicht die Rede sein."
„Macht nichts. Ich kann warten."
„Worauf?"
„Bis du für mich frei bist."

29
10. Dezember 2008

Am Abend brach der ganze Tag wie ein Kartenhaus über Robin zusammen. Jede Karte schien das Gewicht einer Betonplatte zu haben. Er beschloss, nicht noch einmal in den Park zu gehen und nach Leon Ausschau zu halten. Die Situation mit Marius hatte seine Geilheit abflauen lassen. Sein Kiefer schmerzte noch vom Sturz auf die Eisfläche. Völlig kraftlos sank er auf sein Bett und brachte es nicht einmal mehr fertig, die Schuhe auszuziehen. Aber als er sich gemütlich in die Kissen kuschelte, konnte er nicht mehr einschlafen. Dabei war er schon während der Besprechung hundemüde gewesen. Er fühlte sich plötzlich künstlich aufgeputscht, wie in einem tranceähnlichen Zustand oder nach einem Koffeinschock. Minutenlang rollte er sich herum, stand auf, zog sich aus, legte sich wieder hin, konnte aber immer noch nicht einschlafen. In seinem Kopf flossen massenhaft Gedanken, Erinnerungen und Geistesblitze, die am Ende doch ins Leere führten. Er konnte nichts damit anfangen, kreisten sie mal um den Fall, mal um Magdalene, dann wieder um Kilian und Marius. Er wurde nicht mehr Herr der Flut und hatte das Gefühl, dass wertvolle Zeit verstrich und er irgendetwas Sinnvolles tun musste.

Er kochte sich einen Tee. Während es im Wasserkocher allmählich zu rumoren begann, durchforstete er die Nummernliste seines Handys abermals nach Menschen, die im Besitz seiner Rufnummer waren. Aber er traute keinem von ihnen auch nur im Ansatz zweifachen Mord zu. Da er vielen Leuten im Laufe unzähliger Ermittlungen seine Nummer ausgehändigt hatte, wandte er sogar das Ausschlussverfahren an, doch selbst danach blieben noch zig Namen übrig, denen er nicht einmal mehr ein Gesicht zuordnen konnte.

Ich muss organisierter werden, mahnte er sich im Geiste.

Er holte einen Teebeutel aus dem Schrank, hing ihn in eine Tasse, wickelte das Bändchen mit dem Etikett um den Henkel und goss das dampfende brodelnde Wasser ein.

Der Mensch ist ein Opfer seines technologischen Fortschritts, dachte er. Er erfindet ständig etwas, das sich am Ende gegen ihn selbst richtet.

Obschon heute alle Lebensbereiche überwacht, abgehört und

durchleuchtet wurden, war es dennoch nicht möglich, einen Mörder schnell zu fassen.

Die Furcht vor Terrorismus und das Bedürfnis nach Sicherheit wurden als legitime Gründe missbraucht, um einen Überwachungsstaat in Orwellschen Dimensionen zu schaffen. Bestes Beispiel war die neue Gesichtspositionierung auf Passfotos. Dem Volk wurde es als Schutzmaßnahme gegen den Terrorismus verkauft, in Wirklichkeit diente sie aber nur dazu, eine effizientere Gesichtserkennung durch spätere Lesegeräte zu erlauben.

Das Internet war besonders gefährdet, da es manche Behörden als Instrument des Terrorismus betrachteten. Sicher wurde es als Ort für kriminelle Machenschaften unterschätzt, gerade im Hinblick auf Profilmissbrauch und Identitätsdiebstahl. Aber es barg auch Gefahren für den *gewöhnlichen* Internetnutzer, der meist nicht wusste, dass jeder seiner Schritte nachvollzogen, dass überprüft werden konnte, zu welcher Zeit er welches Bild von welchem Server heruntergeladen hatte. In der Verflechtung von Internetseiten bis hin zu Kundenkarten im Supermarkt konnte alles über den Nutzer erfahren werden: welchen Geschmack er bevorzugte, welche Gewohnheiten er pflegte, wie es um seinen gesellschaftlichen und beruflichen Status bestellt war und welche politische und religiöse Gesinnung ihm innewohnte. Auf diese Weise konnten Profile entworfen werden, die es möglich machten, gezielte Werbung einzusetzen.

Überwachung wurde als Schutz deklariert und als Bespitzelung genutzt. Die Welt war voll von Lügen und Betrug und am Liebsten hätte Robin alle Rädelsführer, Intriganten, Dunkelmänner und Falschmünzer hinter Gittern gebracht. Da schimmerte sie wieder durch, seine naive Ideologie, die er mit Bernd teilte, aber von der er wusste, dass sie sich nie realisieren lassen würde.

Er brauchte Erholung, Ablenkung, geistige Zerstreuung, aber er wagte es nicht, Mimo oder einen der anderen gewillten Jungs anzurufen. Und den Spaß mit Leon hatte Marius ihm ordentlich versalzen. Also klemmte er sich mit der Teetasse hinter den Rechner und öffnete sein Profil im Chat. Konstantin erklärte in einer Mail, warum er keine Zeit hatte, seinen Anruf entgegen zu nehmen. Kilian wusste, dass er ein Chatprofil angelegt hatte. Von den weiteren drei wusste er nichts.

Lustlos loggte er sich wieder aus und suchte im Internet nach dem Begriff Emetophilie. Es gab mehrere Suchergebnisse als er gedacht hatte. Er klickte eines davon an.

Emetophilie (die Lust an Erbrochenem)
Der Begriff Emetophilie umschreibt die sexuelle Erregung bei Erbrochenem. Dabei ist es nicht von Belang, ob nun der Fetischist selbst eine Vorliebe hat, auf einen Sexualpartner zu erbrechen oder sich auf den eigenen Körper brechen zu lassen. Das ist individuell verschieden. Es ist auch möglich, dass es den Beteiligten erregt, wenn er anderen beim Erbrechen ...

Robin klickte mit der Maus oben rechts auf das X im Kästchen und die Seite schloss sich. Er wollte das einfach nicht lesen, hockte sich stattdessen vor die Glotze und schaute sich Sendungen an, in denen Menschen vor laufender Kamera Seelenstriptease betrieben, grottige Laiendarsteller ihr Unwesen trieben oder ruhmlose B-Promis plump und peinlich ihre privaten Gemächer vorführten, als letzten Versuch, nicht ganz aus dem Rampenlicht zu verschwinden. Er fragte sich, warum ihn das überhaupt interessierte und stieg von Tee auf Gin Tonic um. Vielleicht machte ihn der Alkohol schläfrig.

Das Handydisplay tauchte den Raum in einen bläulichen Schimmer. Es lag noch neben dem Laptop. Er schaltete den Videotext ein und sah, dass es noch keine 24 Uhr war. Ein voreiliger ungebetener Gratulant würde ihn also nicht nerven. Er stand auf. Der Anrufer unterdrückte seine Rufnummer und Robin schwante, was ihm blühte.

„Hallo?"

„Warum finden Sie mich nicht?", kroch die wehleidige zitternde Stimme aus dem Telefon. „Haben Sie im Moor nicht gesucht?"

„Das Opfer war eine Frau ..."

„Ich liebe den Menschen, nicht das Geschlecht."

„Hören wir doch auf mit diesem Affentheater. Ich spiele nicht gern Spielchen mit Gestörten."

Stille in der Leitung. Doch plötzlich meldete sich der Anrufer wieder. Er weinte nicht mehr, sondern fragte plötzlich wütend: „Gestört?"

„Ja", antwortete Robin. „Für mich sind Sie gestört. Hochgradig."

„Finden Sie nicht auch, dass das ein sehr diskriminierender Begriff ist? Man wird Jahre lang versuchen, mich zu therapieren. Irgendwelche Akademiker werden mir hanebüchene Gespräche aufzwingen. Irgendwann werde ich als geheilt gelten und dann wird man mich frei lassen. Aber selbst, wenn ich wieder in Freiheit leben darf, werde ich es wieder tun. Es macht mir Spaß. Ich bin, was ich bin. Die Natur hat mich so gemacht. Es gibt nichts, was daran etwas ändern könnte. Stellen Sie sich vor, man würde Sie zu therapieren versuchen. Könnte man Ihnen die Lust an Männern nehmen?"

Überrumpelt und mit einem Ohnmachtsgefühl in den Gliedern starrte Robin auf den Fernsehbildschirm. Oben links tickerten die Sekunden im Videotext vor sich hin. Je mehr Zeit er gewinnen konnte, umso wahrscheinlicher war eine Standortbestimmung des Täters. Das, was ihn aber hauptsächlich beschäftigte, war die Kenntnis des Anrufers über seine Homosexualität. „Das können Sie nicht vergleichen. Sie sind krank. Ich bin es nicht."

„Das ist Ansichtssache. In den Augen vieler Leute sind auch Sie krank. Im Prinzip sind wir ziemlich gleich."

„Sind wir nicht. Ich verletze niemanden."

„Ich bin offen und ehrlich zu Ihnen und Sie lügen mich an?"

„Ich lüge nicht."

„In gewisser Weise sind wir beide anders in unserer Welt. Lassen Sie uns kein philosophisches Gespräch über's Knie brechen. Sie würden den Kürzeren ziehen. Sie verletzen seelisch, ich tue es körperlich. Seelische Narben heilen schlechter."

„Woher haben Sie meine Nummer?"

„Es wäre ein hilfreicher Tipp von mir, Ihnen das zu sagen, aber ich liebe die Freiheit."

„Sie sind nicht frei. Ihre Freiheit ist eine Illusion. Sie sind ein Opfer Ihrer eigenen Triebe. Einerseits wollen Sie, dass ich Sie schnappe, andererseits wollen Sie frei sein."

„Nennen Sie es innere Zerrissenheit oder meinetwegen Widersprüchlichkeit. Ich weiß es selber nicht. Aber ich bin. Dies wird mein letzter Anruf gewesen sein. Bitte finden Sie mich, bevor ich meine nächste Begierde finde."

„Warten Sie …"

„Nein. Ich warte auf *Sie.*"

Die Leitung war unterbrochen. Sofort wählte Robin die Nummer von Michael im Zollfahndungsamt.

„Von wo aus hat er angerufen?", fragte er hitzig.

„Der Anruf wurde von einem Funktelefon getätigt und kam aus dem Westpark. Gar nicht weit von dir. Die Bulldogge und Schwedler sind verständigt. Zugriff der Spezialeinheit erfolgt."

„Hast du einen Namen?"

„Tut mir leid, wir jagen ein Phantom."

„Gib Dobner durch, dass ich in zehn Minuten am Einsatzort bin."

Robin legte auf, schmiss sich in seine Winterklamotten und rannte aus der Wohnung auf die Straße hinaus.

30
10. Dezember 2008

Seit dem Anruf waren 11 Minuten vergangen. Robin lief zu Fuß durch verschlungene Gassen, durchquerte auch die, in der er sich kurz zuvor ein Gefecht mit Marius geliefert hatte. Er kaute Kaugummis gegen den Mundgeruch. Am Parkeingang entdeckte er die Bulldogge und den Marder abseits des Laternenscheins vor einer Bank diskutieren. Marder hielt etwas in der Hand. Zwei uniformierte Polizisten standen bei ihnen. Weiter hinten auf den Rasenflächen sah er SEK-Kräfte in voller Montur aus den Schatten auftauchen und den Lichtkegel einer Laterne durchkreuzen, bevor sie wieder von der Dunkelheit verschluckt wurden und sich im Verborgenen vorantasteten. Sie durchkämmten den gesamten Park in nordöstlicher Richtung, immerhin eine Fläche von rund 25 Hektar. Zur Sicherheit befand sich auch ein Präzisionsschütze unter ihnen. Sie trugen schwere ballistische Westen, Helme, Sturmhauben und waren jeweils mit einer Glock 17 ausgerüstet.

Robin hastete auf seinen Vorgesetzten zu.

„Und?", fragte er fieberhaft.

„Das hier", antwortete Dobner salopp und hob einen Asservatenbeutel, der ein Handy enthielt, „lag auf der Bank."

„Sonst nichts?"

„Wenn der Kerl über den Weg geflüchtet ist, wird es schwer, eine Spur zu verfolgen." Als hätte Dobner mit seinen Worten eine Gottheit heraufbeschworen, hörten sie leises Dröhnen, das allmählich anschwoll bis die Luft in ihren Ohren vibrierte. Das lärmende Rattern eines Helikopters donnerte über sie hinweg, einen Suchscheinwerfer vor sich herschiebend. Im stürmischen Getöse der Rotorblätter schwankten die Wipfel von Bäumen und Tannen. Der Pilot der Maschine begann den Park systematisch nach der Zielperson abzusuchen.

Ein Mitglied der Spezialeinheit hatte sich aus der Gruppe gelöst und stieß zu Robin, Dobner und Marder am Parkeingang. Der Mann hatte den Helm unter den Arm geklemmt, aber die Sturmhaube vermummte nach wie vor sein Gesicht. In der Öffentlichkeit entledigten sich SEK-Kräfte niemals ihrer Sturmhaube, denn Anonymität war der optimalste Schutz vor eventuellen Racheakten.

„Wir haben an allen Ein- und Ausgängen Wachen postiert und den gesamten Park abgeriegelt", unterrichtete er sie über den Verlauf der Operation. Seine Augen starrten mit stechendem Blick durch den waagerechten Schlitz der Sturmhaube, die eine geradezu unheimliche und autoritäre Aura erzeugte. Das repressive Auftreten sollte eine Zielperson einschüchtern. Die Konzentration des Mannes besiegte jede andere bequeme Emotion. „Wenn sich die Zielperson noch im Park aufhält, werden wir sie finden. Allerdings hatte sie nach der Standortbestimmung genügend Zeit, das Gebiet zu verlassen."

Die Tätigkeit im SEK war ein Knochenjob und erforderte körperlichen Einsatz in den unterschiedlichsten Extremsituationen, egal ob es sich dabei um Erpressung, Entführungen, Geiselnahmen oder Amokläufe handelte. Nach einem strengen Auswahlverfahren bestand der Hauptteil der Arbeit aus kontinuierlichen Trainingseinheiten und Einsätzen bei jeder Witterung. Nicht nur physische, auch psychische Belastbarkeit und soziale Kompetenzen wie Teamfähigkeit stellten Prämissen dar, die in lebensbedrohlichen Situationen unerlässlich waren. Innerhalb der Truppe musste man sich nicht nur mit Dienstzeiten von bis zu 14 Stunden anfreunden, sondern auch mit der Vorstellung, von der Waffe Gebrauch zu machen. Da die Anforderungen des SEK so hart waren, endete der Dienst in der Regel mit 35 Jahren. Wenn Robin daran dachte, wurde ihm ganz mulmig. Schließlich war er in zwei Jahren selbst 35. Noch unwohler wurde ihm im Moment aber bei der Vorstellung, die Zielperson könne sich in Luft auflösen.

Robin wandte sich an Marder. „Er darf nicht entkommen. Sonst haben wir ein wirklich hässliches Problem", sagte er unheilschwanger.

„Wieso?", fragte Marder.

„Der Mörder sagte, wir sollten ihn aufspüren, bevor er seine nächste Begierde findet. Für mich klang es nach einer Warnung. Er hat sein nächstes Opfer bereits anvisiert."

31
10. Dezember 2008

Der enge dreckige Hinterhof diente ihm als Schlupfloch. Da saß er nun eingekeilt zwischen unerträglich stinkenden Müllcontainern in der Hocke, presste sich die Wollhandschuhe ins Gesicht und weinte. Er spürte die Kälte, die durch seine Kleidung drang und ihm mit eisigen Pranken die Wirbelsäule aus dem Rücken zu reißen schien.

Das plötzliche Aufgebot an Polizisten jagte ihm einen ordentlichen Schrecken ein, auch, wenn er instinktiv damit gerechnet hatte. Obschon er blitzschnell geflohen war und knappe zwei Kilometer im Spurt zurückgelegt hatte, hörte er noch immer das Wummern des Hubschraubers, der über den Park schnurrte. Zum Glück begegnete er keinen Passanten, die ihn später verraten konnten.

Das alles hatte er nie gewollt.

Alle waren hinter ihm her. Und er konnte niemandem vertrauen.

Anfangs, vor etwa sechs Jahren, ahnte er bereits, welche Begierde in ihm ruhte und nur auf den passenden Zeitpunkt wartete, um ihre Erfüllung einzufordern. Damals konnte er das Verlangen nur schwer einordnen oder analysieren, weil er in seiner Umwelt keine Orientierungsmöglichkeit zum Vergleich hatte. In seiner Naivität entschied er sich, es als heimlichen Spaß aufzufassen. Es war spannend, anders zu sein und dabei nicht aufzufliegen. Auf Dauer setzte das Versteckspiel ihn jedoch unter Druck, tröstete sich mit der Zuversicht, dass die Zeit alles regelte und er irgendwann glücklich wurde.

Purer Irrglaube.

Er wurde zunehmend zum Außenseiter, der in der Öffentlichkeit den Durchschnittstypen mimte, sich nicht auszubrechen traute und die Konsequenzen fürchtete. Es war anstrengend, an der Supermarktkasse oder vor Bekannten so zu tun, als sei man durch die Leiden des Alltags ausgesaugt.

Seine Eltern bekamen von seinem persönlichen Martyrium nichts mit. Gelegentlich zog er sich für Wochen in die alte Garage zurück, in der er eine Art Atelier eingerichtet hatte. Dort ließ er seinen Fantasien freien Lauf und drückte sich durch plastische dreidimensionale Skulpturen aus, die er aus unterschiedlichen Materialien modellierte, meißelte oder schweißte. Schon in der Schule hatte er durch filigrane Tonarbeiten auf seine künstlerische Begabung aufmerksam gemacht. Seine Mutter betrachtete seine Kunstwerke stets mit einer Mischung aus Abscheu und Bewunderung. „Wahnsinn und Genie liegen nah beisammen", meinte sie. Im kreativen Gestalten vergaß er wenigstens für eine Weile, wer er war.

Auf dieser Welt waren alle gleich, außer er. Das dachte er jedenfalls und es erfüllte ihn nicht mit Stolz. Lange Zeit hatte er gesucht, einsam des Nachts in Dutzenden von Internetforen, hatte gehofft, jemanden zu finden, der so dachte und fühlte wie er.

Er machte es seinem Umfeld nicht zum Vorwurf. Es gab viel schlimmere Probleme als die seinen. Er war ein entscheidender Faktor, der anderen solche schlimmen Probleme bescherte. Das schlechte Gewissen nagte an ihm, fraß ihn auf, zerriss seine Seele, was wiederum unermesslichen Hass erzeugte, der sich auf alles und jeden richtete – vor allem aber auf sich selbst. Der Polizist am Telefon hatte recht gehabt: er war ein Opfer seiner Triebe, die ihn oft an seine Grenzen brachten.

Sein Lebenslauf war kurz, aber gleichzeitig so komplex und anarchisch, dass er ihn nicht begriff. Dabei standen die Weichen von Anfang an positiv. Warum sich sein Leben dann für das Gleis aus Andersartigkeit und Isolation entschieden hatte, blieb ihm ein Rätsel.

Manchmal saß er in der Stadt und beobachtete Menschen, mit Vorliebe junge Paare, die ihr Glück teilten, vertraut Hand in Hand durch die Einkaufspassagen schlenderten und sich küssten. In diesen Augenblicken flammte die Sehnsucht in ihm auf, wünschte sich auch einen Partner, mit dem er innig sein konnte und die Liebe aus sich herausschreien konnte.

Er wollte endlich frei sein. Warum schloss er sich selbst in ein Gefängnis?

Er wollte durch die Sonne laufen. Warum verkroch er sich in der Dunkelheit?

Er wollte endlich lieben. Warum hasste er dann?

Er wollte endlich stark sein. Warum erschöpfte er seine Kraft dann damit, sich von der Welt abzukapseln?

Zweimal hatte er bemerkt, was es anrichtete, wenn er es in einem schwachen Zustand nicht mehr schaffte, zu verdrängen. Dann brach sein dunkler Wesenszug durch und ließ ihn Taten begehen, die ihn selbst so sehr schockierten, dass er sich selbst verachtend einschloss und keinen Blick mehr in den Spiegel werfen konnte. Wenn er ganz tief in sich hinein horchte, wusste er, dass er diese innere Zerrissenheit nicht leben wollte. Er glaubte, ein friedliches Leben in Freiheit war nur möglich, wenn er sich für einen seiner Wesenszüge entschied. Wieder und wieder beschäftigte ihn die Frage, mit welchem Wesenszug er glücklicher wäre. Mit dem dunklen oder dem hellen? Würde er einen von beiden vermissen?

Im Winter brachen ständig die Depressionen durch. Schon Ende Oktober begannen ihn düstere Gedanken heimzusuchen. Das ganze Leben in all seinen verlogenen Facetten und falsch wähnenden Hoffungen kollabierte und der Zusammenbruch konnte durch keinen sonnigen Tag getrübt werden. Auf Dauer ließ es sich so nicht aushalten, wenn er wirklich leben, wenn er wirklich frei sein wollte. Mit dem Blick auf die vielen kommenden Jahre fühlte er sich noch winziger, noch erbärmlicher, wie jemand, der es verdient hatte, sich hier zwischen den stinkenden Containern zu verstecken.

Er ließ sich mit dem Hintern auf den klammen Boden rutschen, zog die Knie an die Brust und schlang die Arme um die Beine. Am liebsten hätte er sich so klein gemacht, dass er verschwunden wäre. Er fühlte sich ausgestoßen an diesem Ort, aber bedeutungsvoller als in seiner Wohnung.

Am Ende zerstörte Angst alles.

Und er hatte niemanden zum Reden. Niemanden, der ihm aufrichtig zuhörte. Es half ihm lediglich, zu verdrängen. Momentan war er ausgeglichen dabei, fühlte sich glücklich. Doch wie lange noch? Wann brach sein dunkler Wesenszug wieder durch?

Liebe ist unberechenbar.

Er war unberechenbar.

32
11. DEZEMBER 2008

Er brach an, der schlimmste Tag des Jahres. Eine neue Runde im Strudel der skurrilen Krisen. Robin wollte gar nicht daran denken. Und obendrein würde der Morgen auch noch in einer Psychiatrie beginnen. Unmotiviert wälzte er sich auf die Seite und knallte die Faust auf den

Wecker, der auf Anhieb Ruhe gab. Er hatte das nervtötende Ding aus Gewohnheit vorm Schlafengehen eingeschaltet und vergessen, dass er heute etwas ausschlafen konnte. Aus Versehen erwischte er den falschen Knopf und so weckte ihn um acht Uhr erneut die plärrende Stimme eines Nachrichtensprechers. Unter anderem war auch Seederstedt mit den bizarren Leichenfunden Titelthema. Es war soweit. Die hiesigen Verbrechen erlangten überregionales Interesse. Heerscharen an Reporterteams und Übertragungswagen würden tagsüber in die Stadt einfallen, wie es damals bei FFC der Fall gewesen war.

Wie gerädert rappelte er sich hoch, obwohl sich jedes Molekül seines Körpers dagegen sträubte. Im Badezimmer betrachtete er sein zerknautschtes Spiegelbild. Eine halbe Stunde benötigte er, um, wie er meinte, der Welt da draußen optisch halbwegs ansprechend gegenüber zu treten.

Im Kühlschrank herrschte Ebbe. Ein paar verschrumpelte Karotten lagen im Gemüsefach und auf dem Frischkäse wucherten bunte Schwämme. Das einzige, was er vorrätig hatte, waren zwei Flaschen Gin, eine Pfütze Raki und Tonic Water. Also würde es wahrscheinlich ein Imbiss auf der Strecke zur Klinik werden. Er hatte nicht mal Zeit, um einzukaufen. Aber bei aller Hektik passte es ihm ganz gut in den Kram, über all das, was um ihn herum geschah, nicht tiefsinniger nachdenken zu müssen. Über Menschen, die von Erbrochenem angetan waren, über Menschen, denen es Lust bereitete, ihresgleichen zu zerstümmeln, über Menschen, die zum Schreien in den Wald gingen, über Menschen, die ihren Körper verkauften, über Menschen, die für Körper bezahlten und über Väter, die auf dem Friedhof einsam Gitarre spielten. Und nicht zuletzt über Mütter, die Möbel aus dem Fenster warfen.

Er verköstigte Enver mit dem letzten Apfel, den er achtelte und ihm in einem kleinen Glasschälchen servierte. Das Terrarium sah schrecklich ungepflegt aus, aber er hatte keine Zeit, um sich jetzt darum zu kümmern. Schon seit einer Weile schwelte in seinem Hinterkopf die Einsicht, dass er sich nicht anders verhielt als der Zooladenbesitzer, der Enver damals mit mehreren Artgenossen in einem viel zu kleinen und verschmutzten Behältnis zum Verkauf anbot.

Auf dem Handydisplay wurde der Eingang diverser Messages angezeigt; unpersönliche Geburtstagsgrüße, wahrscheinlich zwischen Tür und Angel abgeschickt. Die ersten waren schon mitten in der Nacht eingetroffen. Seltsamerweise stammten die Nachrichten ausnahmslos von verflossenen Liebschaften und Jungs, die noch auf eine Nacht mit ihm hofften.

Wenn nicht die geringe Möglichkeit bestand, dass dieser Verrückte noch mal bei ihm anrief, hätte er das Ding einfach ausgestellt. Weil es ein strapaziöser Tag werden würde, wollte er sich wenigstens den Morgen versüßen. Er packte Schwimmzeug in den Rucksack, fuhr ins Hallenbad und schwamm seine Bahnen. Als er in den Rückenkraul wechselte, behielt er durch die Schwimmbrille den Beckenrand im Auge und wünschte sich etwas Knackiges herbei. Aber um diese Uhrzeit waren die Handtuchfächer noch ziemlich leer. Lediglich ein paar Rentner trafen sich zur Wassergymnastik und eine Klasse kreischender Schulkinder machte Schwimmübungen in einem kleineren Becken. Zu gern stellte er sich Leon vor, der in der Umkleidekabine auf ihn wartete.

Nach der Erfrischung fühlte er sich wach und vital und bemerkte, dass er wenigstens für ein paar Minuten weder an den Fall noch an Magdalene gedacht hatte. Im Auto lobte er seine Standheizung und rief Armestran an. Der teilte ihm mit, dass der Anrufer nicht ermittelt werden konnte. Es handelte sich bei dem gefundenen Handy um ein altes Modell von 1999, das im Laufe der Jahre mehrfach den Besitzer gewechselt hatte. Allerdings wurde eindeutig nachgewiesen, dass die gesicherten Fingerabdrücke am Gehäuse identisch mit denen aus Torben Balthasars Wohnung waren.

„Ich dachte, wir leben in einer Welt, in der heutzutage nichts mehr geheim gehalten werden kann?", schnaubte Robin gereizt. „Wir fliegen ins gottverdammte Weltall und können den Nutzer von dem Handy nicht ausfindig machen?"

„Lass deine Wut nicht an mir aus", verteidigte sich Armestran. „Ich kann nichts dafür. Der Kerl muss dauernd die Telefonkarte ausgetauscht haben."

„Das war unsere einzige Chance", seufzte Robin. „Er wird nicht wieder anrufen."

„Warum glaubst du das?"

„Er hat das Telefon absichtlich im Park gelassen. Er will, dass wir ihn finden. Es muss irgendeine Spur geben."

„Vielleicht haben wir was übersehen."

„Wir reden später."

„Okay."

Eine Stunde wartete er auf dem harten Plastikstuhl in dem grell beleuchteten Korridor und malte sich Varianten aus, wie das kommende Gespräch ablaufen würde. Es war ihm alles nicht ganz koscher. Er fürchtete sich vor dem Gespräch und dachte unwillkürlich an sterile Zimmer und Dekubitusmatratzen. Noch nie zuvor war er in einer psychiatrischen Klinik gewesen. Er hatte sich ein schlimmeres Bild gemacht, als ihn letztendlich erwartete. Die Korridore waren mit Engeln, Sternen und Kränzen an den Türen geschmückt. Im gläsernen Kabuff der Stationsschwester stand ein Plastikweihnachtsbaum auf dem Schreibtisch. Der Raum war ein Mix aus Aufenthaltsraum und Bereitschaftszimmer mit Medikamentenfächern, in die ein Pfleger gerade sorgfältig Tabletten einsortierte. Ich habe den falschen Beruf gelernt, dachte Robin, während er den attraktiven Burschen durch die Scheiben neugierig beobachtete. Er lenkte ihn nur kurzzeitig von dem Patienten ab, den man in einem abenteuerlichen Rollstuhl direkt neben dem Eingang zum Bereitschaftszimmer geparkt hatte. An den Armlehnen war ein Speisenbrett montiert, von dem er sein Frühstück einnehmen konnte. Robin hatte keine Ahnung, was dem alten Mann fehlte, aber er schien eine schwere geistige Behinderung zu haben. Die ganze Zeit schon brabbelte er sich etwas in den Bart und spuckte hin und wieder zerkaute Nahrung auf den Teller zurück. Robin kannte den Umgang mit solchen Menschen nicht, mied den Blickkontakt und tat so, als schaue er sich irgendwelche Dinge an, die außergewöhnlicher waren als das Essverhalten seines Gegenübers. Manchmal sah er aus den Augenwinkeln das penetrante Starren des Patienten und hoffte innig, er spräche ihn nicht an. Ein aufgeweichtes Stück Brot floss ihm als breiige Speichelmasse am Kinn hinunter und tropfte auf sein Lätzchen. Robin wandte angeekelt den Kopf zum Pfleger, der durch die Tür in den Korridor trat und die Essmanieren seines Schutzbefohlenen kontrollierte. Er säuberte seinen Mund mit dem Lätzchen, schnitt ihm das Brot klein und drückte ihm eine Gabel in die Hand. „Und nicht mehr kleckern", monierte er und schottete sich dann wieder in dem Raum ab.

Da hatte Robin sich die allergrößte Mühe gegeben, nicht mit dem Klientel der Klinik in Berührung zu kommen, während er auf die Station ging und dann ließ man ihn ausgerechnet bei diesem Härtefall auf Dr. Bensen warten.

So will ich nicht enden.

„Bitte lesen Sie mir den Brief vor!" Der Greis sprach ihn an. Tatterig hielt er ihm eine Serviette hin. „Bitte lesen Sie mir den Brief vor!"

„Bitte?", fragte Robin und schaute sich hilflos nach Personal um.

Der Pfleger war jedoch in einen Hinterraum verschwunden.

„Lesen Sie mir den Brief vor!" Die Augen des Mannes blickten resigniert und flehend drein. Es zerbrach Robin fast das Herz.

„Das ist kein Brief", antwortete er. „Das ist Ihr Sabberlappen."

„Lesen Sie mir den Brief vor!"

Der Mann beugte sich nach vorn und das Tablett quietschte unter seinem Gewicht. Er legte sich mit der Brust auf den Tellerrand, so dass sich die andere Seite anhob wie das Heck der Titanic kurz vor dem Untergang. Das schüttere Haar fiel ihm ins Gesicht. Er streckte sich immer weiter nach vorn und wedelte mit der Serviette in der Hand. Ungewollt schob er die Tasse mit dem Ellenbogen an die Kante des Tabletts. Robin dachte nach, wie er sich verhalten sollte und noch währenddessen öffnete sich mit einem leisen Summton die automatische Tür zum Ausgang. Ein pummeliger Arzt eilte in den Gang, der lange Kittel flatterte hinter ihm wie ein Nachtgespenst. Er kam direkt auf Robin zu und schüttelte ihm die Hand. Robin erhob sich.

„Herr Fox?"

„Ja."

„Ich bin Dr. Bensen. Ich war gestern bei der Aufnahme Ihrer Mutter zugegen. Ich bin Stationsarzt hier in der Gerontopsychiatrie."

„Ich bin gespannt, was Sie zu sagen haben", antwortete Robin.

Bensen lächelte. „Alles halb so wild."

„Wie geht es ihr?"

„Bestens. Machen Sie sich keine Sorgen. Gehen wir in mein Büro. Dann kläre ich Sie auf." Bensen drehte sich zu dem Mann, der noch immer darum bat, ihm irgendeinen Brief vorzulesen. „Was haben Sie denn angerichtet, Herr Schneider?", fragte Bensen schmunzelnd. „Sie sollen doch Ihr Essen kauen und nicht auf dem Boden verteilen." Mit Mühe und empathischer Sorgfalt fasste er dem Mann an der Schulter, lehnte ihn sanft zurück und schob die Tasse an den Teller heran. „Jetzt schön so sitzen bleiben. Und wenn Sie aufgegessen haben, liest Ihnen jemand den Brief vor."

Robin folgte dem Arzt in ein ordentliches Büro, das überwiegend von Aktenschränken bevölkert wurde. An den Wänden hingen eingerahmte Poster, auf denen die Gesichter alter fröhlicher Menschen abgebildet waren. Jedes trug einen anderen Textzug: *Ich habe endlich wieder Lust zu leben* oder *Jedes Leben ist lebenswert*. Mit dem Patienten auf dem Flur hatten diese Portraits nur wenig zu tun.

Bensen zog einen Besucherstuhl vom Schreibtisch, bat Robin,

Platz zu nehmen und setzte sich dann selbst in einen ergonomisch geformten Ledersessel. Robin war unbehaglich zumute, als säße er auf der Strafbank, obschon es dazu keinen Anlass gab. Das fleischige Gesicht mit der Knollennase, den buschigen Augenbrauen und den Krähenfüßen strahlte eine auflockernde Heiterkeit aus. Zudem verliehen ihm das schlohweiße dichte Haar und der Schnurbart etwas Weises. Er schlug die Beine übereinander, legte die Hände auf dem oberen Knie ab und informierte Robin zunächst trocken darüber, dass Magdalenes Bluthochdruck weiterhin mit Betablockern behandelt wurde.

„Ihre Mutter scheint früher ein sehr bewegtes Leben geführt zu haben", sagte Bensen. „Das kommt jetzt vielleicht zum Tragen."

„Aber warum ausgerechnet jetzt?"

„Nun, sie hat offenbar keine richtige Beschäftigung mehr und viel Zeit zum Nachdenken. Zeit, die ihr früher gefehlt hat."

„Mag durchaus sein."

„Ihr geistiger Zustand ist absolut stabil. Sie hat beim Demenztest sehr gut abgeschnitten."

„Also befindet sich die Demenz noch in einem frühen Stadium?"

„Eine Demenz verursacht keine olfaktorischen Wahnvorstellungen."

„Verschonen Sie mich mit dem Fachgeschwafel!" Robin schlug mit der geballten Faust zornig auf die Schreibtischplatte, so dass die Schreibutensilien klappernd auf und ab sprangen. „Verdammt noch mal, sagen Sie mir einfach, was meine Mutter hat!" Pikiert schaute er seitlich auf den Boden und bereute seinen Ausraster. „Entschuldigung. Ist alles ein bisschen viel im Moment."

„Sie brauchen sich nicht zu entschuldigen", entgegnete Bensen unbeeindruckt und legte die Stifte wieder in ihre ursprüngliche Position. „Ihre Mutter ist nicht dement. Sie hat eine Alterspsychose."

„Was?" Die Diagnose überraschte Robin. Langsam löste er sich aus seiner katatonischen Körperhaltung.

„Sie haben richtig gehört. Sie hat eine Psychose. Noch dazu eine, die wir medikamentös recht gut in den Griff bekommen können. Ich habe mich heute Morgen mit ihr ganz normal unterhalten können. Sie schien auf meine Fragen offen und ehrlich geantwortet zu haben und das ist wichtig für eine Diagnose."

„Dr. Villmann hat auch gesagt, dass sie einen klaren Eindruck mache."

„Sehen Sie? Mit etwas Glück wird sie nicht einmal eine permanente Betreuung brauchen. Wobei ich Ihnen raten würde, sich für die Zukunft nach einem passenden Heim umzuschauen. Vielleicht gibt es ja auch in Ihrer Familie jemanden, der sie aufnehmen möchte. Vielleicht sogar Sie."

„Unsere Familie besteht nur aus uns zwei." Robin überkam auf einmal ein schlechtes Gewissen, weil er es nie in Erwägung gezogen hatte, Magdalene bei sich aufzunehmen, obwohl es Menschen gab, die es trotz einer Position wie der seinen für ihre Mutter getan hätten. „Ich habe einen Beruf, der flexible Arbeitszeiten erfordert und bin fast den ganzen Tag unterwegs. Meine Wohnung ist viel zu klein. Ich kann sie unmöglich ..."

„Sie müssen sich nicht vor mir rechtfertigen", schnitt Bensen ihm das Wort ab. „Ich sage Ihnen nur, dass Ihre Mutter auf Dauer nicht allein in einer Wohnung leben kann. Wie Sie mit der Situation umgehen, ist ganz allein Ihre Sache."

„Was hat die Psychose ausgelöst?"

„Chemische Prozesse im Gehirn sind manchmal nur schwer nachvollziehbar. In unserer Unterhaltung sagte sie, in ihrer Wohnung habe alles stark nach Mottenkugeln gestunken ..."

„Das tut es auch."

„... und sie hat mit dem alten Parfüm ihres verstorbenen Ehemannes versucht, diesen Gestank zu neutralisieren. Am Ende hat sie zuviel genommen und wollte es in der Toilette entsorgen. Dabei ist ihr das Parfüm aus Versehen über die Hand gelaufen und durch die Hautporen in den Körper eingedrungen."

„Ich war in der Wohnung. Es hat dort nicht nach Parfüm gestunken. Es hat gerochen wie immer. Miefig eben."

„In der Realität Ihrer Mutter ist es geschehen. Im Wahn. Und das müssen wir ernst nehmen. Sie war so verzweifelt, dass sie sterben wollte. Sie sagte, sie habe ihre beste Kleidung ausgewählt, damit sie im Sarg hübsch aussehe."

„Auf ihrem Stuhl lag tatsächlich eine frisch gebügelte Kombination. Sie hat was von Engeln gefaselt."

„Möglicherweise ihre Wunschvorstellung vom Todeseintritt."

Nach und nach konnte Robin die Erinnerungen sortieren. Alles, was Dr. Bensen erzählte, ergab plötzlich einen Sinn. Deshalb hatte Magdalene die Wäsche in die Badewanne geworfen: weil sie sie waschen und vom Parfümgeruch befreien wollte. Und deshalb hatte sie mit konsequentem Willen ihr Bett aus dem Fenster geschmissen. Sie wollte alles wegschaffen, was ihrer Meinung nach Parfüm stank.

„Wir werden sie mit einem Antipsychotikum medikamentös einstellen und müssen dann erstmal abwarten."

„Wie lange wird sie hier bleiben?"

„Wir beobachten sie vorerst über einen Zeitraum von zwei Wochen. Vielleicht kann sie aber auch schon früher entlassen werden."

„Was raten Sie mir?"

„Entweder sie kümmern sich um einen ambulanten Pflegedienst, der einmal täglich bei Ihrer Mutter nach dem Rechten schaut oder Sie kümmern sich um einen Platz im Altenheim."

„Dagegen wehrt sie sich."

„Sie wird sich den Umständen anpassen müssen. Sie können sie ja auch mal zur Probe in ein Heim mitnehmen und zeigen, dass die Wohnverhältnisse dort nicht schlecht sind. Außerdem wird sie wieder Gesellschaft haben. Ich rate dringend zu einer Hüft-OP und werde sie nach dem Aufenthalt in unserer Klinik ans städtische Krankenhaus überweisen."

„Auch dagegen hat sie sich immer gesträubt."

„Ich werde ihr erklären, dass sie eine Heilungschance von 100 Prozent hat. Körperlich kann sie aufgepäppelt werden. In einem Vorort von Seederstedt gibt es ein neues Sanatorium, liegt ganz idyllisch an der Aller. Dort kann sie die Ergotherapie machen und sich auskurieren. Danach müssen Sie sich entscheiden, ob Sie sie tatsächlich in die alte Wohnung zurückgehen lassen wollen. Ich kann Ihnen helfen, alles Erforderliche in die Wege zu leiten."

Nach dem Gespräch fiel Robin ein Stein vom Herzen. Er hatte mit einem weitaus unbefriedigenderen Ergebnis gerechnet. An der Tür sagte Bensen: „Darf ich fragen, was Sie beruflich machen?"

„Ich bin Polizist."

„Und ist alles in Ordnung bei Ihnen?"

„Wie meinen Sie das?"

„Ich will Ihnen nicht zu nahe treten, aber Sie wirken etwas gestresst."

„Bin ich auch."

„Haben Sie eine Möglichkeit, den Stress abzubauen?"

„Das mache ich hauptsächlich durch Sport", sagte Robin gleichgültig. In Gedanken fügte er hinzu: Manchmal, wenn der Trubel mir über die Ohren wächst, geh ich auch in einen Darkroom und denke mir, leckt mich doch alle am Arsch. Naja, und das tun dann ja auch alle.

Zusammen mit Bensen stattete er Magdalene einen Besuch auf ihrem Doppelzimmer ab. Aber sie hatte die Augen geschlossen und schlief friedlich mit gefalteten Händen auf der Bettdecke. Das zweite Bett war frei.

„Lassen wir sie schlafen", sagte Bensen.

Robin widersprach nicht. Es kam ihm ganz recht.

33
10. DEZEMBER 2008

Die Straßen waren nass, die Luft feucht. Der Asphalt dampfte von der Sonnenstrahlung, die sich durch den dichten Morgennebel kämpfte.

Es würde ein schöner Winter- und ungewöhnlich warmer Dezembertag werden. Trotzdem wünschte sich Robin sein Ende herbei.

Eine halbe Stunde nachdem er die Klinik verlassen hatte, fuhr er durch das Tor auf den Präsidiumsparkplatz. Um nicht überflüssig vielen Kollegen zu begegnen, schlich er sich durch den Kellereingang ins Gebäude und achtete vor dem Betreten des Treppenhauses darauf, dass es menschenleer war. Dann pirschte er sich auf leisen Sohlen nach oben ins Büro vor. Armestrans Platz war verlassen. Und auf seinem eigenen stand ein Teller aus der Kantine, belegt mit einem Brownie. In der weißen Schokoladenglasur steckte eine bunte zigarettengroße Kerze. Neben dem Teller hatte jemand ein kleines, liebevoll in Geschenkpapier gewickeltes Päckchen drapiert. Ein gelbes Kuvert lehnte daneben. Robin öffnete den Umschlag und zog die Karte heraus. Sie war mit irgendeinem dummen Spruch bedruckt, den er sich gar nicht erst durchlas. Er klappte sie auf und erkannte Alex' Handschrift. *Ich weiß, dass Du mich gerade dafür hasst, aber ich kann nicht anders. Und es gibt auch nur einen kleinen Brownie, damit Du Dir die Figur nicht versaust. Alles erdenklich Liebe und Gute wünscht Dir Deine Alex.*

Sie fraß an ihm einen Narren. Ihre Brownies waren unter den Kollegen berühmt berüchtigt und Robin konnte es sich nicht verkneifen, von einer Ecke zu naschen. Richtigen Hunger verspürte er nicht, hatte er sich doch in der Klinikcafeteria mit Rührei und

Schinken vollgestopft.

Armestran öffnete grinsend die Tür und Robin hob mit einer Abwehrgeste den Arm. „Ich will nichts hören!"

„Woher willst du denn wissen, was ich zu sagen habe?" Armestran schaute auf den Brownie und setzte sich dann an den Schreibtisch. „Wenigstens deine Freundin darf höflich sein."

„Gibt's was Neues?"

„Diana Kerschner wartet im Besprechungsraum auf dich. Sie hat gesagt, dass sie dich sprechen will. Und zwar *nur* dich. Ist nach der Pressekonferenz gleich hier geblieben."

„Mann, bin ich beliebt."

„Bist du mit den Protokollen fertig?"

„Nein, wann sollte ich das denn erledigen? Habe noch nicht mal damit angefangen."

„Die Identität der Leiche aus dem Moor ist geklärt."

„Großartig!" Das war der Impuls, der der Ermittlung den entscheidenden Antrieb geben konnte.

„Kerschner wird dir mehr sagen können. Es ist tatsächlich eine Frau. Sie heißt Annabella Lind."

„Und wie war die Pressekonferenz?"

„Marder hat offiziell bestätigt, dass eine weitere Leiche gefunden wurde und sie im Zusammenhang mit Torben Balthasars Ermordung gebracht wird. Die Presse weiß jetzt also, dass wir es mit einem Serientäter zu tun haben. Konrad Balthasar musste unter falschem Namen in einem Hotel abtauchen, weil die Journalisten seinen Vorgarten belagern. Und es trudeln erste Beschwerden von Naturschützern über Kamerateams ein, die unbesonnen und fahrlässig durch die Fauna des Birkenbruchs trampeln. Marder hat auch erklärt, dass wir keine Anzeichen für Ritualmorde sehen. Robert Harms hat zu seinem Artikel im Seederstedter Tagesblatt keine Stellung bezogen." Armestran strich sich den Schuh vom Fuß, zog ihn auf die Sitzfläche des Stuhls und massierte seine Zehen. „Ich hab von gestern Nacht gehört. Der Kerl hat dich wieder angerufen?"

„Ja. Es ist seltsam." Robin legte nachdenklich die Hand ans Kinn. „Irgendwie glaube ich ihm. Er klingt so verzweifelt, was nicht heißen soll, dass ich Mitleid mit ihm hätte, aber er scheint über seine Taten selber bestürzt zu sein. Er ist sehr höflich am Telefon und will festgenommen werden, bevor er seine nächste Begierde findet."

„Die Ankündigung eines nächsten Opfers?"

„Vermutlich. Vielleicht ist es auch nicht das dritte Opfer. Es ist durchaus in Erwägung zu ziehen, dass er schon mehrmals getötet hat, die Leichen aber noch nicht gefunden wurden."

„Die Frage nervt dich, aber sie ist berechtigt: woher hat er deine Nummer?"

„Ich denke pausenlos drüber nach. Ich komme zu keinem Ergebnis." Robin überlegte, ob er Armestran davon erzählen sollte, dass der Täter im Besitz privater Details über ihn war, doch er ließ davon ab. Er wollte ihm nicht sagen müssen, um welche prekären Details es dabei ging.

„Lass die Schöne nicht länger warten." Armestran zwinkerte ihm zu und nickte in Richtung Tür.

Robin verstaute das Geschenk in der Schreibtischschublade und ging zum Besprechungsraum. Da die Deckenbeleuchtung ausgeschaltet und die Metalljalousien heruntergelassen waren, herrschten dürftige Lichtverhältnisse. Das Sonnenlicht, das zäh von draußen durch die Lamellen in den Raum floss, reichte nicht annähernd aus, um eine freundliche Atmosphäre zu schaffen. Irgendjemand hatte den zum scheitern verurteilten Versuch unternommen, den Konferenztisch zu dekorieren. Auf ihm stand eine geriffelte Glasvase mit gelben Narzissen, die einen süßlichen Blütenduft verbreiteten.

Robin betätigte den Lichtschalter und die Leuchtstoffröhren sprangen flackernd an. Diana Kerschner saß am Tisch, ihre Hände ruhten auf einem speckigen Lederranzen, den sie vor sich abgelegt hatte. Als sie Robin erblickte, stand sie auf und schob den Stuhl mit der Ferse zurück. Über der Rückenlehne hing ihre rote Jacke. Sie schüttelte ihm die Hand.

„Guten Morgen, Herr Fox."

„Hallo, Frau Kerschner." Erneut nahm er ihr schlichtes Make Up wahr und zusätzlich einen feinen unaufdringlichen Parfümduft. Ihr leicht gewelltes Haar fiel ihr über die Schulter, eine einzige Strähne hatte sich in ihr schmales Gesicht verirrt.

„Ich hätte es Ihnen genauso gut faxen können", sagte sie und nestele unstet an ihren Ärmeln, unter dessen Säumen dürre Handgelenke hervorlugten. „Aber ich dachte, ich zeig's Ihnen lieber persönlich und mache gleichzeitig noch einige Anmerkungen." Sie ging zu ihrer Tasche, stellte sie hochkant, klappte den Deckel auf und holte einen altersblanken Ordner heraus. „Nach der computergenerierten Animation des Gesichts habe ich das Bild sofort an alle Landeskriminalämter geschickt. Ihre Kollegen in Schwerin konnten auf Anhieb die Identität des Opfers bestätigen. Es handelt sich dabei um ein Mädchen namens Annabella Lind. Sie wurde am 7. Juni 2006, also vor rund zweieinhalb Jahren, als vermisst gemeldet. Zu dem Zeitpunkt war sie 19 Jahre alt."

„19?", wiederholte Robin betroffen. „Sind Sie ganz sicher?"

„Der menschliche Schädel besteht aus bis zu 30 Fragmenten, die erst nach und nach zusammenwachsen und an den betreffenden Stellen zackenförmige Nähte hinterlassen. Bei Menschen über 30 Jahre sind die Nähte geschlossen, bei Menschen unter 30 sind sie es nicht. Außerdem konnten wir DNS extrahieren und die wird letztendlich einwandfrei die Identität des Mädchens beweisen."

„Jetzt haben wir endlich einen Namen, mit dem wir arbeiten können."

Kerschner blätterte den Ordner auf, lockerte den Klemmbügel und drückte den Hebel der Exzentermechanik nach unten. Sie entnahm ihm nacheinander zwei Ausdrucke im A4-Format, die durch Laminierung vor äußeren Einflüssen geschützt waren. „Hier haben wir einmal die Simulation und einmal das Originalfoto", sagte sie. „Diese Dokumente werden Ihre Dienststelle selbstverständlich auch auf dem offiziellen Weg erreichen." Sie legte die Abbildungen nebeneinander auf den Tisch.

Robin beugte sich darüber und lotete sie mit kritischem Blick aus. Die Ähnlichkeit zwischen der Computersimulation und dem Originalfoto war frappierend. Mimische Muskulatur, Stirn, Haare, Mund- und Nasenpartien sowie die Stellung der Augen: Jede anatomische Einzelheit war berücksichtigt worden. Lediglich die Imitation des Unterkiefers und die helle Hautfarbe wichen um ein paar Nuancen von der Realität ab. Ohne Zweifel aber ließen die Merkmale auf eine europäische Herkunft schließen.

„Weil der Unterkiefer nach wie vor nicht auffindbar ist", erklärte Kerschner, „ist das der einzige Bereich, der nicht zuverlässig rekonstruiert werden konnte. Trotzdem dürfte damit die Identität der Person bewiesen sein."

Annabellas lebendiges Lächeln und ihr blühendes Kolorit jagten Robin eine Gänsehaut über den Nacken. Das Foto war eine Momentaufnahme mitten aus dem Leben, der Hintergrund unerkennbar verschwommen. Falls tatsächlich jemand aus seinem näheren Kreis mit den Morden zu tun hatte, verlor er sein Urvertrauen in die Menschheit.

Kerschner holte ein weiteres Foto aus dem Ordner und legte es zu den anderen. „So, hier haben wir noch eine Aufnahme vom Oberkiefer. Und die hat mich stutzig gemacht. Die Backenzähne sind intakt, aber die Schneide- und Eckzähne fehlen. Nur die Wurzeln stecken noch. Ich konnte mir zuerst keinen Reim darauf machen, aber dann habe ich Abschürfungen am Pflugscharbein und am Flügelfortsatz des Keilbeins gefunden. Das sind die Knochenregionen hinter dem Gaumen. Ich vermute, dass der Unterkiefer vielleicht per Hebelwirkung mit einem langen harten Gegenstand entfernt wurde. Vielleicht mit einem Brecheisen oder so."

Als Robin die klaffende Lücke im oberen tiefbraunen Gebissteil und die Erdreste in den Zahnzwischenräumen sah, brach ihm der Schweiß aus und er hoffte, dass an dieser These nichts stimmte und wenn doch, das Mädchen zu dem Zeitpunkt bereits tot war. „Können Sie mir noch etwas über das Opfer sagen?"

„Anhand des Skelettmaterials können wir so ziemlich alles herausfinden. Alter, Geschlecht, Erkrankungen des Skelettsystems und geographische Herkunft. Aber unsere Untersuchungen laufen noch. Bis jetzt kann ich nur sagen, dass Annabella eine Hüftdysplasie hatte, die wahrscheinlich in der Kindheit unzureichend behandelt wurde."

„Was ist eine Hüftdingsbums?"

„Eine Hüftreifeverzögerung bei Neugeborenen. Tritt bei Mädchen häufiger auf als bei Jungen."

„Woran erkennen Sie das?"

„Wenn Sie an anthropologischer Arbeit interessiert sind, können Sie mich gern in der Fakultät besuchen."

Weil er sich nicht sicher war, in welcher Absicht sie die Einladung aussprach, lenkte er einfach ab: „Wurde Annabella ein bestimmtes Präparat verabreicht?"

„Da muss ich leider passen. Könnte schwierig werden, das herauszufinden." Kerschner heftete die Fotos in einer Sammelmappe ab, schloss den Ordner und packte ihn in die Tasche zurück. „Herr Fox", sagte sie und starrte ihn dabei mit einem Blick an, der nach einer fehllosen Antwort verlangte, „was um alles in der Welt tut ein Mensch mit einem abgetrennten Unterkiefer?"

„Da muss *ich* leider passen", entgegnete er.

34
11. Dezember 2008

Annabella Linds Identifizierung ließ den Mord an Torben in einem anderen Licht erscheinen und setzte eine enge Kooperation mit den Kollegen in Schwerin voraus. Noch am selben Tag wollten sie einen ihrer Leute nach Seederstedt schicken, einen Mann namens Gerker, der mit dem Fall von Annabella Lind vertraut war. In einem ersten Telefonat informierte das zuständige Schweriner Kommissariat über die groben Erkenntnisse nach der Vermisstenmeldung im Jahr 2006 und Marder tauschte sich mit der dortigen Staatsanwaltschaft aus. Demnach waren seit Verschwinden der 19-jährigen mehrere Hinweise aus der Bevölkerung eingegangen. Etliche Personen wollten das Mädchen lebend und nicht in Begleitung einer anderen Person gesehen haben. Doch keiner der Hinweise stellte sich als hieb- und stichfest heraus. Die Eltern lebten in ständiger Angst und hofften, dass ihre Tochter lediglich ausgerissen und nicht einem Verbrechen zum Opfer gefallen war. Sie hatten in den Medien mehrfach Aufrufe an Annabella und ihren möglichen Entführer gestartet. Gegenüber der Presse appellierten sie eindringlich an sie zurückzukehren.

Bis heute gab es keine konkreten Anzeichen für ein Gewaltverbrechen. Obwohl mit jedem Tag der Optimismus sank, war es genauso gut denkbar, dass Annabella aus unbekannten Gründen untertauchte. Nun hatten sich alle Hoffnungen zerschlagen und man würde den Linds die schreckliche Nachricht überbringen müssen.

Annabella war damals auf dem Weg zur Schule spurlos verschwunden. Weil Indizien darauf hindeuteten, dass sie einen Mann in einem Chatroom kennenlernte, konzentrierten sich die Ermittlungen nicht allein auf den Raum Schwerin.

Zudem forderte Dobner den Fallanalytiker Ulrich Barkhausen von der Dienststelle für operative Fallanalysen, der OFA, an. Dass eben jener Experte zu Rate gezogen wurde, zeugte von der Bedeutungsschwere, die den Verbrechen an Torben und Annabella beigemessen wurde.

Dank der hohen Aufklärungsquote von Morddelikten in Deutschland mit herkömmlichen Ermittlungsmethoden werden Fallanalysen nur selten in Anspruch genommen. Pro Jahr führen Mitarbeiter des

BKA und der Länderpolizeien in der gesamten Bundesrepublik circa 50 bis 80 solcher Analysen durch. Der Bedarf ist mit 50 Analytikern in den Bundesländern und 16 im BKA gänzlich abgedeckt. Aufgrund der katastrophalen Finanzlage der öffentlichen Haushalte bleibt eine Stellenausdehnung utopisch. Häufig mussten die Hospitationswünsche junger Psychologiestudenten mit den ernüchternden Fakten abgespeist werden, dass eine Betätigung in diesem Feld keine Zukunft habe.

Die medial vermittelten Darstellungsweisen des sogenannten Profilers liegen weit von der Realität entfernt. Ein Fallanalytiker beschäftigt sich weniger mit der psychiatrischen Landschaft eines Täters als mit regionalem Täterverhalten und der Täterdynamik. Es existieren in Deutschland nur vier Psychologen, die als Fallanalytiker arbeiten. Eine dieser ausgewiesenen Stellen bekleidete Barkhausen. Ob er versuchte, gemeinsam mit dem Ermittlungsteam eine Art Täterprofil zu erstellen, würde er wahrscheinlich von der individuellen Fallstruktur abhängig machen.

In einer weiteren unmittelbaren Zusammenkunft des Ermittlungsteams in Robins Büro wurde unter anderem die Frage aufgeworfen, wie ein Mädchen aus Mecklenburg-Vorpommern ins niedersächsische Seederstedt kam und wo sie ihren Mörder zum ersten Mal getroffen hatte? Für alle Versammelten stand fest, dass der Täter in Seederstedt oder zumindest in der umliegenden Region wohnhaft war. Warum hatte er ein Opfer aus Mecklenburg-Vorpommern gewählt? Welche Beweggründe brachten ihn dazu? Hatte er Annabella dort entführt und nach Niedersachsen verschleppt? War der Fundort des Skeletts gleichzeitig auch der Tatort? Die Kripo Seederstedt hoffte nun auf Zeugenaussagen aus der Bevölkerung. Annabellas Foto sollte veröffentlicht werden. Martin wollte sich um die Pressearbeit kümmern.

Bis auf Andree, der Dienst im Zollfahndungsamt hatte, waren alle Mitglieder der MK anwesend. Für Verpflegung war diesmal nicht gesorgt, dafür wurde die Besprechung zu ad hoc aus dem Boden gestampft.

„Annabella Lind ist aller Voraussicht nach das erste Opfer", sagte Robin.

„Dann hat der Mörder also zwei Jahre lang seinen Drang unterdrückt", ergänzte Lienhard.

„Bedeutet das, dass wir uns jetzt bei den Ermittlungen zwei Jahre Zeit lassen können?", fragte Alex.

„Ich fürchte nicht", antwortete Robin. „Vielleicht sollten wir eine

Warnung herausgeben, auch wenn wir damit Panik schüren. Aber ich denke, wir warten besser, bis Barkhausen da ist, bevor wir weitermachen. Im Übrigen werde ich morgen früh selbst nach Schwerin fahren, um mit Annabellas Angehörigen zu reden." Er hatte die Entscheidung in dem Moment gefällt, in dem er sie aussprach. Aber es war eine sinnvolle Idee. Denn bisweilen genügte schon ein auf den ersten Blick unbedeutender Nebensatz eines Angehörigen oder Unbeteiligten, um auf eine richtungweisende Fährte zu stoßen.

Dann legte er seinem Team die Fotos vor, die Lienhard von Torbens Festplatte geborgen und auch die, die Neron ihm gestern in der Bar gegeben hatte. Er packte über das Treffen mit ihm aus, berichtete von seiner Aussage, Torben habe sich regelmäßig mit einem Kunden getroffen und aufgrund der gewünschten Praktiken verstört reagiert.

Verstört reagierte auch das Team auf die Fotos. Lienhard knabberte am Daumennagel und schien sich absichtlich nicht auf die Abbildungen zu konzentrieren. Alex und Armestran schüttelten nur die Köpfe. Und Martin kommentierte sie mit einem missbilligenden Laut, den er tief im Rachen produzierte.

„Torben wollte aufhören, wenn er genug Geld gespart hatte", sagte Robin. „Der Kunde soll Fynn geheißen haben. Die einzige brisante Neuigkeit in der laufenden Untersuchung. Wir sollten nochmals Torbens Umfeld abgrasen und den Fokus auf diesen Namen legen."

Im Anschluss hagelten die unvermeidlichen Gratulationen auf ihn ein. In Reih und Glied stellten sie sich hintereinander auf, als wollten sie die Eintrittskarte für ein Theaterschauspiel einlösen. Die Situation war nicht so unangenehm wie zu seinem Dreißigsten. Da überraschten sie ihn in diesem Raum mit einer kleinen Feier und einem Geburtstagsständchen. Er hatte sich geschämt und mitten im Refrain reißaus genommen.

Alex haderte und ließ allen den Vortritt. So hatte sie die Gelegenheit, als Letzte ein Pläuschchen mit ihm vom Zaun zu brechen.

„Hat es dir gefallen?", fragte sie.

„Was?"

„Das Geschenk." Sie errötete.

„Um ehrlich zu sein, hatte ich noch nicht die Zeit, es auszupacken. Ich werde es heute Abend in Ruhe machen." Obschon er ihr mehr als einmal signalisiert hatte, dass er nur platonische Gefühle für sie übrig hatte und sie von seiner sexuellen Neigung wusste, bemerkte er an ihren Gesten der Zuwendung, dass ihre Gefühle zu ihm noch nicht erloschen waren. Manchmal strengte es ihn an. Vor allem, wenn sie in komplizierten Ermittlungen steckten und er einen freien Kopf brauchte. Und er brauchte Kollegen, die mit Sachverstand hinter ihm standen und nicht aus irrationalen Gefühlen ihm gegenüber handelten. Selbst, wenn ihm Geschenke etwas bedeutet hätten, wäre ihm das von Alex unangenehm.

„Macht nichts", sagte sie und wirkte etwas enttäuscht. „Darf ich dich zum Essen einladen?"

„Tut mir leid, ich bin gleich schon verabredet. Aber vielleicht gehen wir heute Abend aus."

„Wir?"

„Ich und ein paar Freunde. Dann kannst du uns begleiten."

„Gern."

Gegen 12 Uhr – bis auf Armestran war das Büro leer – schaute er auf das Handydisplay. Es waren keine weiteren Glückwünsche eingegangen. Ihn sorgte, dass Kilian bis jetzt noch keine Botschaft geschickt hatte. Außerdem hatte er eine Heidenangst vor den unerwünschten Anrufen verflossener Liebhaber. Er wusste nicht, wie viel von seinem Privatleben aufflog, wenn die Kollegen seine Leitung abhörten. Deshalb überlegte er schon, ob er den entsprechenden Personen mitteilen sollte, ihn in den nächsten Wochen nicht mit eindeutigen Angeboten zu beehren. Wann war es bloß so weit und er fuhr selbst in den Wald hinaus, um sich den Frust von der Seele zu schreien?

Armestran saß nachdenklich am Schreibtisch, legte ein Bein auf das Knie des anderen und trommelte mit den Fingern auf der Tischplatte. „Was ist das nur für eine Welt?", fragte er und nahm Nerons Fotos noch einmal in die Hand. Er studierte auch deren Rückseiten, doch die gaben weder Aufschluss über die Papierart, noch besaßen sie eine Negativnummer oder ein Entwicklungsdatum. Es waren schlichte Ausdrucke auf Fotopapier und wurden wahrscheinlich mit einer standardisierten Digitalkamera gemacht. Trotzdem weckte etwas Armestrans Aufmerksamkeit, denn er setzte sich plötzlich aufrecht hin und hielt sich eine der Rückseiten ganz nah vor die Augen. „Hier steht was."

Robin, der ihm gegenüber saß und sich fragte, in was für einer Welt sie lebten, wurde durch die Bemerkung aufgescheucht. Er ging um den Tisch und starrte über Armestrans Schulter. Auf der Fotorückseite stand tatsächlich mit krakeliger Handschrift ein Wort geschrieben, dünn mit Bleistift, so dass man es leicht übersehen konnte, wenn man nicht genau darauf achtete: *mandibular.*

„Noch nie gehört", meinte Robin ratlos. „Ist das ein Fantasiewort oder ein Fachbegriff?"

Armestran zuckte mit der Schulter. „Jutta liest Harry Potter und sie erzählt mir ständig von Zaubersprüchen, die so klingen wie das Wort."

„Ich glaube nicht, dass das ein Zauberspruch aus Harry Potter ist", entgegnete Robin, eilte an seine Tastatur und tippte mandibular in die Leiste der Suchmaschine. Eine Reihe von Wörterbüchern wurde angegeben, die den Begriff übersetzten. Er öffnete gleich das Erste, welches erklärte, dass es sich bei mandibular um einen medizinischen Fachausdruck handelte. Robin las Armestran das Ergebnis vor.

mandibular fracture
Kieferfraktur
Unterkieferfraktur

„Moment mal", sagte Armestran. „Hat gestern die Verkäuferin im Sanitätshaus nicht Torbens Kiefer erwähnt?"

Robin erinnerte sich. Die Frau aus dem Geschäft in der Fußgängerzone hatte tatsächlich eine betreffende Bemerkung gemacht, als sie das Foto von Torben anschaute. „Von einem umgekehrten Überbiss", sprach Robin seinen Gedanken laut aus.

„Genau!", entfuhr es Armestran. „Die Zähne des Unterkiefers stehen vor den Zähnen des Oberkiefers. So in etwa."

„Bleiben wir dran. Sie hat noch was gesagt."

Grüblerisch massierte Armestran mit Daumen und Zeigefinger seine Kinnpartie. „Sie war der Meinung, Torben sei geistig retardiert gewesen."

„Richtig. Und Kornelius Balthasar hat etwas Ähnliches über ihn gesagt. Dass er nicht der Hellste war."

Irgendwie habe ich immer damit gerechnet, dass er da draußen in der Welt nicht allein zurecht kommt. Aber jetzt ist es schlimmer, als ich erwartet habe.

Hatten diese Bemerkungen einen tieferen Sinn, den er nicht gleich erkannt hatte? Das brachte ihn auf eine Idee.

„Als was hat Lienhard die Motive auf dem Bild bezeichnet?", fragte er.

„Als Parasitäre Zwillinge und menschliche Mutationen." Jetzt ging Armestran ein Licht auf. „Oh man, du glaubst doch nicht ernsthaft …"

„Wir dürfen nichts ausschließen." Robin griff zum Telefon und ließ sich mit Kerschner in der Universität verbinden. An ihrer Tonlage erkannte er, dass sie sehr erfreut war, von ihm zu hören.

„Ich hätte nicht damit gerechnet, Ihre Stimme so schnell wiederzuhören", sagte sie.

„Sie haben doch von einer Hüfterkrankung bei Annabella Lind gesprochen, oder?", fragte er.

„Hüftdysplasie schimpft sich die", antwortete Kerschner.

„Durch welche äußeren Symptome macht sich die Erkrankung bemerkbar?"

„Hm", kam es aus dem Hörer. „Ohne Behandlung, wie es bei Annabella der Fall war, kann es zu schweren bleibenden Schäden des Hüftgelenks kommen. Sie wird ein auffälliges Gangbild gehabt haben und gehumpelt sein."

„Reden wir hier von einer Gangstörung?"

„Wenn Sie so wollen …"

„Vielen Dank."

„Das war's schon?"

„Das war's." Robin schmiss den Hörer auf die Gabel und diskutierte mit Armestran weiter. „Auf Torbens Festplatte hat Lienhard Textdateien über verschiedene Behinderungsformen, Spastiken und Gangstörungen gefunden. Vielleicht ging es bei der sexuellen Spielart, die Torben mit seinem Mörder ausgelebt hat, um Behinderungen."

„Ich bin kein Experte auf dem Gebiet", antwortete Armestran bestürzt, „aber sind Behinderungen und Mutationen nicht ein kleiner Unterschied?"

„Schon. Bloß wird es schwieriger sein, einen mutierten Menschen zu finden als einen behinderten. Annabella und Torben hatten eine Gemeinsamkeit: Sie waren beide behindert."

„Vielleicht ist der Mörder auch ein Behindertenhasser."

„Das würde aber nicht sein Interesse an Unterkiefern erklären. Annabellas hat er mitgenommen und bei Torben hat er versucht, ihn mitzunehmen."

„Was, wenn er es schon häufiger versucht hat, die Fälle aber einfach nicht bekannt sind?"

Armestrans Intuition gab Robin den Anstoß für weitere Theorien. „Möglicherweise sind diese Fälle bekannt, aber sie wurden nicht richtig gedeutet, weil sie niemand in Zusammenhang gebracht hat."

„Wie kann man das rausfinden?"

Robin schnalzte mit den Fingern. „Die Kieferchirurgie!" Rastlos holte er bei der Telefonauskunft die Nummer der Kieferchirurgie ein, die in einem Seederstedter Krankenhaus untergebracht war. Er wurde direkt mit der Station verbunden und bekam eine Frau Fabiani an die Strippe.

„Robin Fox. Mordkommission Seederstedt. Ich rufe aus ermittlungsrelevanten Gründen an. Sind bei Ihnen in der Vergangenheit Fälle durch Gewalteinwirkung am Unterkiefer behandelt worden?"

„Sie sind schon der Zweite, der mir diese Frage stellt", sagte Fabiani.

„Es hat noch jemand danach gefragt?" Verwundert zwirbelte Robin das Spiralkabel um seinen Zeigefinger.

„Ich denke, es wird ein Kollege von Ihnen gewesen sein. Er sagte, er sei Polizist. Vor einer Stunde hat er angerufen."

„Wer?"

„Ich glaube, er hieß Morren."

„Simon Morren?"

„Richtig."

„Was genau wollte er wissen?"

„Das, was Sie wissen wollen. Und ich muss Ihnen die gleiche Antwort geben wie ihm. Wir haben immer wieder mal Patienten mit Kieferfrakturen. Meistens bei Betrunkenen, die sich geprügelt haben oder bei Frauen mit recht impulsiven Ehemännern."

„Gab es Fälle, bei denen die Gründe für eine Verletzung oder Fraktur nicht ersichtlich waren?"

„Ich habe vorhin schon nachgeschaut. In den Karteien sind keine derartigen Fälle vermerkt."

„Dann bedanke ich mich trotzdem", verabschiedete sich Robin unzufrieden von Frau Fabiani.

Er erinnerte sich noch genau an die Nacht auf dem verrufenen Parkplatz und die Träne, die Morren an der Wange hinuntergelaufen war. Zitternd hatte er durch die Windschutzscheibe gestarrt. Der kurze Dialog zwischen ihnen hatte sich eingebrannt.

„Kein Wort. Das ist alles, worum ich dich bitte."
„Wenn ich dasselbe von dir erwarten kann."
„Danke." [3]

---

[3] Siehe „Besuch der Schatten" Himmelstürmer Verlag, Herbst 2009

Robin war auf schnellen Sex aus gewesen und zu dem Parkplatz gefahren, einer unter Insidern berüchtigten Adresse, wo man unkompliziert fand, was man suchte. Dort musste man keine Rechenschaft für seine Bedürfnisse ablegen, durfte anonym bleiben und ohne schlechtes Gewissen vergessen. An diesem Ort war Morren zufällig in sein Auto gestiegen. Die Überraschung hatte beide von den Socken gehauen. Darüber gesprochen hatten sie später nie und obwohl sie sich nur beruflich kannten, schweißte jene Nacht sie zusammen, denn sie teilten ein Geheimnis, das nicht nur ihre Privatleben zerstören konnte.

Robin sah Armestran an. „Warum ermittelt Simon Morren aus dem Drogendezernat verdeckt?" Er erzählte ihm von Fabianis ominöser Äußerung.

„Kann doch sein, dass er den Einfall mit der Chirurgie früher hatte als wir", sagte Armestran.

„Dann hätte er uns informieren können."

„Was glaubst du denn, warum er in der Kieferchirurgie angerufen hat?"

„Vielleicht hat er aus eigenem Interesse Fragen gestellt."

„Aus welchem Grund sollte er das tun?"

„Weil er vielleicht wissen will, wie dicht wir ihm schon auf den Fersen sind."

Armestrans Miene verfinsterte sich und nach einem Moment der Stille schüttelte er entschieden den Kopf. „Nein. Nein. Das dürfen wir nicht denken."

„Ich weiß, der Verdacht ist ätzend. Total ätzend."

„Nein, lass uns über eine andere Variante reden, aber nicht darüber, dass der Täter aus den eigenen Reihen stammt." Armestran schüttelte noch immer den Kopf. „Nein, nein und nochmals nein."

Robin wollte Armestran nicht überzeugen, aber Indizien vorbringen. „Morren ist im Besitz meiner Telefonnummer und er hat sicherlich Kenntnisse, wie er eine Fangschaltung umgehen kann. Seine Frau ist Ärztin. Vielleicht ist er so an das Midazolam gekommen. Bilski sagte, dass die Injektion bei Torben laienhaft durchgeführt wurde. Morren weiß theoretisch genau, wie eine subkutane Injektion vorzunehmen ist, aber praktisch fehlt ihm die Erfahrung dazu."

„Nein, ich weigere mich, das zu glauben. Warum reden wir nicht ganz einfach mit ihm und geben ihm die Möglichkeit, sich zu erklären?"

„Und was, glaubst du, wird er uns antworten? *Ja, was ich euch schon immer mal sagen wollte: Unterkiefer geilen mich auf und ich habe einen speziellen*

Fetisch, wegen dem ich ab und zu ein paar Leute umbringe?"
„Das ist doch Unsinn, Robin. Du beschuldigst einen guten Kollegen mindestens zwei Morde begangen zu haben, nur weil er in der verdammten Kieferchirurgie angerufen hat? Du wirfst ihm vor, durch menschliche Mutationen sexuell erregt zu werden? Bist du noch ganz bei Trost?"
„Wir dürfen nichts ausschließen."
Armestran begann Papiere auf seiner Schreibtischhälfte zu sortieren, die eigentlich gar nicht sortiert werden mussten. „Ich schicke jetzt ein Fax ans Bundeskriminalamt und an die Kollegen in Schwerin. Eventuell liegen denen Berichte über suspekte Gewalteinwirkungen an Unterkiefern vor."
„Mach das", antwortete Robin lax, stand auf und lief zur Tür.
„Was hast du vor?", fragte Armestran.
„Ich gehe zu ihm."

Im östlichen Gebäudekomplex klopfte Robin an Morrens Bürotür. Es blieb still und auch sonst vernahm er keine Laute. Dicht hielt er das Ohr an die Tür. Armestran stand hibbelig hinter ihm, passte auf, dass die Luft rein war und flüsterte: „Ich mache das nur, weil du es bist. Damit das klar ist."
„Wir schauen uns ja nur mal kurz um", sagte Robin und öffnete die Tür.
Armestran bekreuzigte sich. „Dafür kommen wir in die Hölle."
Rasch schlüpften sie in den Raum. Armestran hatte Hemmungen davor, etwas zu berühren. So beschränkte sich seine Hilfestellung auf tatenloses Herumstehen.
„Hast du mal daran gedacht, dass der Täter das Midazolam gar nicht illegal in seinen Besitz gebracht haben muss, sondern es selbst verschrieben bekommen hat?", fragte er. „Der Typ kann irgendwo Patient sein."
„Sicher hab ich das. Wie gesagt, wir dürfen nichts ausschließen." Robin kümmerte Armestrans Skepsis nicht. Er machte sich über den Schreibtisch her, hob Papiere an und wühlte flüchtig in Schubladen.
„Wie soll er über seine Frau an das Midazolam gekommen sein? Meinst du, Ärzte lagern das Zeug vorrätig zu Hause? Außerdem ist sie gerade im Mutterschutz."
Trotz Armestran berechtigten Protests durchsuchte Robin schnell, aber in Seelenruhe, Morrens Arbeitsbereich. Unter einem aufgeschlage-

nen Terminkalender aus Rindleder entdeckte er einen Schmierzettel mit Randnotizen. Darauf hatte Morren allgemeine Ermittlungsergebnisse gekritzelt: Zeugennamen, Todesurzeiten und verschiedene Daten. Er zeigte ihn Armestran.

„Das beweist gar nichts", sagte der argwöhnisch. „Er wird sich seine Gedanken gemacht haben. Hast du denn sonst noch was gefunden?"

„Nein."

„Siehst du. Ich verstehe nicht, warum du nicht erst einmal mit ihm sprichst. Er ist unser Kollege, verdammt!"

Armestran schaffte es, Robin wachzurütteln. Er ging wirklich zu voreilig und unüberlegt an die Sache. Des Weiteren hatte er Morren das Versprechen gegeben, über das Vorkommnis auf dem Parkplatz zu schweigen. Nur, weil er sich offenbar in der Szene auskannte, musste das noch lange nicht heißen, dass er Torbens Mörder war. „Du hast recht. Ich werde mit ihm ein Gespräch unter vier Augen führen."

Armestran war sichtlich erleichtert. „Na also."

Robin versteckte den Zettel wieder unter dem Kalender und ging mit Armestran auf den Flur hinaus.

„Ähm, Robin", druckste Armestran, „du magst Gratulationen nicht und ich werde einen Teufel tun, dir halbgare Wünsche auszusprechen, aber wir kennen uns jetzt schon so lange, wollen wir da nicht mal zusammen was Trinken gehen? Und wir verlieren nicht ein Wort über diesen beschissenen Fall."

„Warum eigentlich nicht? Heute Abend im Voyager? Ich schmeiss 'ne Runde."

35

11. DEZEMBER 2008

Um viertel nach zwei pilgerte Robin ins Texas-Bistro. Dort konnte man günstig und hervorragend speisen. Bernd saß bereits mit einem Glas Weizenbier an einem der Tische zwischen Yuccapalmen und geschrundeten Zierfelsen, die die Assoziation mit einer Wüstenlandschaft herstellen sollten. Auf weihnachtliche Dekoration hatte man verzichtet.

Bernd Quest war einer der wenigen Männer in Robins Umfeld, mit dem er nicht in seiner Fantasie schlief. Woran das lag, wusste er nicht. Manchmal sahen sie sich Wochen nicht und doch fühlte es sich bei jedem Treffen an, als sei es nur wenige Stunden gewesen.

Bernd hatte inzwischen einen Job als Dokumentarfilmer bei Xray Television ergattert. Der Nachrichtensender schwor besonders auf kompromisslose und – was ihm Medienkritiker eminent vorwarfen – zuweilen radikale Berichterstattung. Für Bernd war er das Forum, das er immer gesucht hatte. Zurzeit arbeitete er an seiner ersten, 45minütigen Reportage über Suizidversuche nach der Einnahme von Antidepressiva. Die Motivation hierfür sah Robin im Lebensmittelskandal von FFC begründet.[4] Er hatte Bernd oft Rede und Antwort gestanden, was den Konzern betraf und vielleicht bekam Seederstedt ein paar Minuten Sendezeit in dem Bericht. In zwei Wochen flog Bernd mit einem Kamerateam in die Staaten, um ehemalige Mitarbeiter eines skrupellosen Pharmazieunternehmens zu interviewen. Er war ein Multitalent und hatte ständig neue Ziele vor Augen und unkonventionelle Visionen im Kopf.

Der Preis dafür war hoch. Den Menschen, den Robin mehr liebte als jeden anderen auf der Welt, sah und sprach er am wenigsten. Ihnen blieb nie viel Zeit, die Dinge abzulisten, die sie erlebten und anrührten. Und heute war das nicht anders. Für die Zukunft war ein gemeinsamer Männerurlaub geplant, doch keiner von beiden wusste, wann das sein würde. Aus dem rabiaten Jugendlichen von einst, der sich bei Demonstrationen prügelte oder Giftmülltransporte mit Sitzstreiks auf Gleisen zu boykottieren versuchte, war ein friedlicher unwiderstehlicher Beau geworden. Selbst das letzte Überbleibsel seiner wilden Zeit, einer zerrupften Mohikanerfrisur mit einer lässig ins Gesicht fallenden Locke – eine Weile sein persönliches Markenzeichen – hatte er mit einem braven Schnitt vernichtet. Jetzt drückte er sich nicht mehr durch auffälliges Verhalten aus. Viel mehr durch seine Taten.

Sie bestellten ein Gericht von der Mittagskarte und Bernd schwatzte über sein kriselndes Beziehungsleben, das nicht nur aufgrund seines beruflichen Engagements litt, sondern auch wegen der Kontrollsucht seiner Freundin Eva. Er schenkte sich einen blöden Seitenhieb über Robins Verspätung und besaß obendrein den Anstand, ihm nicht

---

[4] Siehe: „Besuch der Schatten" Himmelstürmer Verlag, Herbst 2009

zu gratulieren.

„Sie raubt mir den letzten Nerv und ich frage mich eigentlich immer, wenn wir uns sehen, warum ich den Mist noch mitmache. Zum Glück war ich standhaft und habe ihren Hochzeitsantrag abgelehnt."

„Beichte ihr doch die Eskapaden, die du hinter ihrem Rücken treibst und das Problem löst sich wie von selbst."

Bernd lachte. „Du Wichser, bist doch selbst nicht besser. Was läuft bei dir?"

„Ich war bei 'nem Stricher."

„Und? Wie war's?"

„War geil, dafür zu bezahlen."

„Hab ich dir doch gesagt ..."

„Scharf und unkompliziert. So, wie's sein soll."

„Wirst du's noch mal tun?"

„Auf jeden Fall nicht hier in der Stadt. Unsere Ermittlungen kreuzen die Szene und ich will nicht von einem Zeugen erkannt werden, mit dem ich's am Vortag im Busch getrieben hab."

„Und was ist mit diesem Mario?"

„Marius", korrigierte Robin. „Der ist total in mich verknallt."

„Das ist nicht gut."

„Ich weiß nicht, wie ich aus der Nummer wieder rauskommen soll."

„Du triffst dich einfach nicht mehr mit ihm."

„Das ist nicht so leicht."

„Wieso nicht? Du empfindest doch nichts für ihn."

„Nein. Aber ich lasse es einfach weiterlaufen."

„Und Kilian?"

„Ich glaube, er ahnt was."

„Solange dich dein Gewissen nicht plagt ..."

„Ich will ihn nicht verlieren. Ich weiß nicht, wohin das noch führen soll. Ohne festen Partner ist man gleich viel uninteressanter." Robin schüttelte aufgewühlt den Kopf. „Lass uns bitte über was anderes reden. Bei mir dreht sich schon alles."

„Du siehst erschöpft aus."

„Bin ich auch. Manchmal wird mir alles zuviel. Und dann auch noch die Sache mit Mama ..."

„Wie geht's ihr denn?"

Robin schilderte Bernd von den verrückten Ereignissen im Kameliterweg und von dem Gespräch mit Dr. Bensen in der psychiatrischen

Einrichtung. „Sie wird keine Rund-um-die-Uhr-Betreuung brauchen. Noch nicht."

„Kommst du klar?"

„Sobald ich was sage, kriege ich von allen Unterstützung. Kilian und Peyman denken immer an mich."

„Wenn was ist, kannst du auch auf mich zählen."

Die käseüberbackenen Nachos mit zartem Putenfleisch und Jalapeños wurden serviert. Die Tomatensauce war der Hammer, aber Robin stocherte trübselig in den Tortillachips herum. Er war nicht sehr hungrig, obwohl er es hätte sein sollen. „Ich find's schade, dass wir uns so selten sehen", sagte er. „Und wenn wir uns sehen, reden wir über Medikamente und Lebensmittel."

„Dann scheiden Medikamente und Lebensmittel heute ausnahmsweise aus."

„Im Ernst."

„Ich brauch erstmal Routine in dem, was ich tue."

„Die wirst du eh nicht finden. Hast du noch nie."

„Ich habe im Moment eben wenig Zeit. Und deine Arbeitszeiten sind nun auch nicht gerade förderlich für soziale Kontakte. Geregelte Arbeitszeiten sind Luxus geworden."

„Du hast selbst mal gesagt, dass wir selbst für unser Leben verantwortlich sind und dafür, wie wir es gestalten. Du wolltest immer frei sein, aber jetzt engst du dich in deinem eigenen Leben ein."

Bernd seufzte und lehnte sich zurück, nachdem er ein Stück Fleisch mit der Gabel aufgespießt hatte. „Ich weiß. Aber ich habe Spaß bei dem, was ich mache. Sonst würde ich es nicht machen."

„Du fehlst mir." Es kostete Robin einiges an Überwindung, sein Innerstes nach außen zu kehren. „Komm doch heute Abend mit ins Voyager. Wir haben schon so lange nichts mehr zusammen unternommen. Das wäre *die* Gelegenheit."

Wankelmütig starrte Bernd auf das Fleisch an seiner Gabel. „Ja, das wäre es. Aber ich kann dir nicht fest zusagen. Ich habe Eva versprochen, dass wir noch mal essen gehen, bevor ich fliege."

„Bring sie einfach mit."

„Du weißt doch, dass sie etwas eifersüchtig auf dich ist. Vielleicht schaue ich anschließend noch vorbei."

Dass Bernd ihn so in der Schwebe hielt, machte Robin traurig. Dementsprechend gespalten war die Stimmung im Folgenden. Sie führten kein homogenes Gespräch, indem sie sich von Thema zu

Thema vorwärts hangelten, sondern von einer Sache zur anderen sprunghaft wechselten. Ausgeglichene Kommunikation brachten sie nicht mehr zustande. Das Handy vibrierte in Robins Hosentasche und er überlegte, einfach nicht ranzugehen, tat es dann aber doch, weil er den Anruf nur aufgeschoben hätte. Auf dem Display war eine unbekannte Nummer angegeben. Ein kalter Schauder jagte ihm über den Rücken. Unsicher nahm er den Anruf entgegen. Bernd, der Robins seltsam hinauszögerndes Verhalten registrierte, kaute plötzlich nicht mehr. „Was ist los?"

„Nichts", antwortete Robin. „Das hier könnte nur der mieseste Anruf des Tages sein."

„Ich wollte dir alles Gute zum Geburtstag wünschen", sagte eine resolute, ihm bekannte Stimme. Aber zurückhaltender als sonst.

Nicht ganz der Mieseste, dachte er und gleichzeitig fiel die Furcht von ihm ab. „Danke, Mama. Wie fühlst du dich?"

„Prima, aber das Mittagessen war grausig."

Grausiger als deins kann's wohl kaum sein, dachte Robin gehässig. „Ich war heute Morgen bei dir, aber du hast tief und fest geschlafen."

„Dr. Bensen hat es mir schon erzählt. Hab ich dir viel Ärger gemacht?"

„Wenn du's genau wissen willst: ja."

„Es tut mir leid."

Robin schwieg und zwang Magdalene damit, selbst fortzufahren. „Kommst du mich heute noch mal besuchen?", fragte sie.

„Ich habe keine Zeit. Ich stecke in Ermittlungen."

„Ich fühle mich hier so schrecklich einsam."

„Das bist du nicht."

„Ich soll zwar eine Zimmernachbarin kriegen, aber wer weiß, wie die drauf ist. Über einen Kerl hätte ich mich mehr gefreut."

„Wart's doch ab."

Er vertröstete sie auf morgen und verabschiedete sich.

36
11. Dezember 2008

Als Robin wieder im Präsidium eintraf, teilte Armestran ihm mit, dass sich Ulrich Barkhausen und Marquard Gerker, Leiter der Untersuchungskommission im Fall Annabella Lind, im Haus befanden und derzeit mit Dobner und Marder konferierten. In einer Stunde würden die Gäste mit den Mitgliedern der MK die Morde an Torben und Annabella von A bis Z erörtern und versuchen, ihnen neue Perspektiven abzugewinnen. Robin stellte sich den Männern vor und brachte sie auf den aktuellen Stand der Ermittlungen. Barkhausen und Gerker hörten andächtig seinen Ausführungen über die Theorie zu, der Mörder könne auf Menschen mit Mutationen fixiert sein. Morrens mysteriöse Rolle in dem Spiel sparte er natürlich aus. Fassungslosigkeit überschwemmte die Mienen der Männer. Auch für sie bedeutete die massive Härte der Tötungsdelikte neues Terrain auf dem Feld der Kriminalarbeit. Marder wartete außerdem mit einer delikaten Überraschung auf, als er Robin sagte, dass nun endlich die Aufzeichnung des gestrigen Telefonates mit dem Unbekannten zur Verfügung stand. Sie sollte während der Besprechung allen Beteiligten vorgespielt werden.

Robin wurde total nervös und er versuchte sich zu erinnern, wie heikel die genannten Details des Tatverdächtigen waren. Er musste sich auf eine beispiellose Blamage gefasst machen. Wenn einer seiner Kollegen die richtigen Rückschlüsse zog, dann konnte er einiges über sein Privatleben erfahren.

„Haben Sie mich gehört?", fragte Dobner und winkte Robin zu.

„Wie bitte?"

„Ich möchte, dass Sie die relevantesten Punkte schriftlich für die Besprechung zusammenfassen."

„Selbstverständlich", erwiderte Robin zerstreut und begab sich sogleich hinter seinen Schreibtisch, aber es gelang ihm nicht, auch nur einen Tastenanschlag zu machen.

„Im Foyer wartet Besuch auf dich", sagte Armestran, der sich gerade einen Kaffee aus dem Automaten geholt hatte.

„Wer denn diesmal?"

„Dein türkischer Freund."

„Warum kommt er nicht rein?"

Während Robin noch darüber nachdachte, wieso Peyman nicht wie immer an seine Bürotür klopfte, ging er schnurstracks ins Foyer. Hübsche Männer ließ man nicht warten. Anstatt Peyman entdeckte er Tarek Demirel auf der Besuchercouch. Der Maulheld und Aufschneider trug mit seinem äußeren Erscheinungsbild wieder dick auf. Die Hosensäume hatte er in die offen getragenen Boots gesteckt, die Schnürsenkel baumelten lose herum. Im linken Oberschenkel der Jeans klaffte ein fransiges Loch, durch das man die rote Unterhose und braune Haut sehen konnte. In den Ohrläppchen steckten protzige Silberkreolen mit eingearbeiteten Diamanten. Als er Robin sah, stand er auf und kam ihm mit breitbeinigem Gang entgegen.

„Merhaba", sagte Tarek mit einem unverschämten Grinsen auf den Lippen.

„Was hast du gesagt?"

„Nur hallo. Was anderes würde ich mich in Ihrer Nähe nicht trauen."

„Ist auch besser so für dich. Was willst du?"

„Ich habe versprochen, mich für Sie umzuhören und ich habe jemanden gefunden, der was zu sagen hat. Wollen Sie das hören, oder nicht?"

„Und wo ist dieser Jemand?"

„Ich weiß, wo er ist."

„Ich hab keine Zeit, mich von dir an der Nase herumführen zu lassen."

„Man hört, Sie treiben sich öfter im Park herum. Vielleicht können *Sie* mir auch weiterhelfen, damit ich das Leben meiner Jungs etwas sicherer machen kann?"

„Ich gehe keine Kompromisse mit dir ein!" Plötzlich packte Robin Tarek am Ohrläppchen und schleifte ihn daran durch die Tür ins Freie. „Ich hab die Schnauze voll von deiner Aufplusterei, du Rotzlöffel!"

„Sind Sie bescheuert?", schrie Tarek protestierend auf und versuchte vergeblich, sich gegen Robin zur Wehr zu setzen.

„Ja, manchmal bin ich sogar total bescheuert!"

„So können Sie mit mir nicht umgehen! Ich zeig Sie an!"

„Ich bringe dich gleich zum Kollegen, der die Anzeige für dich aufnehmen wird!"

„Fick dich, Alter! *Pezevenk!*"

„Von wegen alt", knurrte Robin pikiert.

„Du bist total verrückt!"

„Diese dicken Klunker im Ohr kannst du dir doch nur leisten, weil Torben in deine Tasche gewirtschaftet hat! Wenigstens im Tod könntest du ihm dafür etwas Dankbarkeit zeigen!"

„Is ja gut, aber lass mich los! Das tut sauweh, du Spinner!"

Sie begegneten zwei uniformierten Polizisten, die auf das Foyer zugingen und sie verdutzt anstarrten.

Robin lächelte die beiden an. „Mein Neffe braucht mal 'ne Abreibung. Er hat schon wieder geklaut."

„Sperren Sie ihn ein!", keifte Tarek die Polizisten an. „Der hat sie nicht mehr alle!"

Ohne das Gesehene zu kommentieren, verschwanden die Beamten im Gebäude. Zufrieden waren sie mit ihrer Reaktion nicht, denn sie warfen immer wieder zweifelnde Blicke über die Schulter. Da sie Robin kannten, dachten sie sich wohl nichts bei dem rabiaten Umgang, den er mit Tarek pflegte.

„Du bringst mich jetzt zu deinem ... was auch immer!"

„Nicht nötig! Er wartet hier!"

„Wo?" Robin ließ Tareks Ohr los und der Junge befühlte es zeternd. Es war knallrot.

„Das ist Körperverletzung!"

„Wenn du mich rankriegst, krieg ich dich auch ran. Jeder hat Leichen im Keller."

„Mann, müssen Sie einen großen Keller haben!"

Tarek lotste Robin schimpfend um die Ecke des Präsidiums. Vorsichtshalber benutzte er auf Türkisch ausgesprochene Beleidigungen. Ein Jugendlicher, nicht wesentlich älter als Tarek, lehnte an der Wand neben den Müllcontainern am Hinterhauseingang der Kantine und hielt eine qualmende Filterzigarette zwischen Daumen und Zeigefinger. Im Sommer stank es hier bestialisch nach Lebensmittelresten.

„Das ist Garrett", stellte Tarek seinen Klienten vor.

„Hallo, Garrett", sagte Robin und schüttelte ihm die Hand.

Garrett trug eine Vokuhila Frisur. Durch die rechte Augenbraue war ein Piercing gestochen. An den Schläfen hatte er leichte Aknenarben. Robin schaute in ein Gesicht mit langen Wimpern und niedlichen Grübchen. Hin und wieder roch er Aftershave zwischen dem strengen Nikotingeruch.

Robin wandte sich an Tarek. „Und du machst dich jetzt vom Acker!"

„Wieso darf ich denn nicht dabei sein?", rebellierte Tarek empört.

„Weil *ich* es sage!" Robins Hand schnellte wieder in Richtung Tareks Ohr, doch diesmal wich er geistesgegenwärtig zurück.

„Schon gut!"

Tarek ließ die beiden unter sich und dampfte schnaubend ab.

„Tarek hat gesagt, du wolltest mit mir reden?"

Garrett stockte. „Ihre Kollegen haben uns ja schon ausgehorcht."

„Und?"

„Ich habe nicht alles gesagt."

„Aha."

„Aus einem ganz bestimmten Grund."

„Der wäre?"

„Am Montag hat mich schon ein Bulle nach Torben gefragt."

„Am Montag? Unsere Befragungen waren doch erst Dienstag und Mittwoch."

„Ich glaube jedenfalls, dass es ein Bulle …"

Robin sah ihn vorwurfsvoll an.

„… Äh, Polizist war", korrigierte Garrett.

„Wie heißt er?"

„Also bitte, ich frage nicht nach dem Namen."

„Er wird sich doch vorgestellt haben."

„Sie kapieren das nicht. Ich frage nicht nach dem Namen und ich könnte mir garantiert auch nicht alle Namen von den Kerlen merken, denen ich einen blase."

Jetzt dämmerte es Robin. „Er war nicht aus dienstlichen Gründen bei dir."

„Nein. Deshalb habe ich vor Ihren Kollegen geschwiegen. Ich bin nämlich aus Prinzip diskret."

„Und warum brichst du jetzt deine Prinzipien?"

„Weil ich heute von der zweiten Leiche im Moor gelesen hab. Da hab ich Muffensausen gekriegt. Er hat seltsame Fragen gestellt."

„Bist du dir sicher, dass es ein Polizist war?"

„Er ist bei uns bekannt."

„Inwiefern?"

„Der Typ ist echt unheimlich. Er wollte sich immer nur mit Torben treffen, hat sein Leben ausspioniert, ihm aufgelauert. Uns wollte er manchmal auch über Torben aushorchen. Torben hatte etwas Angst, weil er ihm sogar Geschenke mitgebracht hat."

„Würdest du ihn wiedererkennen, wenn ich ihn dir auf einem

Foto zeige?"

„Klar. Ich wurde von Ihren Kollegen gefragt, ob mir jemand Verdächtiges in der letzten Zeit im Park aufgefallen ist und wäre ich ehrlich gewesen, hätte ich diesen Polizisten genannt."

„Warum hast du ihn nicht verpfiffen?"

„Schlechte Kundenbetreuung spricht sich rum. Die Jungs im Park machen den Job aus vielen Gründen, aber nicht, weil sie lebensmüde sind."

„Und aus welchem Grund machst du ihn?"

Garrett nahm den letzten Zug von der Zigarette, sog den Rauch tief in die Lunge und schnippte den Filter in eine Pfütze. „Mir bleibt nichts anderes übrig. Normalerweise sollte man sich gar nicht erst anbieten, wenn man nicht wirklich Lust auf Sex hat. Man denkt immer über alles nach. Was mal aus einem wird, wenn man den Job nicht mehr machen kann, weil man zu alt geworden ist. Was passiert, wenn man an den Falschen gerät – wie Torben. Manchmal sind es aber auch einfache Dinge. Ob die Pickel von dem Sack vielleicht schon Symptome von Aids sind oder ob das Kondom nicht runtergerutscht ist. Das Hirn arbeitet ständig."

„Es gibt immer einen Ausweg."

„Ich verdiene gut. Das lockt. Und ich kann Sex und Liebe trennen. Man darf nicht vergessen, dass es bei diesem Sex um keine Liebe geht, sondern um eine Geschäftsvereinbarung. Sex gegen Bares."

Sex und Liebe trennen, dachte Robin. Dazu war auch er fähig. Er machte sich deswegen keine Vorwürfe. Seine Beziehung lief gut – mit ein paar phasenweisen geringfügigen Aussetzern, wie im Moment. „Hast du eine Ausbildung?"

„Ja, ich bin gelernter Maler und Lackierer."

„Warum suchst du dir keinen anderen Job, wenn du mit diesem unzufrieden bist?"

„Das würde Zeit kosten. Und die hab ich nicht. Ich muss meine Familie ernähren."

„Deine Eltern sind finanziell von dir abhängig?"

„Nein, nein. Ich rede von meiner Frau und meinen beiden Töchtern. Die eine ist zwei, die andere drei Jahre alt. Ich bin zu früh mit meiner Freundin angefangen, ich weiß. Aber ich liebe sie und ich möchte meinen Kindern etwas bieten. Anders als es bei mir damals war."

„Du schläfst nicht gern mit Männern?"

„Doch", antwortete Garrett grinsend, „wenn ich Kohle brauche."
Robin forderte ihn auf, einen Augenblick bei den Containern zu warten und eilte ins Büro. In einer Schublade bewahrte er Pressefotos auf, die gelegentlich für Zeitungskolumnen benutzt und von Zeit zu Zeit aktualisiert wurden. Darunter befanden sich fast von allen Kollegen Portraitaufnahmen. Er vergewisserte sich, dass ein Bild von Morren dabei war und nahm den ganzen Stapel mit raus. Als er wieder bei Garrett an den Containern stand, zeigte er ihm zunächst Bilder, auf denen Morren nicht zu sehen war. So wollte er die Stichhaltigkeit von Garretts Aussage überprüfen. Der Junge zündete sich eine neue Zigarette an und schüttelte immer wieder den Kopf. „Nein, er sah anders aus."

„Sicher?"

„Ganz sicher."

Schließlich tauchte das Bild von Morren auf. Es war anlässlich der Zerschlagung eines Drogenrings gemacht worden, an der Morren maßgeblich beteiligt war. Er blickte ernst in die Kamera.

Garrett nickte und bestätigte. „Das ist der Mann."

Scheiße, dachte Robin.

Ein Vieraugengespräch mit Morren war unumgänglich. Robin betete innerlich, dass er auf Garretts Aussage nicht offiziell zurückkommen musste.

37

11. Dezember 2008

Bereits um 16 Uhr wurde es draußen dunkel. Es war ein milder Dezembertag gewesen, der sich nun mit pfirsichroter Patina auf einem schillernden Wolkenteppich am Himmel verabschiedete. Etliche Minuten erhellte ein warmes oranges Leuchten die Stadt und verbannte das melancholische Wintergrau. Sogar eine träge umhersummende Fliege hatte sich in den Konferenzraum verirrt. Aber der Wetterdienst hatte für die kommende Nacht wieder Minustemperaturen angekündigt und es war erneut mit Schnee zu rechnen.

Niemand im Raum honorierte das Naturschauspiel. Konzentriert blickte das Team der Mordkommission auf Marquard Gerker und lauschte seinem Vortrag. In der Tat hatten alle weniger das Gefühl, an einer Dienstbesprechung teilzunehmen als an einer Fortbildung mit fachbezogenem Moderator.

Gerker strahlte ein behäbiges zahmes Gemüt aus. Er hatte den Kopf eines Seehundes mit ebenso vielen Haaren. Haselnussgroße Augen und ein Oberlippenbart zierten sein feistes Gesicht. Das unleugbare Übergewicht wusste er durch einen Anzug von der Stange gelungen zu kaschieren. Er wanderte neben den Flipcharts auf und ab. Man hatte die Fotografien vom Tatort in Torbens Wohnung, seinem Leichnam, den Ausgeburten seiner Festplatte und dem rätselhaften Symbol mit Aufnahmen von Annabella ergänzt.

Gerker hatte den aktuellen Ermittlungsergebnissen allerdings nichts von gravierender Bedeutung hinzuzufügen und informierte das Team über das, was er auch schon am Telefon mitgeteilt hatte. Annabella hatte morgens wie an jedem Werktag das Haus verlassen und wirkte laut ihrer Eltern nicht verändert. In der Schule kam sie nie an. Da sie sich aufgrund ihrer Gangstörung seelisch stark von der Gesellschaft isoliert fühlte, hatte sie mehrere Chatprofile angelegt, in denen sie regelmäßig verkehrte. Vor ihrer Mutter äußerte sie, dass sie nach zwei gescheiterten Beziehungen an einer fehlenden Partnerschaft litt, aber einen interessanten Mann kennen gelernt hatte, dem ihre Hüftdysplasie gleichgültig zu sein schien. Allerdings konnte dieser Mann nie ausfindig gemacht werden und soweit es bekannt war, hatte Annabella nicht davon gesprochen, sich in absehbarer Zeit mit ihm zu treffen. Daher waren alle Anhaltspunkte recht vage und es bestand die Möglichkeit, dass sie freiwillig aus ihrem Umfeld ausgebrochen war. Mithilfe der Medien hatten die Eltern alle Hebel in Bewegung gesetzt und an die Welt appelliert, sie bei der Suche nach ihrer Tochter zu unterstützen. Viele aus der hiesigen Runde konnten sich die damaligen Fernsehberichte noch ins Gedächtnis rufen.

„Am Tag ihres Verschwindens", sagte Gerker, „war sie 164 Zentimeter groß, hatte eine mittlere Statur, gepflegtes dunkles schulterlanges Haar und trug ein pinkes Top, helle Jeans und weiße Sneakers."

„Annabellas Kleidung konnte im Birkenbruch nicht geborgen werden", sagte Robin. „Vielleicht hat der Mörder sie verbrannt oder anderweitig entsorgt."

Zwischen dem Verschwinden und dem Leichenfund im Moor klaffte also eine Erkenntnislücke von zweieinhalb Jahren.

Nun setzte das Team die Hoffnung verstärkt auf Barkhausen. Der Mittfünfziger sah in Hemd und Krawatte und dem braunen ärmellosen Pullover mit Rautenmuster und dem ergrauten langen Haar aus wie ein Akademiker. Obschon Psychologie und Psychiatrie entgegen landläufiger Meinungen in der operativen Fallanalyse eine eher untergeordnete Rolle spielen und für wissenschaftliche Methodik plädiert wird, zählte Barkhausen tatsächlich zu der geringen Anzahl tätiger Psychologen in der OFA. Aber auch er verfügte über kriminologische Berufserfahrungen und hatte eine fast 15jährige Ausbildung zum polizeilichen Fallanalytiker mit komplexen Rahmenbedingungen absolvieren müssen. Er hatte sich in den letzten Stunden intensiv mit der Materie beschäftigt und sämtliche Dokumente, unter anderem auch das gerichtsmedizinische Gutachten von Bilski, über den Fall Torben Balthasar durchgearbeitet. Nachdem Gerker sich gesetzt hatte, verließ Barkhausen seinen Platz neben Marder und positionierte sich vor den Flipcharts.

„Es ist natürlich schwer", intonierte Barkhausen und schob die ockerfarbene Hornbrille auf dem Nasenrücken hoch, „eine Art Ferndiagnose zu treffen, auch wenn Sie davon ausgehen, dass sich in den gesammelten Indizien eventuell Symptome einer psychischen Krankheit widerspiegeln. So einfach ist das leider nicht. Das, was ich Ihnen sage, werden keine unumstößlichen Fakten sein, sondern Muster, die Ihnen als Orientierungshilfe dienen können – aber nicht müssen. Bei der Ergründung der menschlichen Psyche gibt es kein Patentrezept. Es gibt lediglich Konzepte der Verursachung und Entstehung psychischer Krankheiten. Insgesamt bewegen wir uns also auf sehr modellhaftem Terrain ohne verbindliches Konzept. Meist sind für das Verhalten eines psychisch auffälligen Menschen mehrere Krankheiten verantwortlich. Alles greift ineinander über." Er machte eine kurze Pause und fuhr dann fort: „Weil ich den Diskurs mit Psychologie eingeleitet habe, soll das aber nicht heißen, dass wir uns überwiegend mit dieser beschäftigen werden. Psychologie ist sekundär. Aussagen über eventuelle psychische Dysfunktionen oder gegebenenfalls sexuelle Fantasien des Täters sind meistens belanglos, weil sie eine mangelhafte Basis für die Eingrenzung von Tatverdächtigen bilden. Wenn Sie einem flüchtigen Täter zum Beispiel sadistische Fantasien unterstellen, können Sie ihn mit einer solchen Merkmalsbezeichnung weder ermitteln noch verhaften. In der OFA sind andere wissenschaftliche Disziplinen von signifikanter Bedeutung. Dazu zählen Naturwissenschaften wie Physik und Biologie und die Rechtsmedizin. Anhand dieser Wissenschaften und der objektiven Spurenlage versuchen wir, das Täterverhalten zu rekonstruieren und somit neue Ermittlungshinweise zu gewinnen und polizeitaktische Maßnahmen einzuleiten. Dennoch glaube ich, dass uns ein psychologisches Profil in diesem Fall eventuell helfen kann. Diese Besprechung wird für eine präzise Analyse natürlich nicht ausreichen. In der folgenden Stunde werde ich nur Allgemeines und erste Eindrücke abhandeln können und das *Phänomen,* wenn ich es einmal so ausdrücken darf, skizzieren. Fangen wir mit den Telefonaten an, die der angebliche Täter mit Herrn Fox geführt hat."

„Nur, weil ich den Hinweis von ihm erhalten habe, konnten wir die Leiche von Annabella Lind im Moor überhaupt finden", intervenierte Robin. „Das beweist doch eindeutig, dass wir es mit der gesuchten Person zu tun haben."

„Was genau hat er zu Ihnen gesagt? Wie hat er geklungen? Welche Ambitionen steckten Ihrer Meinung nach hinter den Anrufen?"

„Er hat mich zum ersten Mal am späten Dienstagabend angerufen, um 22 Uhr 31, mit unterdrückter Nummer. Die Stimme klang verzerrt. Das zweite Mal am Mittwoch, kurz vor Mitternacht."

„Immer der Reihe nach", sagte Barkhausen. „Bleiben Sie beim ersten Anruf."

Robin dachte konzentriert nach. Er hätte das Gespräch sofort nach Beendigung des Telefonats stichpunktartig aufschreiben sollen. „Tja, er klang total aufgelöst und verzweifelt. Er hat geweint. Er sagte, er sei derjenige, den ich suche und er bat um Hilfe, ihn schnellstmöglich zu finden, weil er Angst habe, eine nächste Tat zu begehen. Er hätte *es* schon einmal getan. Ich fragte ihn, woher er meine Nummer hat, aber darauf ist er nicht eingegangen. Er hat ganz klar erwähnt, dass er der Mörder von Torben ist. Zuerst dachte ich an einen Streich, aber seine Verzweiflung war echt. Ich wollte, dass er sich freiwillig stellt. Daraufhin antwortete er, ich zitiere: *Ich werde es wieder tun. Ich bin, was ich bin. Die Natur hat mich so gemacht.* Er würde sich stellen, hinge aber an seiner Freiheit."

„Und dann?"

„Er sagte, es sei Wahnsinn, ihn auf freien Fuß zu lassen, wenn er nach einer Gefangenschaft wieder entlassen werden sollte. Das, was er täte, mache ihm Spaß."

„Warum hat er Sie angerufen?"

„Normalerweise rufen mich Mörder nicht an, bevor sie einen Mord begehen." Erst als Robin den Zynismus ausgesprochen hatte, fiel ihm auf, wie messerscharf er ihm über die Lippen geglitten war. Er wusste nicht, wie oft er diese Frage in den letzten beiden Tagen gehört hatte und sie nervte ihn. „Entschuldigen Sie, wir haben es bestimmt nicht mit einem zweiten Zodiac Killer zu tun."

„Vermutlich nicht", antwortete Barkhausen, der Robins Ausbruch ignorierte. „Also noch mal: Warum hat er Sie angerufen?"

„Er will der Polizei Tipps zu seiner Ergreifung geben. Er konnte exakte Angaben zum Fundort der Leiche machen. Nachdem ich ihn fragte, was wir dort vorfinden würden, sagte er *seine erste Begierde*. Er flehte mich an, ihn zu finden. Dann hat er aufgelegt. Das zweite Telefonat beweist einige meiner Aussagen."

„Wir werden es gleich wissen."

Marder stand auf und ging zu einem CD Player, den man auf der Fensterbank untergebracht hatte. Auf dem Gerät lag eine eingetütete Compact Disc, die er aus der Hülle entfernte und zum Abspielen einlegte. „Wir hören jetzt die Aufzeichnung des Telefonats von Mittwochnacht um 23 Uhr 54." Mit vor der Brust verschränkten Armen blieb der Staatsanwalt bei der Anlage stehen.

Robin verkrampfte innerlich, schloss die Augen und verdrängte die Bilder, die seine Fantasie von den Gesichtern seiner Kollegen nach dem Hören der CD bereits jetzt kreierte. Er wusste, welche Passage ihn verraten würde. Im nächsten Moment hörte er seine eigene Stimme aus den Lautsprechern rauschen. Sie klang für ihn eigenartig fremd, als käme sie von einem anderen Menschen.

Was für ein gottbeschissener Geburtstag.
„Hallo?"
„Warum finden Sie mich nicht? Haben Sie im Moor nicht gesucht?"
„Das Opfer war eine Frau."
„Ich liebe den Menschen, nicht das Geschlecht."
„Hören wir doch auf mit diesem Affentheater. Ich spiele nicht gern Spielchen mit Gestörten."
„Gestört?"
„Ja. Für mich sind Sie gestört."
„Finden Sie nicht auch, dass das ein sehr diskriminierender Begriff ist? Man wird Jahre lang versuchen mich zu therapieren. Irgendwelche Akademiker werden mir hanebüchene Gespräche aufzwingen. Irgendwann werde ich als geheilt gelten und dann wird man mich frei lassen. Aber selbst, wenn ich wieder in Freiheit leben darf, werde ich es wieder tun. Es macht mir Spaß. Ich bin, was ich bin. Die Natur hat mich so gemacht. Es gibt nichts, was daran etwas ändern könnte. Stellen Sie sich

vor, man würde Sie zu therapieren versuchen. Könnte man Ihnen die Lust an Männern nehmen?"

Das war die Stelle. Tapfer suchte Robin den Blickkontakt zu den anderen und plante, sich genauso unbeteiligt und ratlos zu verhalten wie er es vor Kilian tat, wenn er einen anonymen Mann in seinem Leben witterte.

Die Angst, man könne aufgrund der Aussage des Täters Rückschlüsse auf sein Doppelleben im Westpark führen, war unermesslich groß. Gnadenlos entblößte die Aufnahme seine Intimsphäre und lenkte die verstohlenen Blicke der anderen auf ihn.

„Das können Sie nicht vergleichen. Sie sind krank. Ich bin es nicht."
„Das ist Ansichtssache. In den Augen vieler Leute sind auch Sie krank. Im Prinzip sind wir ziemlich gleich."
„Sind wir nicht. Ich verletze niemanden."
„Ich bin offen und ehrlich zu Ihnen und Sie lügen mich an?"
„Ich lüge nicht."
„In gewisser Weise sind wir beide anders in unserer Welt. Lassen Sie uns kein philosophisches Gespräch über's Knie brechen. Sie würden den Kürzeren ziehen. Sie verletzen seelisch, ich tue es körperlich. Seelische Narben heilen schlechter."
„Woher haben Sie meine Nummer?"
„Es wäre ein hilfreicher Tipp von mir, Ihnen das zu sagen, aber ich liebe die Freiheit."
„Sie sind nicht frei. Ihre Freiheit ist eine Illusion. Sie sind ein Opfer Ihrer eigenen Triebe. Einerseits wollen Sie, dass ich Sie schnappe, andererseits wollen Sie frei sein."
„Nennen Sie es innere Zerrissenheit oder meinetwegen Widersprüchlichkeit. Ich weiß es selber nicht. Aber ich bin. Dies wird mein letzter Anruf gewesen sein. Bitte finden Sie mich, bevor ich meine nächste Begierde finde."
„Warten Sie ..."
„Nein. Ich warte auf Sie."

Marder drückte die Auswurftaste und packte den Tonträger in die Tüte zurück.

„Ich hatte nicht den Eindruck, dass er sich mit diesem Telefonat bewusst zum Mythos machen will", fuhr Barkhausen nüchtern fort und sah dabei Robin an. „Er sagte, es sei sein letzter Anruf gewesen. Bleibt abzuwarten, ob er Wort hält oder Sie erneut kontaktiert. Was meinte er mit dem Satz *Könnte man Ihnen die Lust an Männern nehmen?* Wieso nennt er Sie einen Lügner und sagt, sie beide seien gleich?"

„Das wüsste ich auch gern. Er wollte mich wohl provozieren."
„Provozieren? Er hat geheult wie ein Schlosshund. Ich glaube, er besitzt Kenntnisse über Ihr Privatleben. Das impliziert die Annahme, dass er Sie in irgendeiner Weise kennt."
Alex warf Robin einen vielsagenden Blick zu.
Dobner räusperte sich unüberhörbar im Hintergrund. „Wir werden uns später darüber unterhalten."
Barkhausen sah zuerst ihn und dann Robin bedrohlich an. „Meinetwegen", sagte er missgestimmt. „Sagte der Täter tatsächlich, Sie fänden im Moor seine erste Begierde?"
Robin nickte und zwang mit eisernem Willen die Nervosität nieder, die seine Stimme zum Flattern brachte. „So sagte er es. Wir nehmen an, dass Annabella Lind sein erstes Opfer ist. Allerdings wissen wir noch nicht, wann genau und wo sie umgebracht wurde. Untersuchungen werden das noch klären müssen. Es kann sein, dass er sie kurz nach der Entführung umbrachte oder sie noch eine Weile an einem uns unbekannten Ort festhielt. Die Anthropologin, die die Identifizierung des Skeletts vorgenommen hat, schließt nicht aus, dass der Unterkiefer sich noch im Besitz des Täters befindet. Anscheinend hat er ihn mit einem länglichen Gegenstand entfernt. Ob Annabella zu dem Zeitpunkt bereits tot war oder den Verletzungen erlag, ist ebenso unklar."
„Warum, bitte gestatten Sie mir diese rhetorische Frage, spricht der Täter nicht von einem Opfer, sondern von einer Begierde?"
Alex meldete sich zu Wort. „Begierde klingt für mich nach einem emotionalen leidenschaftlichen Begriff. Ein Opfer ist sächlich."
„Richtig. Aber können wir deshalb von einem Verbrechen ausgehen, das aufgrund einer Paraphilie ausgeübt wurde? Wegen einer bloßen Vermutung wohl kaum, aber ...", Barkhausen zeigte auf die Fotos von Torbens Leichnam, „... der Leichenfund am Tatort deutet ebenfalls auf eine psychische Störung des Täters hin."
Robin ließ Morren nicht eine Sekunde aus den Augen, beobachtete jede seiner Regungen und das Verhalten nach den Aussagen von Barkhausen. Es war ihm schleierhaft, warum er an den Besprechungen teilnahm. Aus irgendeinem Grund schien er sich für die Verbrechen zu interessieren.
„Was ist eine Paraphilie?", fragte Alex an Barkhausen gewandt.
„Unter Paraphilien verstehen wir eine Reihe psychischer Störungen, die nicht einfach unter extravaganten Neigungen einzuordnen sind, da Menschen mit einer Paraphilie anderen oder sich selbst Schaden

zufügen. Wir sprechen nicht von *harmlosen* Fetischen, sondern von dranghaften sexuellen Bedürfnissen oder Verhaltensweisen, die zur empirischen Norm kontrastieren und Beeinträchtigungen auf physischer und psychischer Ebene bei Opfern verursachen können. Ich möchte ausdrücklich betonen, dass es bei der Klassifizierung und der Diagnose immer wieder zu Diskrepanzen zwischen Fachleuten und Aktivisten kommt und die Begriffsdefinition historisch als auch soziologisch einem permanenten Wandel unterliegt. Es kann durchaus sein, dass Personen sexuelle Neigungen ausleben, die uns als extrem erscheinen, für alle Beteiligten jedoch einen Lustgewinn versprechen. Sie merken, ein heikles und kompliziertes Thema, über das man Stunden diskutieren kann. Wie ich in meiner Einführung bereits erwähnte, dürfen wir die Klassifizierungen also nicht als unumstößlich betrachten, eher als dünnen Leitfaden, an dem wir uns entlang hangeln."

Barkhausen referierte bescheiden über unterschiedliche Paraphilieformen. Robin war erstaunt, was es für ungewöhnliche Sexualpraktiken gab. Bei Frotteurismus erregte es eine Person, ihren Körper – zuweilen in der Öffentlichkeit – an denen anderer, fremder Personen zu reiben. Bei einer Apotemnophilie herrschte sexueller Lustgewinn durch Amputationen von Gliedmaßen vor.

„Der Begriff Sodomie", sagte Barkhausen, „wird heute nicht mehr benutzt, da er in der Vergangenheit nicht nur die sexuellen Handlungen an Tieren beschrieb, sondern auch zur Abwertung von Analverkehr zwischen Homosexuellen verwendet wurde. Heute reden wir von einer Zoophilie."

„Ich denke, Ihr Exkurs genügt vorerst", knurrte Dobner. „Mit wem könnten wir es hier zu tun haben?"

„Ich habe gehört, dass in diesen Kreisen von einem Fetisch gesprochen wird", sagte Barkhausen, „aber das trifft auf unsere Zielperson nicht zu. Der Täter ist scheinbar auf bestimmte Körperteile fixiert, nämlich auf menschliche Unterkiefer. Von Fetischismus gehen wir nur aus, wenn es sich um unbelebte Gegenstände wie Kleidungsstücke handelt. Das zentrale Thema beziehungsweise das Motiv dieser Tat scheint mir nicht der Tod des Opfers zu sein. Ich glaube sogar, dass der Tod nicht gewollt war, sondern quasi ein unbeabsichtigter Nebeneffekt. Der Tatort sieht nicht hergerichtet aus und der Tote wurde nicht für die Polizei zur Schau gestellt. Das gerichtsmedizinische Gutachten belegt, dass keine Penetration post mortem stattfand. Für mich sieht es viel mehr so aus, als sei der Täter über seine Tat, ob geplant oder nicht, schockiert gewesen und hat den Tatort überstürzt verlassen. Das würde auch sein schlechtes Gewissen erklären, welches sich in den Anrufen geäußert hat. Die Bilder, die Herr … Kohlhagen … richtig?"

Lienhard, der angesichts der drastischen Thematik überanstrengt wirkte, nickte. „Richtig." Er rieb sich kontinuierlich mit der Hand über die Wangen.

„… die Herr Kohlhagen auf dem Computer von Torben Balthasar gefunden hat, legen die Vermutung nahe, dass unser gesuchter Mann dysmorphophil ist."

„Bitte was?", fragte Robin, der die Antwort eigentlich kannte.

„Dysmorphophilie, die sexuelle Erregbarkeit durch Missbildungen."

Dysmorphophilie und Emetophilie, dachte Robin angeschlagen. Wann hat denn dieser Wahnsinn endlich ein Ende? „Zu dem Ergebnis sind wir auch gekommen", sagte er. „Wir wussten allerdings nicht den Fachbegriff dafür."

„Es wird angenommen, dass Mitleid oder Angst gegenüber Missgebildeten dazu führt, dass Dysmorphophile ihre Empfindungen mit sexueller Lust verwechseln. Manche Dysmorphophile haben das Bedürfnis nach emotionaler Sicherheit oder Macht, weil sie der Meinung sind, ihr missgebildeter Partner habe seltener die Möglichkeit fremdzugehen."

„Anscheinend sind wir an einen Paraphilen der Superlative geraten", warf Martin abfällig ein. „Sind denn dann auch die Prostituierten, die sich Behinderten anbieten, dysmor- was auch immer?"

Robin war froh, dass Martin den Gedanken für ihn laut ausgesprochen hatte. Wohin er sah, überall nur zerknirschte Gesichter und rauchende Schädel. Er konnte es ihnen gut nachempfinden. Hier wurden die Abgründe einer menschlichen Seele offenbart, in die man besser nicht unvorbereitet hineinblickte. War es vielleicht sogar die Seele ihres Kollegen, der hinter dem Rücken seiner Familie unbeschreibliche Grausamkeiten beging? Morren starrte desolat vor sich auf ein verkümmertes brennendes Teelicht, als quälte ihn eine innere Unruhe.

„Das können Sie nicht vergleichen", sagte Barkhausen. „Und das ist jetzt auch nicht von Bedeutung. Wir müssen verstehen lernen, welche Prozesse zur Paraphilie des Gesuchten geführt haben und anhand derer versuchen, Beweise für eine Verhaftung zu sammeln."

„Wir sollen uns in einen kranken Geist hinein versetzen?", fragte Martin verstört.

Barkhausen nickte. „Empathie ist sehr wichtig. Krank ist der einzelne Mensch oder die Gesellschaft immer. Diese Sichtweise macht die Diskussion überflüssig, wer verrückt oder abweichend ist und inwiefern die Umwelt daran beteiligt ist. Ich möchte sicherheitshalber noch einmal klarstellen, dass ein psychisch Kranker nicht gleich gefährlich ist. Versuchen Sie, sich die Gedankenwelt eines psychisch Kranken vorzustellen.

Wir verlassen unser Haus, um ein bestimmtes Ziel zu erreichen. Wir folgen dem Weg bis zur Straße, dann benutzen wir den Gehsteig und orientieren uns an Verkehrsschildern, halten uns an die Regeln, solange, bis wir unser Ziel erreichen. Und nun der psychisch Kranke. Er verlässt das Haus mit dem gleichen Ziel wie wir. Doch dann entscheidet er sich, nicht dem Weg zur Straße zu folgen, nicht den Gehsteig zu nutzen. Er orientiert sich vielleicht nicht an Schildern und missachtet die Regeln. Stattdessen klettert er über Zäune und läuft querbeet durch die Nachbarsgärten, um das Ziel zu erreichen. Der Punkt ist: wir als auch der psychisch Kranke erreichen das Ziel, denn das Ziel ist das Gleiche, jeder ist nur einen anderen Weg gegangen. Die Kunst ist es, zu verstehen, warum er durch die Gärten läuft und nicht den Gehsteig benutzt. Und nur, wenn wir versuchen, seinen gegangenen Weg zu begreifen, werden wir seine Taten begreifen. Realität ist immer subjektiv. Wer will sich schon anmaßen, dass die eigene Realität die universell geltende ist? Irren ist menschlich, heißt es im Volksmund so schön."

Ähnliches hat auch Dr. Bensen gesagt, dachte Robin. Ihm wurde plötzlich schwindelig und er spürte Schweiß auf der Stirn. Während Barkhausen noch einmal darauf pochte, dass es aufgrund der katastrophalen Beweislage wichtig war, bei den Ermittlungen auf Details zu achten, die auf Dysmorphophilie hindeuteten, entschuldigte sich Robin aus der Runde. Er musste kurz raus. Kurz an etwas anderes denken. Kurz alles um sich herum vergessen.

„Vielleicht ist diese Paraphilieform die einzige Chance, die wir haben", sagte Barkhausen gerade, als Robin die Tür hinter sich schloss und zu den Toiletten ging. Er verriegelte die Kabine, stellte sich auf den heruntergeklappten Klodeckel, öffnete das kleine Fenster und streckte den Kopf ins Freie. Ein kalter beißender, aber wohltuender Wind wehte ihm durchs Gesicht. Robin hatte das Gefühl, dass sein Denken auf der

Stelle trat und gleichzeitig dahinraste. Er träumte davon, dass die kräftigen Böen ihm die bleiernen dumpfen Gedanken aus dem Hirn fegten. Gedanken, die von Geburtstagen, Dysmorphophilen, verdächtigen Kollegen und einer verrückten Mutter, die sich in seiner Kindheit prostituiert hatte, geschwängert waren.

Als er zu frieren begann, trottete er zurück in den Besprechungsraum. Dort hatte man inzwischen eine Diskussion über vergleichbare Fälle in der Kriminalhistorie entfacht, denn er hörte die Namen Bartsch und Garavito Cubillos fallen. Der fade Beigeschmack stieß ihm bitter auf, denn er ahnte, in welche Richtung dieses Thema führen konnte, auch wenn die meisten seiner Kollegen nicht konservativ eingestellt waren.

Der mittlerweile verstorbene Jürgen Bartsch vergewaltigte in den 60er Jahren vier Kinder und zerstückelte sie anschließend. Und im Zeitraum von 1992 bis 1999 tötete Luis Alfredo Garavito Cubillos über 200 Jungen durch Durchschneiden der Kehle, nachdem er sie sexuell missbraucht und gefoltert hatte. Beide waren homosexuelle und pädophile Serienmörder, die eine von Isolation und Gewalt geprägte Kindheitsgeschichte durchlebt haben sollen.

Wütend kniff Robin die Lippen aufeinander. Selbst in der heutigen Zeit wurde immer wieder versucht, Homosexualität durch etwas in der Kindheit liegendes zu erklären. Und nicht selten wurde sie mit Pädophilie gleichgesetzt. Robin verlangte nicht, dass man die Tatsachen leugnete, aber er bestand auf eine rigorose Erklärung, dass Pädophile nicht automatisch homosexuell waren – oder umgekehrt. Im gegenwärtigen Klima der Sittenwächter und Moralapostel förderten solche reaktionären Ansichtsweisen nichts anderes als die Annahme, die *schwule Orientierung* eines Mannes wüchse ausschließlich aus einer in der Kindheit verwurzelten psychischen Störung. Welche Nachwirkungen das über Generationen nach sich ziehen konnte, erlebte er in geringen Dosen auch innerhalb des jüngeren Kollegenkreises, wo das Wort schwul als Gleichung mit krankhaften oder zumindest schlechten Verhaltensweisen benutzt wurde. Wenn die Presse im Hinblick auf den Mord an Torben ähnlich bigotte Parallelen zog, würden alte Klischees neu belebt.

„Wir wissen nicht", sagte Robin ernst, „ob wir es mit einem Pädophilen *oder* Homosexuellen zu tun haben. Zum Zeitpunkt der Ermordung waren beide Opfer volljährig. Und die Tatvorgehensweise von Bartsch und Cubillos weicht ebenfalls von dem uns vorliegenden

Muster ab. Außerdem verstehe ich nicht, warum immer wieder ausdrücklich darauf hingewiesen wird, dass es sich um einen homosexuellen Mörder handelt – selbst, wenn ein Verbrechen gar keinen sexuellen Hintergrund hat. Wir jagen eine Person, die in beiden Gärten spielt." Robin unterbrach sein Plädoyer, als er merkte, dass er sich damit selbst verriet. Im ruhigen Ton widmete er sich Barkhausen. „Sie sagten doch vorhin noch, man könne einen Täter nicht wegen einer sexuellen Merkmalsbezeichnung ermitteln ..."

„Ja, aber wir können den Kreis der Tatverdächtigen eingrenzen, wenn wir die Mitteilung machen, dass der Gesuchte latent homosexuell ist."

„Das ist richtig", unterstützte Dobner den Fallanalytiker. „Wir müssen mehr Material sammeln, denn wir haben nichts, mit dem wir arbeiten können. Außer der Übereinstimmung mit den Fingerabdrücken auf dem Handy, das wir heute Nacht im Westpark sichergestellt haben und einem Abdruck in Torbens Wohnung. Die Seederstedter Bevölkerung wird aber genaue Angaben zum Täter verlangen."

„Wir sollten ihr lieber sagen, dass kein Grund zur Panik besteht, anstatt ihr einen *latent Homosexuellen* aufzutischen", kritisierte Robin.

„Wir haben keine Beweise, keine Tatverdächtigen, kein Motiv, nichts."

„Oh doch", antwortete Robin. „Das haben wir." Er warf die Fotos von Neron auf den Tisch und sah Morren dabei an. „Wir haben eine Handschrift."

38

11. DEZEMBER 2008

Die Besprechung war in Robins Augen eine Farce gewesen und Barkhausens Vortrag hatte ihn irgendwie verwirrt. Anstatt auch nur eine Frage zu beantworten, hatte er viele neue aufgeworfen und Robin zweifelte daran, dass alle davon relevant waren. Gerker und Barkhausen übernachteten in einem Seederstedter Hotel nahe dem Präsidium. Dobner hatte dem Fallanalytiker Robin als beratende Funktion zur Seite gestellt.

Als nächstes hatten sie mehrere Dinge zu klären. Was trug Torben während seiner Tötung auf dem Rücken? Hatte er ein Handicap, von dem sie bis jetzt noch nichts wussten? Wer schrieb mandibular auf die Rückseite des Fotos? Um letzteres herauszufinden, hatten sie den Schriftsachverständigen Rudolf Krueger ins Präsidium kommen lassen. Dieser verglich nun das orakelhafte Wort mit einem Brief, den Torben an Neron geschrieben und den Neron der Polizei zur Verfügung gestellt hatte.

Jetzt hockte Krueger an Robins Schreibtisch, schob sich eine rahmenlose Lesebrille auf die Nase, lehnte sich nach vorn und pendelte stirnrunzelnd mit dem Blick zwischen den zu begutachtenden Schriftstücken hin und her. Die Handflächen ließ er züchtig auf der Kante ruhen.

„Ich kann auf die Schnelle keine verbindliche Expertise liefern", sagte er skeptisch. „Natürlich kann ich eine Inspektion mit dem bloßen Auge vornehmen, aber zur Sicherheit sollten die Beweismittel die forensische Handschriftenuntersuchung durchlaufen."

„Die Meinung eines Experten ist uns sehr wichtig", entgegnete Robin, der sich mit den Handballen auf die Schreibtischkante abstützte und Krueger dabei beobachtete, wie er sich ganz dicht über das Foto beugte und auf die dünn gezogene Bleistiftlinie blinzelte. Armestran und Barkhausen standen vor dem Aktenschrank und warteten, bis Krueger notdürftig die Schriftmerkmale miteinander verglichen hatte.

„Also, nach einer ersten Einschätzung behaupte ich, dass es sich definitiv nicht um die gleiche Handschrift handelt", sagte er, als er nach einer Weile aufblickte.

„Sind Sie ganz sicher?", fragte Robin enthusiastisch.

Krueger nickte. „Sie sehen es ganz deutlich an der unterschiedlichen Linienführung des *m*s. Ich habe Strichbeschaffenheiten, Druckgebung, Bewegungsflüsse als auch vertikale und horizontale Ausdehnungen berücksichtigt. Besondere Auffälligkeiten der Schriftträger, der Schreibgeräte oder Schreibmittel sind nicht vorhanden."

„Wenn es nicht Torbens Handschrift ist, dann ist es die Handschrift des Täters", konstatierte Robin.

„Es *könnte* die Handschrift des Täters sein", korrigierte Barkhausen. „Wir können die Herkunft der Handschriften weder beweisen noch zurückverfolgen. Wir dürfen nicht übermütig werden. Im Grunde beweisen sie nichts."

Robin wollte sich seine Theorie nicht madig machen lassen und bat Armestran darum, Neron Hernandez von seiner Arbeitsstelle herzuholen.

Es vergingen 40 Minuten, bis Neron durchgefroren und mit Schneekristallen in Haaren und Wimpern auf dem Stuhl neben der Heizung saß und sich aufwärmte.

„Von wem hat Torben die Fotos erhalten?", fragte Robin.

„Der Kerl hat sie ihm bei ihrem ersten Treffen gegeben", antwortete Neron, die Hände zwischen die Knie geklemmt.

„Warum steht mandibular auf der Rückseite des Fotos?"

„Keine Ahnung." Neron schüttelte den Kopf. Seine Augen wurden wässrig und die Stimme heller. Er fummelte mit den Fingern an seiner Unterlippe und Robin wurde klar, dass die motorische Unruhe des Jungen kein zeitlich begrenztes Verhalten, sondern einen Teil seines Wesens widerspiegelte. „Ich wusste selbst nicht, dass es da steht."

Robin ging neben ihm in die Hocke, legte den Arm um seinen dünnen Hals und fühlte die zarten Schulterknochen. „Ich habe auch einen besten Freund. Die Vorstellung, ihn zu verlieren, ist unbeschreiblich. Deshalb kann ich deine Trauer sehr gut nachvollziehen. Und ich kann mir vorstellen, dass diese ganze Situation sehr belastend für dich ist. Aber eine Frage muss ich dir noch stellen, bevor du gehen kannst …"

„Okay."

„Weißt du davon, ob Torben eine Behinderung hatte?"

„Das hätten Sie doch bei der Autopsie festgestellt", murmelte Neron.

„Haben wir aber nicht. Vielleicht hatte er eine Behinderung, die nicht sehr auffällig war."

„Er hatte was. Aber ich weiß nicht, wie man das nennt. Fragen Sie seinen alten Herrn. Der müsste es wissen."

„Danke für deine Hilfe."

Ein Anruf bei Kornelius Balthasar brachte Gewissheit. Der Vater von Torben hörte sich betrunken an, artikulierte sich aber deutlich. Er gab Robin die Auskunft, Torben sei nicht körperbehindert gewesen, habe aber eine Konzentrationsschwäche gehabt, die nie therapeutisch behandelt wurde. Es seien bei ihm jedoch nicht die typischen Symptome von ADHS beobachtet worden.

Da Nerons und Kruegers Hilfe nicht mehr gebraucht wurde, konnten die beiden gehen. Armestran brachte Neron mit dem Wagen nach Hause. Betretenes Schweigen herrschte auf einmal zwischen

Robin und Barkhausen, der zum Schreibtisch ging und auf das Foto starrte. Robin glaubte, die ungerechtfertigte Abneigung zu spüren, die sie beide füreinander empfanden. Vielleicht hielt Barkhausen ihn für zu jung und unerfahren. Und mit dem, was er nun ansprach, hatte er sogar einen guten Grund, das zu denken.

„Sind Sie mit der Sicherung von Beweismitteln vertraut, Herr Fox?", fragte er ruhig und gleichzeitig provozierend, ohne den Blick vom Foto zu nehmen.

„Ja."

„Sind Sie sich auch über die Bedeutsamkeit einer angemessenen Sicherung bewusst?"

„Ja."

„Und warum ist dann dieses Foto nicht sachgemäß gesichert?"

Robin sagte nichts.

„Die Fingerabdrücke des Täters hätten auf dem Foto sein können. Wenn dem so gewesen wäre, hätten wir eine Übereinstimmung mit denen vom Handy und aus Torbens Wohnung gehabt. Da das Foto nicht gesichert ist, sind eventuelle Spuren vernichtet."

Robin sah ein, dass Barkhausen recht hatte. Er hatte eine Kardinalssünde begangen. „Ich werde es ins KTI bringen", antwortete er eingeschüchtert. „Möglicherweise ist noch was zu retten. Aber Sie haben auch einen Fehler gemacht."

Barkhausen sah ihn gespannt an.

„Torben war weder behindert noch missgebildet. Und ein Überbiss macht einen Menschen noch nicht zu einer Missbildung."

„Ich kann Ihnen nicht ganz folgen."

„Torben hatte einen umgekehrten Überbiss. Damit gerät Ihre Theorie über einen dysmorphophilen Täter ins Wanken."

„Aus dem gerichtsmedizinischen Befund geht hervor, dass Torben starke Schädelfrakturen hatte und sein Unterkiefer gebrochen wurde, beziehungsweise alles darauf hindeutet, dass er entfernt werden sollte. Vielleicht wollte ihn der Täter während des Beischlafs zum – entschuldigen Sie bitte die unprofessionelle Ausdrucksweise – zum Krüppel machen. Und da ist noch etwas. Er hat Sie am Telefon gesiezt. Ich glaube, er hat nicht das Gespräch mit der Polizei im Allgemeinen gesucht, sondern das Gespräch mit Ihnen als Individuum."

„Warum sollte er das tun?", fragte Robin fast ein bisschen zu überspitzt, beinahe wie ein schnippisches Kind.

„Das weiß ich nicht", erwiderte Barkhausen bedrohlich. „Noch nicht. Aber ich wette darauf, dass wir in Ihrem Bekanntenkreis die Antwort finden werden." Zuversichtlich marschierte er zur Tür. „Ich empfehle mich."

Auf ein abschließendes Resümee legte er keinen Wert und Robin konnte gut darauf verzichten.

Allmählich wurde ihm alles zu viel und zum ersten Mal dachte er daran, den Polizeiberuf an den Nagel zu hängen. In einem anderen Job wurde er nicht mit Menschen konfrontiert, die andere verstümmelten oder unter Druck setzten. Und vielleicht war er nicht ewig in der Lage, das Böse zu entlarven, denn oft hatte er große Furcht, von diesem Bösen irgendwann auch einen Teil in sich zu entdecken. Sollte Barkhausen doch die neugierige Nase in sein Privatleben stecken und seine Suspendierung heraufbeschwören. Dann konnte er sich wenigstens wieder anderen Dingen im Leben widmen.

Oder er strengte sich an und spielte seine letzten Trümpfe aus. Wenn er sich beeilte, konnte er den Fall lösen, bevor sich die anderen auf ihn stürzten.

Sie hatten identische Fingerabdrücke auf dem Handygehäuse und in Torbens Wohnung entdeckt. Und unter Umständen fanden sich dieselben noch auf dem Foto, das er gleich noch ins KTI bringen würde. Als dies in der Besprechung thematisiert wurde, hatte Morren besorgt aufgesehen und Robin einen Ausdruck tiefer Unruhe in seinen Augen bemerkt. Er verbarg etwas.

Die Spurensicherung fand in Torbens Wohnung Dutzende von unterschiedlichen Fingerabdrücken. Das bedeutete, dass Robin das Ausschlussverfahren anwenden konnte.

Dazu musste er nur noch an Morrens Abdrücke kommen.

39
11. Dezember 2008

„Ich muss dringend mit dir reden."

Simon Morren war sichtlich überrascht. Er hatte nach der Besprechung nur noch seinen Mantel holen und dann den Heimweg antreten wollen. Doch Robins offensiver Tonfall ließ ihn kurz in seiner Bewegung erstarren, als reflektiere er im Geiste die Optionen, die nun folgen konnten.

„Gern. Worüber?", antwortete Morren und legte den Mantel auf dem Schreibtisch ab. Er deutete befangen auf den Besucherstuhl. „Setz dich."

Beide setzten sich.

Robin räusperte sich. Total unüberlegt stürzte er sich ins Gespräch. „Ich mach's kurz. Du hast heute in der Kieferchirurgie angerufen. Warum?"

„Woher weißt du das?"

„Ich habe mit Frau Fabiani telefoniert. Und zwar eine Stunde, nach dem du mit ihr telefoniert hast." Robin achtete exakt auf Morrens Mienenspiel. Verräterisches Augenzwinkern und unsichere Regungen würden ihm nicht entgehen. Jeden trickreichen Täuschungsversuch würde er überlisten.

Eine Weile stierte Morren auf das gerahmte Familienportrait, knetete nervös die Handknöchel und erwiderte gezwungen: „Ja, ich hatte die Idee, dass dort vergleichbare Fälle vermerkt sein könnten."

„Warum hast du mir davon nichts erzählt? Ich leite die Mordkommission."

„Wenn ich etwas von Bedeutung herausgefunden hätte, wärst du der erste gewesen, der es erfahren hätte."

„Warum interessierst du dich für den Fall?"

„Weil er mich berührt. So einfach ist das."

„Ach, und deswegen hast du die Jungs im Park ausgehorcht?"

Für den Bruchteil einer Sekunde sah Morren weg, hielt Robins stechendem Blick nicht stand. Dann aber zerwarf er seine Scheu und schützte sich hinter einer Wand aus Aggression. „Genau. Deswegen. Ist das verboten?"

„Nein, ist es nicht. Es ist merkwürdig."

„Was willst du mir vorwerfen?" Morren neigte den Kopf zur Seite. „Dass ich deine Autorität untergrabe?"

„Ich will wissen, warum du im Park warst, ohne, dass ich davon wusste", fauchte Robin beharrlich. Verbissen hielt er an seiner Mutmaßung fest. „Du hast dort Fragen über Torben Balthasar gestellt. Und zwar noch bevor wir wussten, dass er überhaupt tot war."

Morren beugte sich nach vorn und der Stuhl knarrte. „Du willst mich an den Pranger stellen?", zischte er zurück. „Du wirfst mir vor, dass ich der Kerl bin, der dich anruft und junge Menschen im Bett verunstaltet, weil es ihn aufgeilt?"

„Ich werfe dir gar nichts vor", sagte Robin, dem das Herz bis zum Hals schlug. „Aber ich möchte deine Fingerabdrücke."

Das war ein derber Wunsch. Morren warf den Kopf in den Nacken und stieß einen schrillen psychotischen Lacher aus. „Ha, ich fass' es nicht!" Innerlich explodierte er und obwohl er sich alle Mühe gab, es sich nicht anmerken zulassen, offenbarte es die Zornesröte an seinen Wangen und das kriegerische Blitzen in seinen Augen, die schmaler als ein Schnitt in der Haut wurden. Die Diskussion lief aus dem Ruder. „Wenn du so erpicht drauf bist, na gut!", rief er, sprang auf, schnappte den Mantel und stürmte in die Mitte des Raumes. „Hinter mein *kleines* Geheimnis bist du ja eh schon gekommen! Ich war in Torben verliebt! Wir haben uns zwei, drei Mal die Woche getroffen! Ich habe ihn eine ganze Weile nicht gesehen, deshalb hab ich mich am Montag nach ihm erkundigt!" Morrens Stimme wurde klanglos und mürbe, die Augen tränennass. „Wehe, du dichtest mir jetzt irgendein hanebüchenes Motiv an, von wegen, ich hätte ihm aus nicht erwiderter Liebe etwas angetan! Dem war nicht so! Sieh meine Rechtfertigung nicht als Schuldgeständnis an! Ich will das Schwein finden, das ihn umgebracht hat!" Morren zeigte anklagend mit dem Finger auf ihn. „Ich möchte dich an FFC erinnern! Habe ich da nicht zu dir gehalten? Habe ich dir nicht vertraut, obwohl viele deiner Hypothesen gegen dich gesprochen haben? Ich habe immer hinter dir gestanden, Robin! Jetzt erwarte ich das Gleiche von dir! Und tu nicht so, als wäre ich der Einzige in diesem Raum, der mit 16jährigen fickt! Ich wünsche dir einen schönen Feierabend!"

Wutschäumend rannte Morren aus dem Büro und knallte die Tür mit einem lauten Schlag hinter sich zu.

Robin saß wie gelähmt da und schluckte. Plötzlich wurde ihm bewusst, dass er gerade unverzeihlichen Mist gebaut hatte.

40
11. Dezember 2008

Es war schon fast 19 Uhr, als Robin endlich zu Hause ankam. Unterwegs hatte es zu schneien angefangen. Er holte die Aluminiumabdeckung aus dem Kofferraum, spannte sie über die Windschutzscheibe, füllte Frostschutzmittel ins Scheibenwasser und steckte sich ein Fläschchen Türschlossenteiser aus dem Handschuhfach in die Hosentasche. Wenn sich die Witterungsverhältnisse über Nacht stark verschlechterten, wollte er morgen früh trotzdem pünktlich nach Schwerin aufbrechen können. In seinem warmen Apartment angekommen, fiel sein Blick zuerst auf das Terrarium. Fluchend schmiss er seine Jacke in die Ecke, weil er wieder kein Futter besorgt hatte. Nochmal losfahren wollte er nicht. Es war ohnehin zu spät und duschen musste er auch noch. In zwei Stunden wollte er sich bereits mit den anderen im Voyager treffen, obwohl er nach dem hitzigen Disput mit Morren nicht mehr die geringste Lust zum Feiern hatte.

Robin vertraute seinem Kollegen nicht. Dabei hatte Morren nicht einmal seine Unschuld beteuert, sondern gleich eine plausible Erklärung abgeliefert. Dass er verdeckte Nachforschungen anstellte, war nur logisch. Schließlich hatte er Angst vor einer Enttarnung. Jetzt, wo er das Gespräch wieder und wieder in Gedanken Revue passieren ließ, war es ihm peinlich, dass er Morren eine voreilige abgedroschene Spekulation an den Kopf geworfen und ihn grundlos eingeschüchtert hatte. Der Schuss war gründlich nach hinten losgegangen.

„Bist du dir sicher, dass es ein Polizist war?"
„Ja, er ist bei uns bekannt."
„Inwiefern?"
„Der Typ ist echt unheimlich. Er wollte sich immer nur mit Torben treffen, hat sein Leben ausspioniert, ihm aufgelauert. Uns wollte er manchmal auch über Torben aushorchen. Torben hatte etwas Angst, weil er ihm sogar Geschenke mitgebracht hat."

Oder verbarg Morren am Ende doch etwas Essentielles?

Und dann die Drohung von Barkhausen. Der Kerl würde Himmel und Hölle in Bewegung setzen, um eine Durchleuchtung von Robins Privatleben durchzufechten. Plötzlich fühlte er sich beobachtet. Wie manchmal abends im Park. Er schaute in jeder Zimmerecke und zwischen die Stängel der Topfpflanzen, weil er glaubte, man habe dort heimlich Kameras zu Observationszwecken installiert. Wütend griff er zum Mobiltelefon und verfasste eine kurze und präzise Sammelnachricht, die er nur an bestimmte Personen verschickte: *Ich will in den nächsten 4 Wochen auf keinen Fall angerufen werden. Wenn du mich enttäuschen solltest, wirst du meine unangenehme Seite kennenlernen. Gruß.*

Solange der richterliche Beschluss der Telefonabhörung nicht aufgehoben war, war nichts sicher. Anschließend löschte er alle delikaten Nummern aus dem Verzeichnis sowie seine Chatprofile im Internet. Er hatte sie zwar jeweils unter falschem Namen und falschen persönlichen Daten angelegt, aber er wollte kein Risiko eingehen, wollte alles, was man ihm später hätte anlasten können, aus seinem Leben negieren.

Was für eine bodenlose Scheiße. Kannte der Täter ihn vielleicht doch besser, als er ahnte und versuchte, ihn fertig zu machen?

Im Spülbecken türmte sich dreckiges Geschirr. Er brauste die oberflächlichen Essensrückstände ab und räumte es in den Geschirrspüler. Dass er in den letzten Tagen kaum zu Hause gegessen hatte, zeugte davon, wie lange es schon hier herum stand und dass Kilian nicht dagewesen war.

Als habe er ihn mit seinen Gedanken herbeigerufen, klingelte es an der Tür. Es konnte nur Kilian sein. Robin fragte sich, wie die Begegnung mit ihm sein würde. Ihm war mulmig zumute, während er darauf wartete, dass er die Treppen hochstieg. Aber alle Sorge war unberechtigt.

„Mann, bei dem Wetter sollten wir lieber in der Wohnung bleiben und heiße Sachen machen", sagte er, als er durchgefroren vor Robin stand und ein riesiges in Papier eingewickeltes Geschenk auf der Anrichte abstellte.

„Keine Einwände", antwortete Robin. „Aber ich dachte, du bist glücklich, dass wir mal zusammen rausgehen?"

„Bin ich auch." Kilian klopfte sich den Schnee von der Schulter, setzte die Mütze ab, nahm Robin in den Arm und gab ihm einen Schmatzer auf den Mund.

„Es werden auch ein paar Kollegen von mir kommen."

„Oh, du vermischst Berufliches mit Privatem?"

„Ich mag Werner und Lienhard sehr gern. Und mit Alex war ich auch schon lange nicht mehr aus."

„Mir ist's egal, wer mitkommt."

„Ich bin nicht geoutet vor ihnen und das soll auch so bleiben. Also keine Fummeleien und kein Knutschen in ihrer Gegenwart."

„Meinetwegen kann's die ganze Welt wissen, dass wir zusammen sind."

Robin blickte ihn strafend an.

„War ein Scherz", sagte Kilian. „Bin mir über die Problematik durchaus im Klaren." Er befreite sich aus seiner winterlichen Kluft, hing sie an den Garderobenhaken und hob Robins Jacke auf, die immer noch am Boden lag. „Du siehst irgendwie so aus, als wenn dir eine Laus über die Leber gelaufen wäre."

Robin seufzte. „Hab tierischen Stress."

„Darf ich fragen, wie's um den Stand der Ermittlungen steht?"

„Besser nicht."

„So gut also." Kilian sah in den Kühlschrank. „Warum schaltest du das Ding nicht aus und sparst Strom? Da ist doch eh nichts Essbares drin."

„Bin nicht zum Einkaufen gekommen."

„Nicht mal für Alkoholnachschub hast du gesorgt. Ich mache mir echt Sorgen."

„Brauchst du nicht. Ich will mich gleich einfach nur volllaufen lassen."

„Vorher packst du dein Geschenk aus."

Er kam sowieso nicht drumrum. Zähneknirschend riss er das widerspenstige Papier von dem quadratischen Paket. Drinnen rumpelten mehrere Einzelteile in einem Karton. Als er das Papier vollständig entfernt hatte, starrte er auf die Küchenmaschine und wusste nicht, ob er sich freuen oder schreien sollte. Als er Kilian das erste Mal betrog, war es die Suche nach einem Abenteuer, nach einem Ausbruch aus der Routine, die ihn dazu trieb. Jetzt war selbst das Fremdgehen zur Routine geworden. Und seltsamerweise gelangte Robin beim Anblick der Küchenmaschine zu der Erkenntnis, warum er angefangen hatte, Kilian zu betrügen.

„Tja, du kommst jetzt in ein Alter, in dem man Massagegutscheine zum Geburtstag geschenkt kriegt", feixte Kilian.

„Oder Küchengeräte …"

Kilian klopfte mit der flachen Hand auf den Karton. „Duales Geschwindigkeitssystem, Impulsfunktion. Du kannst jetzt mixen, raspeln, rühren und schneiden. Bist doch so ein Kochmuffel. Na los, pack sie aus."

„Tut mir leid, ich hab jetzt nicht den Kopf dazu."

„Nicht den Kopf dazu, eine Küchenmaschine auszupacken?"

„Ich mache das in Ruhe. Ich muss noch duschen."

„Okay. Soll ich dir eine Entspannungsmassage verpassen?"

Robin schüttelte den Kopf. „Nein. Das dauert zu lange." Dass er keine Lust auf körperliche Nähe hatte, war ein schlechtes Zeichen. Er ging ins Bad, zog sich aus und bemerkte, dass er noch den Türschlossenteiser in der Tasche hatte. Er stellte die Flasche auf die

Ablage unter dem Spiegel.

Wollte man gepflegt feiern und das Tanzbein zu rockiger Musik schwingen, dann im Voyager, der angesagtesten Großraumdiskothek in Seederstedt. Ihr gemischtes Publikum machte sie sympathisch. Die Semester aller Alterklassen waren dort vertreten und niemand machte Glubschaugen, bloß weil zwei Männer auf der Tanzfläche knutschten. Eine illustre Truppe von fünf Personen hatte sich Robin angeschlossen. Peyman, Kilian, Alex, Werner Armestran und Lienhard begleiteten ihn. Alle kannten sich mehr oder weniger flüchtig. Sie trafen sich draußen auf dem Parkplatz und gingen dann gemeinsam in den Chillout-Bereich. Armestran ging seit Jahren zum ersten Mal wieder in einen solchen Laden, wie er selbst glücklich erzählte. Seine Augen glänzten wie die eines kleinen Jungen und er sog die Eindrücke in sich auf.

Robin war angesäuert aus zweierlei Gründen. Zum einen hatte Bernd kurzfristig seine Teilnahme an dem Besäufnis abgesagt und zum anderen über das Geschenk von Peyman. Der hatte sich erdreistet, ihm eine Plastikbrille und einen Geschenkgutschein mit Sehtest für den Brillenoptiker zu schenken.

„Die Idee war von Kilian", sagte Peyman. „Er meinte, wenn er dir das Geschenk machen würde, würdest du ihn totschlagen."

„Damit könnte er recht haben", antwortete Robin.

Je später der Abend, desto höher die vom Alkohol enthemmten Gespräche. Dabei wurden alle erdenklichen Themen angeschnitten, mal mehr, mal weniger facettenreich. Es wurde herzlich über verrückte Anekdoten aus dem Alltag gelacht und tiefsinnig, es ließ sich leider nicht vermeiden, über Polizeiarbeit geredet. Meistens ernannte sich einer des Geburtstagskomitees zum Entertainer, dem dann alle andächtig lauschten. Dabei stellte sich besonders Armestran als talentierter Alleinunterhalter heraus. Unbesonnen erzählte er die Geschichte von einem selbstmordgefährdeten Mann, der sich vom Dach seines Hauses in den Tod stürzen wollte und den Robin von seinem Vorhaben abzubringen versuchte. Ein Klassiker unter den Kollegen. Robin hatte unten im Vorgarten gestanden und mit besänftigendem Ton auf ihn eingeredet.

„Das Leben kann manchmal wirklich grausam sein", hatte er gesagt. „Man hat das Gefühl, dass man sich auf niemanden verlassen kann, dass sich alles gegen einen wendet und die Probleme einen erschlagen. Der Alltag lässt einen nicht mehr los. Viel zu sehr ist man damit beschäftigt, nach einem Sinn zu suchen und zu ernüchternd ist die Tatsache, dass man während der Suche danach völlig vergisst, dass man nur dieses eine Leben zum Genießen hat. Und dann kommt der nächste herbe Rückschlag und man wird zum Anfang zurückgeworfen. Meine Mutter hat mal gesagt, das Leben ist wie eine Hühnerleiter, kurz und beschissen." Dann hatte er plötzlich einen Stoß im Rücken gespürt und Armestran hinter sich auftauchen sehen.

„Ähm, Robin, du solltest ihm allmählich auch die positiven Seiten des Lebens aufzählen."

Alle am Tisch prusteten lauthals los.

„Diese alten Kamellen interessieren doch kein Schwein mehr", brummte Robin.

Nachdem Armestran das Zepter an Lienhard übergeben hatte, stand er auf, zog einen freien Stuhl vom Nachbartisch heran und setzte sich zu Robin.

„Das war heute seltsam, als ich Neron zum Bau zurückbringen wollte", meinte er. „Er hat darauf bestanden, dass ich ihn in den Wald fahre. Er wollte allein sein und ich sollte nicht auf ihn warten."

„Hm", sagte Robin, der Nerons Wunsch nachvollziehen konnte.

„Ich wusste erst nicht, ob das in Ordnung ist. Ich hatte Angst, er würde irgendwelche Dummheiten machen und habe das auch angesprochen. Aber er wollte unbedingt in den Wald und sein Chef war ihm egal."

„Ich glaube, du hast genau das Richtige getan", beruhigte Robin ihn.

Armestran nippte an seinem Ipanema und wischte sich mit der Hand über die Stirn. „Ich dachte immer, Polizeiarbeit sei etwas Ritterliches. Aber ich fühle mich nicht wie ein Ritter, sondern wie ein Hofnarr, der die ganze Gewalt und den ganzen Stress nur noch zynisch ertragen kann. Bei dem ganzen Müll, den sich die Leute gegenseitig antun, möchte ich wenigstens einmal am Tag das Gefühl haben – nur für einen klitzekleinen Moment – der König in meinem eigenen Königreich zu sein. Ein König mit einem Thron, auf dem ich nur wenige Sekunden sitzen möchte. Aber was passiert? Ich werde nicht wie ein König behandelt. Ich werde mit Rechnungen, Alterserkrankungen oder Kuchenrezepten belagert. Naja, das wäre ja noch zu verkraften, wenn ich nicht dafür angemault werden würde, dass ich den teuren Käse, der eigentlich für das Besuchswochenende der Schwiegermutter gedacht war, auf mein Brot lege."

Robin überlegte, ob er den Zusammenhang nicht kapierte. Dann begriff er, dass Armestran von seinem Privatleben sprach.

„Naja, es gibt Frauen, die mir den Wunsch erfüllen und einmal am Tag das Gefühl geben, ein König zu sein."

Robin war total baff. Was wollte er ihm erzählen? Dass er in den Puff ging? Werner Armestran war für ihn der Inbegriff einer intakten und konventionellen Familie gewesen und hatte ihn stets als treue Seele eingestuft.

„Aber trotzdem liebe ich mein Volk", fuhr Armestran fort. „Es darf nur nie herausfinden, dass man es hin und wieder betrügt. Findet es heraus, dass man es auch nur einmal betrogen hat, wählt es einen nicht wieder, selbst wenn der Betrug keinen Einfluss auf die Liebe hat. Außerdem macht die Abschaffung des Gewissens Spaß."

Kilian rutschte näher an Robin heran. Er hatte nach einem Toilettengang den Platz mit Alex getauscht. Wahrscheinlich hatte ihn die Diskussion mit Armestran hellhörig werden lassen. „Meine Güte, hast du widerliche Kollegen", flüsterte er ihm ins Ohr.

„Wieso erzählst du nie von Frauen, Robin?", fragte Armestran von der anderen Seite.

Jetzt wurde es auf einmal gefühlsduselig. Kilian stibitzte ein Ananasstückchen vom Rand eines leeren Cocktailglases, nagte das hellgelbe Fruchtfleisch bis zur Schale ab und tat dabei, als höre er nicht hin, aber Robin wusste, dass sich all seine Sinne auf das einschossen, was Robin Armestran nun antworten würde.

„Weil ich auf Männer stehe. Die Gerüchte in der Kantine stimmen ausnahmsweise."

Robin war aufgeregt nach seiner Enthüllung. Er kannte Armestran lange und erlebte ihn als extrovertierten Menschen, der zwar religiös, aber nicht reaktionär eingestellt war. Trotzdem konnte er nicht abschätzen, wie er auf das Thema Homosexualität reagierte.

Armestran blickte ihn ernst an und rülpste. Robin spürte einen Kloß im Hals. Morgen früh würde er sich für das Geständnis selber in den Arsch treten.

Doch plötzlich lachte Armestran auf. „Glaubst du, ich wusste das nicht? So wie du mir manchmal auf den Arsch geguckt hast."

Robin lächelte verlegen. „Kann einfach nicht anders. Wenn ich einen schönen Hintern sehe, muss ich drauf gucken. Ich hoffe, du hast kein Problem damit."

„Nein. Im Gegenteil. Freut mich, wenn er überhaupt noch beachtet wird. Als du bei der Besprechung darauf bestanden hast, dass wir beim Täter nicht von Homo ..." Armestran konnte das Wort nicht richtig aussprechen und rülpste stattdessen ungeniert, „reden sollen, war für mich alles klar. Wie kommst du eigentlich darauf, dass Morren auf Jungs steht?"

Die Assoziation machte Robin stutzig. „Wir wollten doch nicht über den Fall reden."

„Für mich zählt das nicht zum Fall. Für mich ist Morren unschuldig."

„Jetzt quatschen wir ja doch über den Fall", sagte Robin gereizt.

„'Tschuldigung. Wann hast du dich vor deinen Eltern geoutet?"

„Ich habe mich nur vor meiner Mutter geoutet, vor meinem Vater nie. Das war vor knapp 16 Jahren."

„Warum hast du es deinem Vater nicht erzählt?"

„Weil ich nie einen guten Draht zu ihm hatte. Wir haben uns ständig angeschwiegen. Ich glaube, er hatte was gegen Schwule."

„Woher willst du das wissen, wenn du ihm nie was gesagt hast?"

„Ich kann es nicht wissen. Ich sagte, ich glaube es. Er hat gespürt, dass ich nicht auf Mädchen stehe – ich habe ihm auch nie vorgemacht, ich würde es tun – und ich denke, deshalb war unser Verhältnis so schlecht. Für ihn waren Männlichkeitswerte sehr wichtig. Ein Mann war für ihn nur dann ein richtiger Mann, wenn er zum Bund ging, Fußball spielte und reihenweise Frauen vögelte. Außerdem war er ein Säufer."

„Hat er dich denn nicht gefragt, warum du keine Freundin hast?"

Robin lächelte: „Für diese Frage war er nicht Mann genug."

„Wie hat es deine Mutter aufgefasst?"

„Die fand es gut. Sie war zwar etwas traurig, weil sie keine Enkel haben würde, aber sie akzeptierte, dass das ihr Problem war."

Enkel war das Stichwort, das Armestran dazu brachte, wieder schonungslos aus dem Nähkästchen seines Ehelebens zu berichten. Nur Alex wirkte hin und wieder etwas abwesend und konnte nicht über die teils witzigen, teils extraordinären Zoten lachen.

„Warum flirtest du niemanden an?", fragte Robin sie diskret, so dass es die anderen nicht mitbekamen.

„Ach", winkte Alex ab, „nicht mit meiner Figur."

Sie erwartete jetzt ein Kompliment von ihm, die schmeichelnde Aussage, dass sie sich nicht zu schämen bräuchte wegen ihres Aussehens, aber er wollte sich nicht die Mühe machen, sich eines ausdenken zu müssen.

„Was ist mit diesem Manfred, den du kennengelernt hast?", fragte er stattdessen.

„Lass uns lieber noch was trinken."

Und daraufhin bestellte sie die nächste Runde. Bis 24 Uhr hatten sie bereits die halbe Cocktailkarte durchprobiert. Jeder nippte ab und zu mal beim Nachbarn, um den Geschmack eines unbekannten Getränks zu kommentieren. Peyman unterhielt sich angeregt mit Lienhard über das Leben als Türke in Deutschland und wie es sich anfühlte, weder in dem einen noch in dem anderen Land eine Heimat zu sehen. Robins Befürchtung, seine Gäste würden sich nicht positiv ergänzen, zerschlug sich im Laufe des Abends von selbst. Erzwungene Gespräche fanden nicht statt und die Gruppe schien zu harmonisieren. Der Abend wurde richtig heiter und für eine Weile vergaß er sogar die Belastung vom Tag.

Bis sich zwei Jungs einen Weg aus der versammelten Schar am Eingang des Chillout-Raumes bahnten. Am liebsten hätte Robin sie auf der Stelle ins Exil gewünscht. Peyman warf Robin einen verstohlenen Blick zu. Auch er hatte sie im Getümmel sofort entdeckt. Robin hoffte, dass Peyman die Situation durchschaute und mitspielte. Und das tat er. Er sah in eine andere Richtung und alles wäre gut gegangen, wenn Alex ihnen nicht einen Strich durch die Rechung gemacht hätte.

„Hey, Kleiner!" Sie stupste Robin an. „Da ist dein Freund!"

Robin sah zu Kilian hinüber. Der drehte sich natürlich neugierig um.

Mimo ging voraus und zog Marius an der Hand hinter sich her. Über ihren Köpfen kreisten die wüsten Lichtkegel der Tanzfläche. Die beiden kamen direkt auf ihren Tisch zu. Da Alex ihnen zuwinkte, war es ihnen unmöglich, sie zu übersehen.

Bitte sprich nicht seinen Namen aus, Alex, dachte Robin immer wieder, als rezitere er in Gedanken ein Mantra. Ihm wurde ganz flau. Die dumpf wummernden Bässe schlugen in seine Magengrube. Alex hatte Marius bei den Ermittlungen in der FFC-Sache kennen gelernt.

Und dann standen sie am Tisch. Alex fiel gleich in oberflächliches Palaver. Während sie Marius fragte, wie es ihm ging und ob seine Armverletzung gut verheile, schüttelte er Robin eilig die Hand und mied sogar einen Gruß. Ihre Blicke trafen sich einen Atemzug lang und den nutzte Marius, um giftige Pfeile auf ihn abzufeuern. Er fühlte sich merklich unwohl und wollte sich der Situation schleunigst entziehen.

„Wir suchen uns dann mal einen Platz."

„Setzt euch doch zu uns!", rief Alex.

Robin trat ihr auf den Fuß.

Sie starrte ihn perplex und ratlos an und schwieg daraufhin.

„Vielen Dank", stammelte Marius verlegen, „ein anderes Mal sehr gerne."

Mimo, der neben Marius stand, hatte seine sichtliche Freude an Robins Martyrium. Er grinste dreckig und zwinkerte ihm zu. „Na Süßer, was macht die Kunst? Hast dich schon lange nicht mehr bei mir gemeldet."

Warum kompromittierte ihn das Arschloch bloß so hinterhältig? Was Marius sich verkniff, beutete Mimo nun rachsüchtig aus.

Cool bleiben.

Robin bombardierte ihn mit seinem bösartigsten Blick. „Dazu gab es ja auch keinen Grund", entgegnete er, ohne den Ton seinem Augenausdruck anzupassen.

„Schönen Abend noch", wünschte Marius und zerrte Mimo vom Tisch weg.

„Was war das denn für ein Auftritt?", fragte Kilian. „Wer war das?"

„Die beiden haben mich mal nach 'nem Dreier gefragt", sagte Robin. „Als ich denen gesagt hab, dass ich meinen Freund nicht betrüge, sind sie ziemlich sauer abgedampft. Ich kann mich nicht mal mehr an die Namen erinnern."

Peyman bangte offenbar um die Stimmung, denn er posaunte heraus, dass er am Montagabend ein Date mit einer Frau hatte, an deren Namen er sich auch nicht mehr erinnern konnte. „Das leidliche Thema Beziehung", seufzte er theatralisch und setzte seinen charmanten Mitleidsblick auf, der jeden schwach machte. Allein die spürbare Absicht, die Lage retten zu wollen, war liebenswürdig an ihm.

Auch Kilian konnte sich dem nicht entziehen, bemängelte aber seine häufig wechselnden Partnerinnen. „Du stumpfst doch ab!"

Robin kam das sehr gelegen. Er belauerte Marius und Mimo, die sich provokant an einem der Nachbartische niederließen und ihm ambivalente Blicke zuwarfen. Irgendwann beschloss er, sich auf dieses kindische Spiel nicht länger einzulassen und ignorierte sie, bis ihn ein lautes kreischendes Geräusch wieder in ihre Richtung sehen ließ. Der Tisch befand sich nicht mehr zwischen ihnen und Mimo saß mit gespreizten Beinen auf dem Schoß von Marius. Die Arme jeweils um den Oberkörper des anderen geschlungen, praktizierten sie einen heftigen Zungenkuss und es hatte den Anschein, sie brächen sich mit den aneinander gepressten Gesichtern jede Sekunde die Nasen. Einige Gäste konnten dem Schauspiel nur kopfschüttelnd zusehen, doch Robin wurde von den hübschen Jungs in ihrer innigen Pose heftig erregt.

Alex atmete schwer aus. „Haben die es gut."

Kilian war für den Rest des Abends außergewöhnlich still. Nur einmal erwähnte er scharf, dass Robin früher nicht so gut im Sauftraining war. Er ging früher nach Hause, weil Robin noch bleiben wollte. Wenig später brach auch Lienhard auf, da er der Ansicht war, seine Frau mache sich sonst Sorgen. Alex blieb noch.

„Auf mich wartet zu Hause sowieso keiner."

Armestrans Wahrnehmung war nicht mehr die Beste, setzte er sich doch neben den Barhocker und räumte mit dem Arm die Theke ab. Peyman hob ein Glas auf, das nicht kaputt gegangen war und zerschmetterte es nachträglich am Boden.

„Hey, was soll das?", rief Alex aufgebracht.

„In der Türkei bringt es Unglück, wenn ein Glas runterfällt und dabei nicht zerbricht."

„Wir sind hier nicht in der Türkei."

„Unglück gibt es überall."

Derweil beruhigte Robin die aufgebrachte Kellnerin, die drohte, sie von den Türstehern aus dem Voyager werfen zu lassen und orderte ein Glas Gin Tonic. Peyman und Alex sammelten die groben Scherben auf und die Kellnerin beseitigte den feinen Rest mit Handfeger und Kehrblech. Robin wandte sich mit seinem Drink zur merklich leerer gewordenen Tanzfläche. Dort tanzten Marius und Mimo. Diesmal hatten sie keine Augen für ihn, sondern nur für sich selbst.

Unvermittelt spürte er eine Hand auf seinem Oberschenkel. Sie wanderte bis zum Schritt hoch und streichelte die Innenseiten seiner Schenkel. Peyman war so besoffen, dass er vermutlich gar nicht mehr wusste, was er tat.

„Was machst du mit mir?", fragte Robin erstaunt.

„Was ich will ..."

„Du solltest vorsichtig sein. Ich könnte darauf eingehen."

„Vielleicht will ich das ja."

Verwirrt las Robin die Uhrzeit vom Handydisplay ab. Schon drei Uhr 30.

Die Nächte waren immer viel zu kurz.

41
11. Dezember 2008

„Der hat mir gerade noch gefehlt", stöhnte Marius. „Scheiße."
„Bleib ganz locker", sagte Adrian kühn und führte ihn an der Hand genau auf den Tisch zu. Marius' Beine zitterten, beinahe wie die Enden einer Stimmgabel. Aber er fühlte auch den festen Griff, den Adrians Hand auf die seine ausübte und die raue Hornhaut, verursacht durch Balustraden, Mauern und Zäune. Es half ihm die Vorstellung, ein Teil von Adrians Stärke und Energie übertrage sich durch die Berührung auf ihn.

Die Polizistin aus dem Präsidium, Marius hatte ihren Namen vergessen, winkte immer noch. Sie war freundlich gewesen, aber unter diesen Umständen wollte er sie ganz und gar nicht begrüßen. Die Gesellschaft am Tisch gehörte zu Robins Geburtstagsfeier und einer der angetrunkenen Männer war höchstwahrscheinlich sein Freund. Das kapierte er auf Anhieb. Vielleicht der, der ihn interessiert von oben bis unten begaffte. Ein gutaussehender Kerl mit sportlichem Körperbau, dunklen Haaren und männlichen Zügen. Einer, der nicht wusste, auf welchen Typ Mann Robin tatsächlich abfuhr und dachte, er lebe in einer fairen Beziehung. Einerseits verlangte es ihm danach, seinen Rivalen zu mustern und endlich das Bild aus seiner Fantasie durch ein reales Gesicht zu ersetzen. Gleichzeitig brachte er es nicht fertig, Kilian in die Augen zu schauen. Ihn überwältigte die Empfindung, seine pure Anwesenheit sei wie ein offenes Buch, aus dem die Gäste am Tisch nach Herzenslust lesen konnten. Er dachte, er verriete sich durch jede Geste, jedes Wort und fühlte sich einfach nur schlecht. Nach außen hin reagierte Robin reserviert, doch in seinen Augen entdeckte Marius nackte Angst. Er hatte es nicht anders erwartet.

„Wie geht's dir, Kleiner?"
Es war ihm peinlich, dass ihm ihr Name nicht einfiel und er hoffte, dass niemand seine knallroten Ohren bemerkte. „Ganz gut. Und selbst alles im Lot?" Er stellte sich wie ein Idiot an und begann, den Leuten die Hände zu schütteln. Den Türken kannte er auch. Sein Name fing mit P an. Mit ihm hatte er Robin damals aus dem Apartment getragen. Auch er verhielt sich distanziert, als ob sie sich nie begegnet

wären. Er war Robins Freund und stärkte ihm jetzt den Rücken.

„Was ist mit deinem Arm?"

„Muss ihn schonen."

„Was Ernstes?"

„Nein, ich kann ihn bald wieder bewegen. Ich war nur einen Tag lang im Krankenhaus."

„Das nächste Mal passt du besser auf", sagte die Polizistin und knuffte ihm in die Seite.

„Ganz bestimmt", antwortete Marius und rang sich ein Lächeln ab. „Wir suchen uns dann mal einen Platz."

„Setzt euch doch zu uns!" Plötzlich riss sie den Kopf in Robins Richtung und starrte ihn an.

„Vielen Dank, ein anderes Mal sehr gerne", brabbelte Marius und wollte Adrian von diesem Ort wegschleifen, aber er stockte und ließ sich keinen Zentimeter von der Stelle bewegen. Er sah Robin tolldreist an und sagte: „Na Süßer, was macht die Kunst? Hast dich schon lange nicht mehr bei mir gemeldet."

„Dazu gab es ja auch keinen Grund", konterte Robin schmissig.

„Schönen Abend noch", verabschiedete sich Marius und quetschte Adrians Hand, was soviel bedeutete wie *lass uns endlich von hier verschwinden*. Er schob ihn förmlich tiefer in den Chillout-Bereich, wollte so weit wie möglich weg, aber Adrian protestierte.

„Biete ihm die Stirn. Zeig ihm, dass er dir scheißegal ist."

„Aber er ist mir nicht scheißegal."

„Du sollst es ihm ja auch nur verkaufen. Heutzutage dreht sich alles darum, wie man sich verkauft, falls du's noch nicht gerafft hast."

„Lass uns umkehren."

„Pippifax. Wir ziehen das jetzt durch." Adrian drückte Marius auf den nächstgelegenen freien Platz und setzte sich ihm gegenüber. „Ich bestell' uns einen Kurzen."

Marius lehnte sich nach vorn. „Du kannst ja ein richtiges Luder sein. Ich hatte echt den Eindruck, dass ihr euch kennt."

„Wenn man schüchtern oder frech tut und sie anfangen, Süßholz zu raspeln, hat man sie so gut wie am Haken."

„Er hat aber kein Süßholz geraspelt."

Adrian grinste kess. „Dazu gab es ja auch keinen Grund."

„Warum stehen so viele Ältere auf Jüngere?"

„Keine Ahnung. Vielleicht wegen einem verspäteten Coming-out. Vielleicht wollen sie ihre versäumte Jugend nachholen und denken, die überträgt sich, wenn sie mit einem 20jährigen poppen. Wer weiß das schon. Ich hatte meinen ersten Sex mit 15. Und er war schon über 40."

Marius zog eine Grimasse. „Ist das nicht ziemlich grenzwertig? Ein 40jähriger mit einem 15jährigen?"

„Er hat mich ja nicht dazu gezwungen. Ich wollte es." Adrian bestellte vier Tequila bei der Bedienung, die ein Tablett mit leeren Gläsern vor sich her balancierte.

„Gold oder Silver?", fragte sie.

Adrian sah Marius an. „Was trinkst du lieber?"

„Scheißegal. Hauptsache, es knallt."

„Dann Gold."

Die Bedienung nickte und verschwand.

„Wir werden gleich tanzen", sagte Adrian siegessicher. Er beugte sich zum Nachbartisch hinüber und erkundigte sich nach einem Feuerzeug, mit dem er die Kerze anzünden konnte. Im dezenten flackernden Schein wirkte er jung und sah – auch ohne Kerzenschein – ziemlich süß aus. Die wasserstoffblond gefärbten Haare hatte er an den Seiten um die Segelohren kurz geschnitten und auf der Schädeldecke zu einem niedlichen Spitzberg gestylt. Sporadisch suchten die großen wachen Augen unter den schmalen Brauen den Blickkontakt zu Robin.

Der mexikanische Agavenbrand wurde ihnen serviert und sie führten mit den Orangenscheiben und dem Zimtstreuer das typische Vorbereitungsprozedere durch. Nachdem sie die Daumenknöchel mit Saft eingerieben und zusätzlich mit Zimt bestreut hatten, griffen sie die Schnapsgläser.

„Du spreizt den kleinen Finger ab", kicherte Marius.

Adrian lachte und übertrieb die Geste bis zur Parodie. „Genatsoot!", prostete er Marius zu.

„Was für eine Sprache ist das?"

„Ich hatte mal was mit einem armenischen Traceur."

Dann kippten sie das Zeug runter, bissen anschließend in die Orangenscheibe und leckten den Zimt von der Haut.

Marius beobachtete erneut, dass Adrian zu Robin hinüber schielte. „Es macht mich wahnsinnig, dass er dahinten sitzt und seinem Freund was vorheuchelt."

„Er ist nicht der Einzige auf diesem Planeten", erwiderte Adrian brüskiert. „Alter, der verleumdet dich. Lass das Arschloch sausen."

„Du hattest doch auch mal was mit einem, der 'nen Freund hatte. Was war das für ein Typ?"

„In was für einer Welt lebst du eigentlich? In der schwulen Welt gibt es keine Regeln und keine Grenzen. Männer sind nun mal schwanzgesteuert und vögeln gern. So ist das halt. Vergiss Monogamie. Monogamie ist der Traum von Verklemmten."

„Ich hab gefragt, was das für ein Typ war."

„Er war 'n waschechter Bulle."

Schlagartig verfinsterte sich Marius' Gesicht und seine Augenbraue wölbte sich.

„Mannomann, der hatte echt 'nen Sprung in der Schüssel. Wenn wir es getrieben haben, durfte ich ihn nicht küssen. Hat dann wohl 'n schlechtes Gewissen seinem ahnungslosen Freund gegenüber gekriegt. Ich durfte keine Fragen stellen. Am besten konnte ich gleich ganz die Schnauze halten. Ich fand ihn nach dem ersten Mal so unheimlich, dass ich ihm einen falschen Namen genannt hab. Er denkt, ich heiße Mimo."

Marius lief puterrot an und zerdrückte die Orangenscheibe mit der Faust, bis das Fruchtfleisch durch die Finger quoll. „Er sitzt nicht zufällig ein paar Tische weiter und heißt Robin Fox?"

Adrian seufzte. „Dann ist es jetzt wohl raus. Tut mir Leid. Lass lieber einen Aidstest machen. Er hält nicht viel von Kondomen. Du wirst nicht sein erster und auch nicht sein letzter Fick gewesen sein. Erkenntnis kann erbarmungslos sein."

Marius hätte vieles tun wollen: schreien, heulen, dem Mistkerl die Meinung geigen. Aber am Ende überschattete die maßlose Enttäuschung alles. Er war zu schwach zum Ausflippen und sackte auf die Tischplatte. Sein Hirn fühlte sich an wie eine ausgepresste Zitrone.

„Am Anfang dachte ich noch, er hätte einen guten Grund für sein Verhalten, aber er zeigt nicht einmal Reue. Gar nichts. Mein Verstand hat mir immer dazu geraten, besser die Finger von ihm zu lassen, aber mein Herz hat gesagt, ich kann ihm vertrauen. Ich hab ständig einen Grund gefunden, der sein Verhalten gerechtfertigt hat."

„Man findet immer einen Weg, um das unmöglichste Handeln eines Menschen zum eigenen Zweck als positiv zu interpretieren. Marius, ich will dir ja nur ungern deine Illusionen nehmen, aber es wird immer wieder Menschen im Leben geben, die sich das Vertrauen anderer ergaunern und sie zum eigenen Vorteil nach Strich und Faden belügen. Aber so ist das Leben."

Marius richtete sich auf und warf das zermatschte Orangenstückchen auf den Tisch. „Schade, ich dachte immer, wir bestimmen unser

Leben selbst." Instinktiv konnte er nicht leugnen, dass Adrian Recht hatte. Vielleicht ging er zu blauäugig durchs Leben und hatte noch nicht begriffen, wie sich alles ineinander fügte. „Sobald ich raus vor die Tür gehe, egal wohin, sagt man mir, dass man mein Bestes will. Aber im Geschäft wollen sie nur mein Geld, auf dem Fußballplatz nur meine beste Leistung, auf Partys nur den gutgelaunten Marius. Ansprüche, wohin ich auch sehe. Wenn ich eine Sache davon nicht richtig mache, bin ich raus."

„Junge, Junge", schmunzelte Adrian. „Und deswegen benimmst du dich jetzt wie eine alternde Jungfer?"

„Du hast mir noch nicht gesagt, was für ein Mensch *du* bist. Gehörst du auch zu denen, die sich das Vertrauen anderer ergaunern, um sie zum eigenen Vorteil nach Strich und Faden zu belügen?"

Adrian starrte ihn daraufhin empört an und zog den Mundwinkel nach oben. „Ich zeige dir, was für ein Mensch ich bin."

Er hob das Bein an die Tischkante und stemmte mit dem Fuß den Tisch schräg neben Marius, so dass sie sich nur noch auf den Stühlen gegenübersaßen. Das schrille Quietschen, das er dabei erzeugte, übertönte sogar das Dröhnen der Musikanlage. Einige Gäste erschraken und zogen blöde Gesichter. Adrian setzte sich mit einem Hechtsprung auf Marius' Oberschenkel und küsste ihn leidenschaftlich auf die Lippen. Marius wollte zu Robin sehen, aber Adrian biss ihm ins Ohrläppchen und zog ihn zärtlich daran zurück.

„Er wird es niemals zugeben, aber innerlich platzt er gerade vor Neid."

Abermals küsste er ihn. Und zwar so heftig, dass es schmerzte.

„Er wird uns dafür verfluchen, dass er nicht dabei sein kann."

„Wobei?", stotterte Marius völlig perplex.

„Das musst du schon selbst herausfinden …"

42
11. DEZEMBER 2008

Er experimentierte mit neuem Material und war gespannt, wie sich das Resultat nach der Verarbeitung anfühlte. Es musste nicht ganz wie menschliche Haut sein, es genügte, wenn es einer ledrigen Oberfläche glich. Vielleicht baute er diesmal sogar Elektronik ein. Bei einer animatronischen Konstruktion war er wenigstens nicht mehr auf lebendes Gewebe angewiesen. Dann musste er an kalten Tagen nicht mehr in dunklen Hinterhofecken ausharren und Angst haben, dass man ihn seiner Freiheit beraubte. Er hoffte, dass sich mit dieser Konstruktion alles änderte. Ein Selbstbetrug, mit dem er verdrängte.

LDPVC hieß der Stoff, um den seine Träume kreisten. Angler und Bastler benutzten das plastische Material für die Herstellung ihrer künstlichen Köder. Die Fertigung war aufwendig und er hatte gelesen, dass LDPVC sehr empfindlich bei Überhitzung reagierte. Angeblich verfärbte es sich sofort braun, wenn es einmal zu heiß wurde. Und braun war nicht unbedingt seine Wunschfarbe.

Die erste Konstruktion, die er gebaut hatte, war ein dilettantisches Machwerk aus alten Plastikschüsseln, die man in der Küche gebrauchte. Jede Schüssel hatte er einzeln erhitzt und präpariert, aber das Resultat fand er ziemlich unbefriedigend. Nicht nur für denjenigen, der die Attrappe trug – auch für ihn. Sie fühlte sich eben nicht wie menschliche Haut an, sondern hart und wie ein wild zusammengeschusterter Haufen bunter Küchenschüsseln.

Deswegen sollte bei der zweiten Konstruktion alles perfekt sein. Er hatte Silikonkautschuk im Modellbauladen gekauft und mehrere Gussformen aus jeweils zwei Segmenten daraus kreiert: für Kopf, Oberkörper, Arme und Hände. Alles in mühsamer filigraner Detailarbeit. Mit verschiedenen Modellwerkzeugen kratzte, ritzte und gestaltete er liebevoll die Oberflächenstruktur in einer zeitlich eingeschränkten Phase des Härtungsprozesses. Natürlich achtete er auch auf den Einspritzkanal und auf die Entlüftungskanäle, die er aus dem Silikon herausschnitt. Normalerweise erzielte man mit einer Einzelgussform das sauberste Ergebnis, doch das war ihm zu schwierig, also fertigte er mehrere Einzelteile an, die er nachher zu einem Ganzen zusammenkleben würde. Die Nahtstellen schleifte er dann einfach ab. Für die Abdrücke der Gliedmaßen hatte er teilweise eigene Armpartien benutzt. Später, wenn alles zusammengesetzt war, würde er noch feine Körperhärchen hinzufügen, aber die musste er noch besorgen. Genauso die fehlenden Stücke für den Kopf. Neues Material hatte er sich schon ausgesucht, aber er würde noch bis zum Sommeranfang warten, bevor er seine Ressourcen nutzte. Als er daran dachte, spürte er ein leichtes Kribbeln und ekstatische Erregung, Gefühle, die er, wie immer, zu unterdrücken versuchte. Meistens mit der Hoffnung auf die neue Konstruktion, die sich echt anfühlte oder mit Schmerzen, die er sich mit dem Teppichmesser zufügte.

Die Beschaffung des lebendigen Materials, wie er es nannte, war das Schwierigste bei der Arbeit an der Konstruktion. Zwei Menschen hatte er getötet und jedes Mal malträtierten ihn danach wochenlang Schlaflosigkeit, Magenkrämpfe, Nervenzittern und unkontrollierte Heulattacken. Unter der Werkbank lag das Zelt. Im Sommer vor zwei Jahren hatte er darin Annabellas Leiche verwesen lassen, ohne sie abzudecken. In warmer Umgebungstemperatur skelettierte eine menschliche Leiche binnen weniger Wochen und gab damit das Material frei, das er benötigte. Bei Torben hatte er den Fehler begangen und nicht abgewartet. Der Trieb überwältigte ihn und er hatte keine Möglichkeit gehabt, den Kiefer mitzunehmen. Jetzt musste er sich gedulden und die maßlose Niedergeschlagenheit über die sinnlose Tat ertragen.

Darum richtete er jetzt seine ganze Konzentration auf die Arbeit an der letzten Gussformhälfte. Er saß am Arbeitstisch in seinem ordentlich aufgeräumten Atelier und presste die Hand einer Schaufensterpuppe in den weichen Kautschuk. Über ihm brannte ein 500 Watt Halogenscheinwerfer, den er an die Wand geschraubt hatte. Beim Anrühren der Silikonmasse hielt er sich exakt an die Anleitung des Herstellers und verquirlte sie sorgfältig mehrere Minuten mit dem Vernetzer, bevor er sie in den mit Trennlack bestrichenen Holzrahmen füllte. Der Gießrahmen bestand – wie die anderen auch – aus billigen Leisten, die er entsprechend zusägte und auf eine angepasste Holzplatte leimte. Zu dem Zweck, dass keine Füllmasse durch die Fugen dringen konnte, dichtete er sie mit Klebstoff und doppelseitigem Klebeband ab. Damit die Puppenhand beim Abnehmen der Form nicht an der Masse festklebte, hatte er sie prophylaktisch mit Silikonfett eingerieben. Er stülpte die zweite Form über die Hand auf die Erste und fixierte beide Hälften mit Aluminiumplatten und Schraubzwingen an der Kante des Tisches. Nun musste er nur noch abwarten, bis der Kautschuk vollständig aushärtete und er die Gussformen wieder entfernen konnte. Das würde ein paar Tage dauern. Dann konnte er mit dem eigentlichen Guss anfangen. Wie genau er das anstellte, wusste er noch nicht. Vermutlich würde er günstige Weichplastikköder aus einem Anglergeschäft mit einer Heißklebepistole verflüssigen und durch die Einspritzkanäle in die Gussformen injizieren. Er hätte das LDPVC auch in einer

Mikrowelle schmelzen können, aber im Besitz einer solchen war er nicht. Die schnurlose Pistole, die er im Internet bestellt hatte, verfügte über eine Dauerleistung von 12 Watt, eine Anheizleistung von 70 Watt und über eine große Heizkammer, die mehr flüssiges Plastik speicherte. Er vertraute auf sein handwerkliches Geschick, dass alles nach seinen Vorstellungen und Plänen funktionierte. Das Wichtigste beim Guss war, dass sich keine Luftblasen im flüssigen Plastilin bildeten. Aber das konnte er in den geschlossenen Formen nicht überprüfen.

Plötzlich überrollten ihn Zweifel, ob LDPVC tatsächlich die Lösung all seiner Probleme war und verhinderte, dass er weitere schreckliche Dinge seinen Mitmenschen antun musste. Das Einzige, was ihm übrig blieb, war darauf zu vertrauen, dass die hohe Elastizität des Weichplastiks sich bezahlt machte und einen passablen Ersatz darstellte.

Einmal musste er es sowieso noch tun. Nur noch ein verdammtes Mal. Und dann war Schluss. Für immer

Das lebendige Material, das er auserkoren hatte, würde sein bislang anspruchvollstes Werk.

43

12. DEZEMBER 2008

Ein undurchdringlich schwarzer Schleier hatte sich über die Welt gelegt, begleitet von höllischen Schmerzen, als schmettere ein Fausthammer mit jedem Herzschlag gegen die Innenwände seiner Schläfen. Er musste schnell aufs Klo, tastete nach der Lampe auf dem Nachtschränkchen und knipste das Licht an. Doch die Welt blieb dunkel, stockdunkel. Einen Augenblick lang ärgerte er sich, dass die Birne schon wieder den Geist aufgegeben hatte, obwohl er sie erst vor ein paar Wochen ausgewechselt hatte. Er streckte sich über die Nachbarseite des Bettes zur anderen Lampe, aber auch die funktionierte nicht. Dann bemerkte er, dass nicht einmal die Zeitanzeige seines Weckers leuchtete. Robin war total verwirrt. War der Strom ausgefallen? Wie spät war es eigentlich? Hatte er eine Stunde geschlafen oder hätte er längst unterwegs nach Schwerin sein müssen?

Zerstreut wischte er sich mit der Hand durchs Gesicht und da fiel ihm auf, dass er die Augen nicht öffnen konnte. Die Wimpern schienen mit Leim aneinandergeklebt zu sein. Weil er nicht genau wusste, was los war, fuhr er panisch auf, so dass er kerzengerade im Bett saß. Der Kopfschmerz donnerte und pulsierte noch heftiger, gepaart mit einem akuten Schwindelgefühl. Er fühlte, wie seine Hand in irgendwas fasste, das nicht in sein Bett gehörte. Irgendwas Krümeliges auf dem Laken. Er unterdrückte den Brechreiz, tastete mit dem Fuß nach festem Boden neben dem Bett und raffte sich hoch. Wie ein Blinder ohne Orientierungssinn versuchte er, flugs ins Bad zu kommen. Ein Wahnsinn, wie hilflos man ohne Sehkraft durch einen Raum taumelte, in dem man sich tagtäglich aufhielt und den man zu kennen glaubte. Mit dem Knie knallte er gegen die Bettkante. Den scharfen Schmerz noch verfluchend, krachte er gegen die geschlossene Badezimmertür, griff nach der Klinke, verfehlte sie beim ersten Mal und hastete dann hinein, brachte sich unter Erfühlen des Toilettendeckels vor der Schüssel in Position, klappte den Deckel hoch und würgte, erbrach aber nur Speichel. Ein paar Minuten verbrachte er in dieser Stellung, mit dem Kopf halb in der Schüssel hängend, roch die Rückstände des Chlorreinigers und spürte die Wärme der Fußbodenheizung durch die Fliesen in seine Hände strömen. Er wollte sich gar nicht ausmalen, wie erbärmlich das Bild wirken mochte, das er für einen fremden Beobachter abgegeben hätte. Irgendwann richtete er sich mit zitternden Gliedmaßen auf und hielt sich dabei am Waschbecken fest. Der Kopfschmerz marterte. Er drehte das Wasser auf, ließ es in die Schale laufen, die er aus seinen Händen unter dem Strahl formte und klatschte es sich ins Gesicht. Anschließend rieb er die Lider und konnte die Augen öffnen. Erst jetzt sah er, was los war.

Als sich sein verschwommener Blick aufklarte und er seine verkaterte Visage sah, begann er sich zu schämen. Nicht nur, dass er winzige Pupillen und dicke Ränder unter den Augen hatte; Erbrochenes verklebte seine Lider. Er pulte sich die getrockneten Reste aus den Wimpern und wusch sich gründlich das Gesicht. Er befühlte die Narbe an der Wange und meinte, eine neue Falte an der Stirn auszumachen.

Du ziehst sie zu oft kraus, dachte er.

Irgendwie sah er älter aus als sonst, hässlich. Er betrachtete die trockene spröde Haut an seinen Händen. Sie sah aus wie die Satellitenaufnahme einer zerklüfteten Berglandschaft. Es gab Zeiten, in denen sie jünger und straffer war.

Auf dem Spiegelbord lag das geöffnete umgekippte Fläschchen Türschlossenteiser. Oh Mann, hatte er davon etwa einen Schluck genommen? Er bemühte sich, sich an Bilder zu erinnern, aber da war nur Schwärze. Allerdings konnte er sich lebhaft ausmalen, wie er sich selbst im Spiegel zuprostete: Meinetwegen kann dieser ganze Planet heute Nacht explodieren. Lass es dir schmecken, großer Junge!

Allein bei dem Gedanken wurde ihm schlecht. Das Zeug bestand zu 95 Prozent aus Alkohol und chemischen Substanzen. Zum Glück war er an keiner Vergiftung krepiert.

Verhielt es sich früher so, dass er sich nach dem Aufwachen noch an einzelne Sequenzen seines Deliriums erinnerte, hatte er heute einen totalen Filmriss. Einige Stunden des vorangegangenen Tages fehlten komplett. Die letzte Situation, die er noch klar vor Augen hatte, war das Eintreffen von Marius im Voyager. Und das seines Begleiters. Es war ein kurioser Zufall, dass die beiden sich kannten und Robin fragte sich, wann und wo sie sich kennenlernten und warum Marius es ihm verschwiegen hatte.

Robin wollte den widerlichen Säuregeschmack loswerden, doch als er sich die Bürste in die Mundhöhle steckte, ließ ihn der Zahnpastageschmack erneut in die Kloschüssel würgen. Er wartete, bis sich sein Magen beruhigt hatte und duschte, wollte sich die Jahre von der Haut waschen.

Anschließend schüttete er sich auf dem Balkon in der Morgenkälte einen Cocktail aus Aspirin, Wasser und Kaffee in den Rachen. Er wagte nicht, etwas zu essen, weil er Angst hatte, es käme ihm wieder hoch. Abgesehen davon war der Kühlschrank sowieso leer. Um sich das schlechte Gewissen zu sparen, vermied er einen Kontrollblick ins Terrarium.

Die Abschaffung des Gewissens machte Spaß.

Um 10 Uhr entfernte er den Frontscheibenschutz und zwang sich dann groggy hinters Steuer. Erfreulicherweise war er auf den Enteiser nicht angewiesen. Aber den hatte er ja sowieso gesoffen oder verschüttet oder beides. Ihm war klar, dass eine längere Autofahrt keine gute Idee war. Er fühlte sich müde und erschöpft. Wenigstens half die medizinische Selbstversorgung auf dem Balkon insofern, dass die Kopfschmerzen abklangen. Obwohl der Winterdienst längst gestreut hatte, fuhr er langsam durch die Straßen und es hatte den Anschein, die Leute mit ihren vor Kälte geröteten Nasen würden in einer winterlichen Kulisse den Schnee von den Gehwegen schaufeln. Die Luft wirkte wie grauer zäher Kleister.

Er fuhr an der Hofeinfahrt vorbei, die zu dem geschlossenen Imbiss führte, in dem im Mai ein Lebensmittelkontrolleur ermordet wurde. Die Täter, die den Imbiss damals angemietet oder illegal genutzt hatten, konnten nicht ermittelt werden. Er war sicher, dass es Hintermänner von FFC gewesen waren. Auch in diesem Punkt hatte er sang- und klanglos versagt.

Er hielt an einer Apotheke und besorgte sich Tabletten gegen Sodbrennen. Danach traf er Marquardt Gerker vorm Präsidium. Gerker wollte vorausfahren und gemeinsam mit ihm in Schwerin die Zeugen vom Fall Annabella Lind abklappern. Als die Vororte Seederstedts im Rückspiegel kleiner wurden, leuchtete der Neuschnee auf den Feldern so hell, dass er die Sonnenbrille aufsetzte. Zum ersten Mal hatte er Zeit, in Ruhe über gestern nachzudenken. Über Barkhausen mit seiner puritanischen Ader, über Dysmorphophilie, über das unsägliche Gespräch mit Morren und die Geburtstagsfeier im Voyager. Wenn nicht alles bald eine Wende nahm, platzte ihm noch der Schädel.

44
12. DEZEMBER 2008

Robin hatte eine instinktive und analytische Vorgehensweise bei Ermittlungen entwickelt. Beide hielt er für wichtig. Bei Susanne Lind befand er es für angemessen, die instinktive anzuwenden. Sie saßen an einem wackeligen Plastiktisch in einer schmalen desorganisierten Küche.

Es duftete nach Kohlrouladen. Gerker lehnte mit der Schulter am Kühlschrank und schlürfte still und leise einen dampfenden Kaffee vor sich hin, den Lind ihm gekocht hatte.

Irgendwie hatte Robin sie sich aufgrund des Namens ganz anders vorgestellt. Als eine schlanke Frau mit langen schwarzen Haaren, die unter Bäumen durch Herbstlaub spazierte. Er wusste nicht, wieso. Die reale Susanne Lind entpuppte sich dann als leicht korpulente Iron Maiden Anhängerin – der Aufdruck ihres Pullovers verriet es – mit Pausbacken und Hasenscharte. An den Seiten trug sie die blonden

Haare lang, auf dem Kopf hochtoupiert, wie ein Gockel. Ihre Augen waren zu kräftig mit blauem Lidschatten und Wimperntusche geschminkt, was ihr Fibrom am linken oberen Augenlid nicht vorteilhaft zur Geltung brachte. Sie saß kerzengerade auf der Stuhlkante, ohne sich anzulehnen. In ihrer Hand, die sie auf dem Knie abstützte, glomm eine Zigarette zwischen Zeige- und Mittelfinger. Ihr Gesichtsausdruck war ernst, leer und auf unheimliche Weise unberührt und gleichzeitig vor innerer Anspannung vibrierend. Sie wirkte steif und blockiert, wie ein Auto, das mit angezogener Bremse Vollgas fuhr. Robin hätte nicht gedacht, dass Annabella ihre Tochter war.

„Wissen Sie", sagte Lind stockend und mit tiefer rauer Stimme, „ich kann Außenstehenden meine Stimmung sehr schwer erklären. Ich kann nicht mal Traurigkeit empfinden und heulen. Obwohl ich ständig dagegen ankämpfe, schaffe ich nicht einmal mehr das Nötigste im Haushalt. Die ganze Wohnung sieht aus wie Sau. Ohne meinen Mann wäre ich total aufgeschmissen. In den ersten Monaten hofft man, aber mit jedem Tag, der ohne Ergebnis ist, wird die Angst schlimmer, weil man das Unerträglichste denkt. Und eben weil die Ungewissheit irgendwann so unerträglich ist, freundet man sich mit dem endgültigen Gedanken an. Das zerfrisst einen wenigstens nicht so wie die Ungewissheit. Ich mochte es nicht, dass sie sich stundenlang im Chat herumtrieb, aber was sollte ich machen? Sie war schließlich 18. Außerdem sagte sie, sie hätte im Chat bessere Chancen, jemanden kennenzulernen, weil die Auswahl größer sei. Und sie hat ja auch einen tollen Jungen gefunden."

„Wen?", fragte Robin.

„Hendrik. Er war ihr erster Freund. Sie war so glücklich. Wissen Sie, es ist nicht einfach, wenn man wie Anna an einer Behinderung leidet, jemanden zu finden, der einen akzeptiert wie man ist."

„Warum haben sich die beiden getrennt?"

Lind zuckte mit den Achseln. „Ist doch nicht selten, wenn Liebschaften in jungen Jahren wechseln. Den genauen Grund hat Anna nie genannt. Vielleicht wusste sie es selber nicht. Jedenfalls hat sie die Beziehung mit Hendrik so selbstbewusst gemacht, dass sie kurze Zeit später einen zweiten Freund hatte."

„Und wie hieß der?"

„Ich muss überlegen …" Sie drückte die Zigarette im Aschenbecher aus und tippte sich grüblerisch mit dem Zeigefinger ans Kinn. „Fynn."

Dieser Name war während der Ermittlung schon einmal gefallen. Und zwar hatte Neron ihn erwähnt, als sie in der Kneipe saßen und er ihm die Fotos übergab. Fynn war einer der Freier von Torben. Robin fühlte sich wie elektrisiert. Aus Versehen stieß er unter dem Tisch mit der Fußspitze gegen einen instabilen Berg aus leeren Pizzakartons, die sich nun auf dem Boden verteilten.

„Entschuldigung", sagte Robin und machte sich daran, die Kartons aufzusammeln.

„Lassen Sie nur. Ich mache das schon."

„Erzählen Sie mir mehr über Fynn."

„Nun, was soll ich sagen? Er war das genaue Gegenteil von Hendrik und ich dachte mir, dass Anna noch sehr unschlüssig in der Partnerwahl sei. Hendrik war eher ein kreativer Geist, hat gemalt und wirkte überdurchschnittlich gebildet für sein Alter. Fynn hingegen schien mir eher ein Draufgängertyp zu sein. Es scherte ihn nicht, wenn er mal unrasiert auf die Straße ging oder man ihn auf seinen Körpergeruch ansprach."

„Körpergeruch?"

„Er war wohl etwas wasserscheu. Hat manchmal gerochen. Anna hat das nicht besonders gestört. Sie war froh, jemanden zu haben."

„Fällt Ihnen noch etwas ein?"

„Er befand sich in psychiatrischer Behandlung."

„Weswegen?"

„Er hat eine Verhaltenstherapie wegen akuter Angstzustände gemacht. Manche haben behauptet, es läge an seinem Beruf."

„Was hat er denn beruflich gemacht?"

„Pfleger in der Psychiatrie."

„War er finanziell gut abgesichert?"

„Ich habe keine Ahnung, was man als Pfleger verdient." Lind griff nach der Zigarettenschachtel und pflückte die nächste Kippe heraus. Auf dem Sturmfeuerzeug, mit dem sie sie anzündete, war ein Totenkopf abgebildet, der eine Rose zwischen den Zähnen hielt. „Seine Eltern sind steinreich und ich glaube, er hat gegen die Dekadenz rebelliert. Das ist lange her."

„Fynn ist eine Sackgasse", mischte sich Gerker ein und stellte die leere Tasse in die Spüle.

Robin ließ sich nicht beirren. „Gibt es Fotos von Annabella mit Fynn?"

Lind nickte. „Sie mochte es nicht, fotografiert zu werden, aber ein paar Fotos gibt es. Sie hat ein Album, das ich nach ihrem Verschwinden oft durchgeblättert habe. Wenn Sie wollen, können wir es noch einmal gemeinsam durchschauen."

„Vielleicht ist das hilfreich."

Lind bat die Männer, ihr ins Wohnzimmer zu folgen. Die Möbel waren aus schwarzem Pressholz gefertigt. Vor dem Fernsehschrank lagen DVDs übereinander gestapelt. Soweit Robin erkennen konnte, handelte es sich um Musik DVDs aus dem Heavy Metal Bereich. Im Fenster hing ein kitschiger elektrischer Stern, der in Intervallen von innen nach außen leuchtete. Eine E-Gitarre war diagonal an der Wand angebracht. Ein Kabel baumelte daran hinunter und war in einen Verstärker gestöpselt. Auf dem Tisch stand ein Pappteller mit Weihnachtskonfekt. Sonst gab es keine weihnachtliche Dekoration, was Robin sympathisch fand. Er setzte sich auf ein anthrazitfarbenes Ledersofa und beobachtete Gerker, der einen gelangweilten Eindruck machte, als hielte er die ganze Angelegenheit für Zeitverschwendung. Lustlos sank er in einen Sessel und beugte sich zum Gebäck hinüber.

„Darf ich?"

„Bedienen Sie sich", antwortete Lind. „Sind selbstgebacken."

Sie holte ein Fotoalbum aus dem Schrank und setzte sich neben Robin. Das Album besaß einen Umschlag aus reliefartigem Täschnerleder und war mit starker brauner Kordel gebunden. Die Front war zusätzlich mit einem Karneol in Cabochonschliffform verziert.

„Ich hab es auf einem Trödelmarkt in Flensburg entdeckt und Anna geschenkt. Ich dachte, wenn sie ein Album hat, dann entwickelt sie auch eine Liebe für Fotos. Sie musste sich ja nicht verstecken."

Das hat Annabella offenbar anders gesehen, dachte Robin, als Lind in dem Album blätterte und er die Bilder anschaute. Er rückte näher an Lind heran und roch ihr unpassendes Parfüm. Annabella war immer nur allein abgebildet und nie in einer Halbtotalen, ihren unteren Körperteil sah man nicht. Weder im Kettenkarussell auf der Kirmes noch im Urlaub an der See. Dies schienen die einzigen beiden Freizeitunternehmungen gewesen zu sein, auf denen die Fotos entstanden waren. Annabellas ernstes Mienenspiel war bezeichnend für die meisten Aufnahmen und die verborgene Traurigkeit hinter der harten Maskerade schrie dem Betrachter entgegen. Angesichts der Hintergrundmotive – juchzende Jugendliche in den Gondeln anderer Fahrgeschäfte oder am Strand – strahlten die Fotos etwas Zynisches aus. Mitunter lächelte Annabella, aber es war kein richtiges Lächeln, sondern eher ein erzwungenes Schmunzeln, als schäme sie sich dafür, Spaß zu haben. Es existierte nur ein Foto, auf dem sie wirklich glücklich zu sein schien und das war die Aufnahme mit einem Jungen. Jedenfalls glaubte Robin, dass es ein Junge war, denn mit den langen glänzend dunklen Haaren und den weiblichen Gesichtszügen hätte er genauso gut ein Mädchen sein können.

„Das ist Fynn", sagte Lind. „Das einzige Foto, das es von den beiden gibt."

Arm in Arm, wie verliebte Turteltauben, posierten die beiden für das Foto. Die linke Fotohälfte, die mit Anna, kannte Robin. Gerker hatte sie an das Flipchart im Besprechungsraum des Seederstedter Präsidiums gehängt. Es wurde vor zwei Jahren auch für die Vermisstenfahndung genutzt.

„Kann ich das Foto haben?", fragte er Lind.

„Nicht nötig", mischte sich Gerker ein. „Ich kann es Ihnen geben."

Robin probierte einen Keks, da er allmählich Hunger bekam. Doch wie es bei Süßem nun mal war, stopfte er mehr in sich hinein als er wollte. Ein Fehler, denn plötzlich wurde ihm wieder übel. Rasch erkundigte er sich nach der Toilette.

Lind deutete zur Tür. „Geradeaus über den Flur."

Eilends lief er ins Badezimmer und widersetzte sich dem natürlichen Drang, sich die Hand vor den Mund zu halten. Er schloss sich ein und unterdrückte den Brechreiz, denn unter keinen Umständen wollte er, dass Gerker und Lind seine Würgegeräusche hörten. Im Spiegel bemerkte er seine aschfahlen Wangen. Er bückte sich, drehte das Wasser auf und hielt den Mund unter den Hahn. Ein bisschen ekelte er sich, das Wasser zu trinken, weil die Armaturen stark verkalkt und die Furchen mit schmierigen Rückständen verunreinigt waren. Einige Minuten harrte er mit an den Fliesen gestützten Händen aus, achtete auf regelmäßige Atmung und besiegte die Übelkeit.

Von draußen klopfte es an der Tür.

„Robin, ist alles in Ordnung bei Ihnen?", hörte er Gerkers Stimme fragen.

Robin drückte die Spülung und drehte abermals den Wasserhahn auf. „Ja, alles Bestens."

Nach seinem unfreiwilligen Aufenthalt im Badezimmer wollte er sich einen Eindruck von Annabellas Zimmer verschaffen.

„Mein Mann und ich haben nichts verändert. Sie finden alles so vor wie an dem Tag, als sie gegangen ist." Lind führte sie in ein typisches Jugendzimmer. Jeder Quadratmeter in dem engen Raum war durch schlichte weiße Möbel genutzt. Links vom Fenster stand ein riesiger Kleiderschrank, rechts ein nostalgisches, weiß lackiertes Metallbett. Daneben eine Schminkkommode. Am Kopfende hing ein aus Tonpapier gebasteltes Herz, auf dem geschrieben stand: *Wir werden die Hoffnung niemals aufgeben.* Darunter klebte ein Foto von Annabella.

Offensichtlich hatte Annabella eine Vorliebe für Pink, denn in dieser Farbe waren Fenstervorhänge als auch die Bettwäsche gehalten. Wände und Schranktüren waren mit Postern ihrer Idole volltapeziert. Im Gegensatz zu anderen Mädchen hatte sich Annabella nicht für Boygroups interessiert, sondern für Marylin Manson und andere düstere Gestalten aus dem Musikgeschäft.

Lind setzte sich schwermütig auf die Bettkante, nahm das Herz aus Pappe und starrte verloren auf das Foto ihrer Tochter. Sie erklärte, wie sie gemeinsam mit ihrem Mann die Trauerbewältigung begonnen hatte, nachdem die Aufrufe in den Medien ohne Erfolg blieben. Neben der psychologischen Betreuung suchten sie vor allem im Internet Trost. Dort tauschten sie in einem Forum ihre Wut, ihre Verzweiflung und ihren Schmerz mit den Eltern ermordeter oder vermisster Kinder aus. Ferner hatten sie eine Homepage für Annabella eingerichtet, auf der sie ihre Gefühle aufschrieben, Trauervideos ausstellten und das Leid über den schrecklichen Verlust mit anderen teilten. In der Öffentlichkeit hatten sie ein Podium. Alle sollten sehen, dass Annabella nicht nur eine starre Fotografie gewesen war, sondern ein lebendiger Mensch mit Persönlichkeit. Gestern Abend, nachdem sie über den Tod informiert wurden, hatten sie die Seite aktualisiert und einen virtuellen Grabstein geschaffen. Sie baten nun um Mithilfe bei der Ergreifung des Täters und um eine Schweigeminute.

„Dass sie tot ist, haben wir irgendwann einfach gespürt", sagte Lind zermürbt. „Es war, als hätte jemand unser unsichtbares Band gekappt. Jetzt wollen wir, dass Anna nicht in Vergessenheit gerät. Die Nachwelt soll wissen, was sie für ein Mensch war und was mit ihr passiert ist. Ich frage mich, wie ihr Zimmer wohl heute eingerichtet wäre, oder ob sie noch bei uns in der Wohnung leben würde, wie sie zu einer erwachsenen Frau geworden wäre und ihre Zukunft gestaltet hätte. All das werde ich nie erfahren. Ich kann sie nie wieder in meine Arme nehmen. Wer ist dafür verantwortlich? Wer hat das getan? Warum musste sie sterben? Die Justiz wird mir die Antwort nicht liefern können und ich muss mich damit abfinden."

„Das muss nicht so sein", sagte Robin. „Noch können wir den Täter finden."

„Ich hasse jemanden, den ich nicht einmal kenne." Lind hing das Herz wieder an den ursprünglichen Ort zurück.

In Anwesenheit der trauernden Mutter genierte Robin sich, in die Schränke zu blicken. Aber er musste es tun. Es war wichtig, dass er nichts übersah. An der Pinnwand über dem Schreibtisch entdeckte er Postkarten, die er eifrig durchsah. Ihn interessierte in erste Linie nicht, was darauf geschrieben stand, sondern von wem die Grüße stammten. Die meisten stammten von den Großeltern und zeigten Motive der Alpen, eine kam von einer Freundin aus Italien und eine andere aus Venezuela.

Hi Anna!

Der Urlaub ist einfach grandios! Nur Mama und Papa nerven manchmal. Jeden Tag liege ich am Strand und lasse mir die Sonne auf den Bauch scheinen oder erkunde die Gegend. Aber alles ist irgendwie nur halb so schön ohne dich und ich wünschte, du wärst bei mir, damit ich diese Augenblicke mit dir teilen könnte. Der einzige Grund, warum ich mich auf zu Hause freue, bist du!

Ich liebe dich

Dein Schatz Fynn

Robin drehte sich mit der Karte in der Hand zu Lind. „Darf ich diese Postkarte mitnehmen? Ich werde sie Ihnen auch zurückschicken."

„Wofür brauchen Sie die? Ist das die von Fynn?"

„Richtig."

„Wenn Sie meinen, dass sie Ihnen weiterhilft, meinetwegen."

Dann fiel ihm noch etwas ein. Eine flüchtige Idee, nicht viel versprechend, aber durchaus ein Experiment wert. Er schnappte sich einen Bleistift und malte primitiv die Hakenpeitsche auf den obersten Zettel eines Blocks. Als er fertig war, riss er ihn ab und reichte ihn Lind.

„Kennen Sie dieses Symbol?"

Die Matratze knarzte, als Lind sich erhob und die Zeichnung studierte.

„Was soll das sein?"

„Ein Symbol für Schmerz und Verlust. Wir haben es in der Nähe des Fundortes Ihrer Tochter entdeckt. Es wurde in einen Baum geritzt."

„Ich habe so etwas noch nie gesehen."

„Hat Anna am Tag ihres Verschwindens oder an Tagen davor irgendeinen Namen erwähnt? Versuchen Sie bitte, sich genau zu erinnern."

Lind schüttelte den Kopf und spielte mit ihren Fingern.

„Ist irgendetwas anders gewesen?"

Lind schüttelte den Kopf.

„Hatte sie eine Gefühlsregung, die nicht zu ihr passte?"

Lind schüttelte den Kopf.

„Hatte sie vielleicht Angst?"

„Nein. Das hat mich Herr Gerker auch schon alles gefragt."

„Vor zwei Jahren", warf Gerker ein, der in der offenen Tür wartete.

„Hatte Anna Beziehungen, die nach Seederstedt führten?", fragte Robin hartnäckig weiter. Diese Frage konnte Gerker ihr noch nicht gestellt haben.

„Nein."

„Fynn?"

„Nein."

„Ist sie jemals in Seederstedt gewesen?"

„Nein."

Er bemerkte, dass er sie überforderte und schwieg.

Lind blickte zu ihm auf. „Darf ich Ihnen auch eine Frage stellen?"

„Sicher."

„Was hat er mit Ihrem Unterkiefer gemacht?"

Er musste sie ziemlich blöd angegafft haben, denn sie fügte sofort hinzu: „Es stand heute überall in der Presse."

Er hatte ihr lediglich gesagt, dass man Annas skelettierte Leiche in einem Moor gefunden habe.

„Ich werde es herausfinden", antwortete er und ärgerte sich über den pietätlosen Journalismus. „Das verspreche ich Ihnen."

Auf dem Gehweg vor dem Haus der Linds hatten Anteilnehmende ein Meer aus Kerzen und Blumen abgelegt. Auf Plakaten niedergeschriebene Mitleidsbekundungen zeugten von der Erschütterung der Bevölkerung.

Robin setzte sich einen Augenblick lang zu Gerker ins Auto und suchte den Dialog mit ihm. „Dieser Fynn interessiert mich."

„Das ist mir nicht entgangen. Robin, glauben Sie mir, wir haben ihn damals auf Herz und Nieren überprüft. Wir konnten ihm nicht das Geringste anhängen."

„Trotzdem möchte ich, dass seine Fingerabdrücke mit denen vom Handy und aus Torbens Wohnung verglichen werden."

„Wir haben seine Fingerabdrücke nicht."

„Ich dachte, Sie hätten ihn auf Herz und Nieren überprüft?"

„Wir haben damals ganz anders ermittelt. Natürlich sind wir von einem Verbrechen ausgegangen, aber wir konnten nicht von Mord ausgehen, solange wir keine Leiche hatten."

„Dann müssen wir die Ermittlungen neu aufrollen."

„Warum beißen Sie sich so an Fynn fest? Weil er zum Zeitpunkt von Annabellas Verschwinden mit ihr befreundet war und als Pfleger arbeitet?"

„Neron Hernandez, der Freund von Torben, sagte, der Mann, der Torben die Fotos mit den menschlichen Mutationen gegeben hat, habe auch Fynn geheißen. Schon ein merkwürdiger Zufall, oder?"

„Kann sein."

„Wir gehen oft davon aus, dass Anna ihren Mörder nicht gekannt hat, weil sie sich am Morgen ihres Verschwindens wie immer verhalten hat. Vielleicht kannte sie ihn aber schon eine ganze Weile. Sie war in ihrem Alter nicht mehr so naiv, um einfach in den Wagen eines Fremden einzusteigen."

„Wir wissen nicht, ob sie in den Wagen eines Fremden eingestiegen ist."

„Rein hypothetisch gedacht. So etwas machen Mädchen in dem Alter nicht mehr, außer, sie fühlen sich nicht bedroht, weil sie ihren Täter kennen. Und es sind in den seltensten Fällen Fremde, die sich ein Opfer aussuchen. Meistens haben sie ihre Opfer schon eine ganze Weile beobachtet und ihre Gewohnheiten studiert. Diese Annahme würde auch zum Verbrechen an Torben Balthasar passen. Auch Torben hat seinen Mörder Monate zuvor kennengelernt. Das hat Neron bestätigt."

„Nur, weil der Name identisch ist, verdächtigen Sie Annabellas Freund Fynn? Der Name ist inzwischen wie alle ausgefallenen Namen auch in Deutschland recht populär."

„Fynn hat sich in psychiatrischer Behandlung befunden."

„Heutzutage macht doch jeder Zweite irgendeine Therapie. Das ist meiner Meinung nach alles nicht ausreichend, um den Jungen zu verdächtigen. Außerdem hatte er nicht die Gelegenheit, sie zu entführen. Anna ist am 5. Juni 2006 verschwunden. Zwei Tage später gaben Linds die Vermisstenmeldung auf. Da Anna nie in der Schule angekommen ist, muss es also auf dem Weg von zu Hause bis dorthin passiert sein. Und zwar in der Zeit zwischen circa sieben Uhr 15 und acht Uhr. Aber am 5. Juni hatte Fynn Frühdienst in seiner Einrichtung. Und der Dienst beginnt bereits um fünf Uhr 30. Vier Kollegen konnten ihm ein Alibi geben. Nach der Nachricht, dass Anna verschwunden ist, war er selbst total geplättet. Ich muss es wissen, denn ich habe ihm diese Nachricht überbracht."

„Ich will Fingerabdrücke von ihm und eine Überprüfung seiner Konten."

„Wollen Sie sich nicht erst einmal persönlich ein Bild von ihm machen? Wenn Sie so heiß darauf sind, fahren wir zu ihm."

„Ich bitte darum. Ich habe Frau Lind ein Versprechen gegeben und ich werde es einhalten."

45

12. Dezember 2008

Bereits 30 Minuten später saßen sie auf eleganten cremefarbenen Rattansesseln im Wintergarten der Magnussons, jeder eine heiße Tasse Tee vor sich. Fynn wohnte noch bei seinen Eltern, doch die hielten sich beide außer Haus auf. Herr Magnusson arbeitete als hochdotierter Wirtschaftsingenieur in einem bekannten Telekommunikationsunternehmen, während Frau Magnusson den ganzen Tag damit beschäftigt war, das Geld ihres Gatten zu verprassen. So drückte es zumindest Fynn aus, der inmitten des feudalen antiseptischen Inventars leicht androgyn und unnahbar wirkte. Er hatte lange magere Gliedmaßen, ein schmales Gesicht und markante Gesichtszüge. Die schlankwüchsige Statur wurde von einem körpernah geschnittenen schwarzen Strickpullover betont. Um seinen Hals rankte ein violetter Schal, unter dem der Anhänger einer Halskette im großzügigen Ausschnitt hervorlugte: ein weißer Haifischzahn. Das dunkle Lederarmband ließ seine Haut noch bleicher wirken. Robin musste unentwegt an ein außerirdisches Wesen denken. Insgesamt machte er einen gepflegten Eindruck. Den unrasierten Draufgänger, als den Susanne Lind ihn dargestellt hatte, erkannte Robin jedenfalls nicht wieder. Er musterte ihn von oben bis unten. Konnte dieser ausgemergelte blasshäutige Knilch der Mörder von Annabella Lind und Torben Balthasar sein? Waren die dürren Arme stark und fähig genug, anderen Menschen den Unterkiefer zu entfernen? Robin konzentrierte sich auf seine ruhige helle Stimme und überlegte, wie sie sich wohl von Verzweiflung gebrochen anhören mochte. Handelte es sich um die Stimme, mit der er zweimal telefoniert hatte?

Fynn Magnusson schlug elegant die Beine übereinander. Sein Körper schien versteinert, wie der einer Schaufensterpuppe, außer er machte eine geschmeidige Geste, zum Beispiel, um das Wasserglas vom Tisch zu nehmen. Er lotete Robin mit dunklen Augen aus. „Ich habe den Beamten damals alles erzählt, was ich weiß."

„Vielleicht hast du davon gehört, dass wir Annabellas Leiche gefunden haben."

„Es wurde heute überall in den Medien breitgetreten. Und nun sind Sie hier, weil Sie mich verdächtigen."

„Wir verdächtigen dich nicht. Wir müssen nur alle Eventualitäten ausschöpfen."

„Ich kann mich nicht erinnern, Ihnen das Du angeboten zu haben", sagte Fynn scharf und legte den Kopf schief.

Gerker hüstelte und fummelte an den Armlehnen seines Sessels herum, die ihn in seiner Bewegungsfreiheit merklich einschränkten.

Robin hielt einen Moment inne, bevor er fortfuhr. „Sie haben Annabella im Chat kennengelernt?"

„Ja, bei meinen Arbeitszeiten hat man nicht mehr so viel Lust, nach Feierabend noch vor die Tür zu gehen. Normalerweise ziehe ich die Realität vor, um nette Mädchen zu treffen."

„Wie lief Ihre Beziehung mit Anna?"

„Wir hatten eine gute Basis aufgebaut."

„Warum ist die Beziehung dann gescheitert?"

„Das ist sie nicht. Offiziell hat zumindest keiner von uns beiden das Aus ausgesprochen. Wir haben uns einfach immer weniger gesehen und daran war ich nicht ganz unschuldig."

„Dass sie eine Gangstörung hatte, hat Sie nicht gestört?"

„Ich liebe das Wesen im Menschen und nicht das Äußere. Das Äußere kann täuschen."

„Hat Anna Ihnen gegenüber je einen fremden Namen erwähnt?"

„Nie."

„Wann waren Sie das letzte Mal in Seederstedt?"

„Dort bin ich nie gewesen. Ich weiß nicht mal genau, wo das liegt."

„Wo sind Sie Sonntagabend gewesen?"

„Ich hatte Spätdienst. Ich arbeite immer noch in derselben Psychiatrie. Wenn Sie jemanden wegen einem Alibi ausquetschen möchten, kann Ihnen Herr Gerker also sicher den Weg beschreiben."

„Warum sind Sie aggressiv?"

„Ich bin nicht aggressiv. Mein Ruf in meinem Tätigkeitsfeld hat nach dem Besuch von Herrn Gerker lediglich drastisch gelitten. Das wird sich nicht ändern, wenn Sie meine Kollegen ein zweites Mal befragen. Ich finde, ich habe das Recht, um – sagen wir – etwas angepisst zu sein. Ist Ihnen klar, was es auslöst, wenn eine Person in meiner beruflichen Position verdächtigt wird, einen Mord begangen zu haben? Davon erholt man sich nicht so schnell und am Ende interessiert es niemanden, ob man unschuldig ist. Das Image ist hin."

Gerker fühlte sich offenbar schuldig, denn er rechtfertigte sich kleinlaut. „Es lag nicht in unserer Absicht, Ihnen Unannehmlichkeiten zu bereiten."

„Die Nebenwirkungen Ihres Handelns sind Ihnen anscheinend nicht bewusst. Sie halten Jahre an und nun sitzen Sie erneut hier und fragen mich beleidigende Dinge."

„Oh", antwortete Robin, dem Fynns blasierte Art gewaltig gegen den Strich ging. „Wir sind nicht beleidigend. Ich würde die Begriffe ungehobelt und taktlos vorziehen. Susanne Lind, die Mutter von Annabella, sagte uns, dass Sie sich in psychiatrischer Behandlung befanden. Weswegen?"

Fynns Kopf drehte sich auf dem dünnen Hals in Gerkers Richtung. „Muss ich darauf antworten?"

Gerker nickte. „Ist besser, Junge."

„Nun, ich hoffe, Ihnen ist klar, dass das meine Intimsphäre aufs Gröbste verletzt."

„Darauf kann ich leider keine Rücksicht nehmen. Rücksicht befindet sich nicht im Verhaltensrepertoire von beleidigenden Menschen."

Fynn wusste daraufhin nichts zu erwidern und kapitulierte. „Ich habe eine Verhaltenstherapie durchlaufen. Ich hatte Panikattacken."

„Panikattacken ... Wie äußern die sich?"

„Man denkt, man stirbt und landet für gewöhnlich völlig grundlos in der Notaufnahme. Solche Attacken haben mehr Menschen als man annimmt. Aber sie sind heilbar, wie ein grippaler Infekt heilbar ist." Fynn sah, dass seine ungebetenen Gäste inzwischen die Tassen ausgetrunken hatten, stand anmutig auf und griff mit den knochigen Fingern nach den Untertellern. „Möchten Sie noch einen Tee, meine Herren?"

„Für mich nicht", meinte Gerker.

„Danke, nein", sagte Robin.

„Sie sollten trinken. Hilft gegen den Kater."

Fynns borniertet Blick durchbohrte Robin und er fragte sich, ob man ihm den Abend tatsächlich so deutlich ansah. Robin beschloss, den subtilen Angriff weniger subtil zu ignorieren.

„Dürfen wir uns hier umsehen?"

„Wenn es Sie glücklich macht", seufzte Fynn affektiert. „Ich schätze, ich habe sowieso keine andere Wahl. Wenn ich nein sage, stehen Sie mit einem Durchsuchungsbefehl auf der Matte. Aber machen Sie bitte nicht so viel durcheinander. Ich räume nicht gern auf. Mein Zimmer befindet sich im zweiten Stock."

Er brachte die Tassen in die Küche und geleitete die Beamten dann über die Treppe nach oben in einen ausgebauten großflächigen Dachboden. Gerker stöhnte mit jeder Stufe.

„Das ist mein Reich", sagte Fynn, als sie oben angekommen waren. „Wenn mein Vater mitkriegen würde, dass Sie hier sind, hätte ich tierischen Ärger am Hals."

„Wo sind Ihre Eltern?"

„Im Urlaub. Sie reisen viel."

Robin schaute sich nach verdächtigen Dingen um, aber es gab absolut nichts, was ihm verdächtig erschien oder was er irgendwie mit Torben oder Annabella in Verbindung hätte bringen können. In einer staubigen Glasvitrine sammelte Fynn Souvenirs, Artefakte und Fossilien, alles Mitbringsel aus den entlegensten Orten der Erde. Fynn erzählte, dass er schon immer eine Sammelleidenschaft gehabt hatte und seine Eltern die Befürchtung hegten, aus ihm könne ein waschechter Messi werden. Man mochte den Eltern beim Anblick seines Zimmers nicht widersprechen. Auf unzähligen Regalen, Gestellen und Konsolen waren handgeschnitzte Skulpturen, knallbunte Tierfiguren und Legionen von Schimären platziert. Auf Etageren hortete er Unmengen an Edelsteinen. An manchen Stellen sah man die Wand vor lauter antiker Masken und Münzbilderrahmen nicht. Fasziniert streifte

Robin an den Regalen entlang und fühlte sich wie in ein Museum versetzt. Fynn wanderte mit hinter dem Rücken verschränkten Armen hinter ihm her. Plötzlich versteinerte Robin in seiner Bewegung. Neben der Imitation einer Elfenbeingiraffe stand eine Illustration, die seine Aufmerksamkeit auf sich zog.

„Was ist das?", fragte Robin.

„Das ist die Kopie einer historischen Abbildung aus der Bayrischen Staatsbibliothek aus dem Jahr 1491", erklärte Fynn. „Sie zeigt eine Folterszene, die Geißelung einer Person mit Heiligenschein. Möglicherweise handelt es sich dabei um Jesus Christus. Die Flagellation wurde in vielerlei Hinsicht angewandt. In der Religion, in der Justiz und der Erziehung."

„Ich hoffe, Sie wenden diese Bestrafung nicht bei Ihren Patienten an", sagte Robin.

„Ich nehme meinen Job sehr ernst", antwortete Fynn unterkühlt.

„Kann man diese Peitschenart auch als Hakenpeitsche bezeichnen?"

„Klar."

Während sein Blick an dem Bild klebte, ging Robin ein Stück zur Seite und stolperte versehentlich über einen offenen Karton. In dem Karton häuften sich daumengroße Plastikfische. „Und was ist das nun wieder?"

„Das sind ausrangierte Angelköder", sagte Fynn. „Mein Vater ist passionierter Angler."

„Was passiert mit denen?"

„Die landen entweder auf dem Müll oder bei einem Freund. Der ist im Moment ganz scharf drauf."

„Ich denke, ich habe genug gesehen", sagte Robin, der es nicht mehr abwarten konnte, das Haus zu verlassen. Er hatte schlagartig eine mentale Liste erstellt, die er in Seederstedt abarbeiten wollte. In der Diele im Erdgeschoss drehte er sich noch einmal zu Fynn um. „Gibt es in diesem Haus eigentlich einen Medikamentenschrank?"

„Lecken Sie mich am Arsch", fluchte Fynn. „Kommen Sie wieder, wenn Sie einen Durchsuchungsbefehl in der Tasche haben und finden Sie's selbst heraus."

„Es gibt keinen Grund, ausfallend zu werden."

„Sie haben meine Nerven genug überstrapaziert. Sie haben keine Beweise gegen mich und fragen mich aus. Und was Sie mir vorwerfen, ist, gelinde ausgedrückt, eine bodenlose Frechheit. Sie werfen mir vor,

ich ficke, was ich liebe und bringe es anschließend um. Oder Sie werfen mir vor, ich ficke, was ich hasse oder ficke etwas, weil ich es hasse."
„Nicht etwas. Einen Menschen."
„Ich hänge an meinem Job. Seien Sie vorsichtig mit voreiligen Beschuldigungen und hanebüchenen Spekulationen."
Robin präsentierte Fynn sein fiesestes Grinsen. „Tut mir leid. Die Natur hat mich so gemacht."
Anschließend machten sie in Gerkers Wagen wieder eine kurze Lagebesprechung.
„Er ist vielleicht eine kleine arrogante Schwuchtel, aber er ist kein Mörder", zog Gerker sein persönliches Fazit.
„Haben Sie was gegen Schwuchteln?"
„Nein, ich sage nur, dass er eine ist. Gegen Mörder habe ich was."
„Warum gibt sich ein Fynn Magnusson mit Annabella Lind ab?"
„Was haben denn soziale Rahmenverhältnisse mit Liebe zu tun? Nur, weil er aus reichem und sie aus mittelständischem Haus stammt, können sie sich doch gemocht haben."
„Ich möchte, dass er rund um die Uhr beschattet wird."
„Wieso?"
„Weil ich auf Nummer sicher gehen möchte, dass er kein drittes Opfer findet, falls er unser Mann ist."
„Der Junge ist 20 Jahre alt."
„Es gibt weitaus jüngere Mörder. Außerdem haben wir über das Alter des Täters bisher noch keine Vermutungen angestellt."
„Wenn Fynn tatsächlich der Täter ist, wird er wohl kaum das Risiko eingehen, jetzt einen weiteren Mord zu begehen, wo er doch damit rechnen muss, im Visier der Polizei zu sein."
„Ich möchte eine Observierung."
„Ihr Engagement in allen Ehren, Robin, aber ich glaube, Sie rennen in eine Sackgasse."
„Fynn hatte die Abbildung einer Hakenpeitsche in seinem Privatmuseum. Die Hakenpeitsche ist das Symbol, das der Mörder auf Torbens Körper gemalt und an Annabellas Fundort in einen Stamm gekratzt hat."
„Na schön", sagte Gerker klagend, „versuchen Sie Ihr Glück."
Sie vereinbarten, dass das Präsidium in Seederstedt mit der zuständigen Dienststelle in Schwerin in fortlaufendem Kontakt blieb und sie neuste Ermittlungsergebnisse austauschten.
Gerker wirkte etwas knatschig, was Robin darauf bezog, dass er

ein gesteigertes Interesse daran hatte, den Fall selbst zu lösen und es ein großes Ziel in seiner Karriere bedeutete.

„Ich werde noch einmal alle Akten wälzen, die sich im Zusammenhang mit Annabella Lind angehäuft haben und mich dann bei Ihnen melden", sagte er.

„Sie wollten mir noch das Foto geben."

„Ach ja, richtig. Das müssen wir aus meinem Büro holen."

Nachdem sie getrennt zum Präsidium fuhren und Gerker ihm die Fotografie aushändigte, verabschiedeten sie sich voneinander. Robin setzte sich in seinen zivilen Dienstwagen, holte behutsam das Glas aus der Innentasche seiner Jacke – er fasste mit den Fingerspitzen sachte am Rand an – und tütete es in einem Asservatenbeutel ein. Prophylaktisch hatte er immer welche vorrätig im Handschuhfach liegen. Als Fynn die Teetassen in die Küche brachte und Gerker einen Blick durch die Fenster des Wintergartens warf, hatte Robin das Glas schnell und unbemerkt eingesteckt. Jetzt war er nicht nur im Besitz eines Fotos von Fynn, sondern auch von dessen Fingerabdrücken. Sehr zufrieden mit seiner Ausbeute, machte er sich auf die Rückfahrt nach Seederstedt. Unterwegs drangsalierte ihn der Gedanke, dass er etwas an Susanne Linds Aussagen nicht genug Bedeutung zugemessen hatte. Ihm fiel nur nicht ein, was es war. Und am Ende blieb die Frage aller Fragen: Konnte ein junger Mensch wie Fynn Magnusson eine unaussprechlich sadistische Tat begehen?

46

12. DEZEMBER 2008

Die Abenddämmerung brach um 16 Uhr über das Land herein und sog sämtliche Farben aus der Natur, machte sie zu einer Szene, die kurz vor der Ausblendung stand. Der Fetzen Himmel zwischen den mit schneebedeckten Tannen auf beiden Straßenseiten war tiefgrau und alles übte auf Robin eine melancholische, geradezu apokalyptische Atmosphäre aus. Die Scheinwerferlichter huschten über das weiße Tuch aus Schnee auf dem Asphalt. Feine Schneeflocken wirbelten gegen die Windschutzscheibe, als jage er mit einem Raumschiff durchs

Weltall. Die winterlichen Straßenverhältnisse verschlechterten sich zunehmend und machten die Fahrt anstrengend. Er wagte nicht, schneller als 80 Stundenkilometer zu fahren. Die Straße zog sich endlos dahin und gleichzeitig ging der Tag schon wieder zur Neige. Dann passierte etwas, was ihm noch nie im Auto passiert war: Er begann, die Zeit mit sich allein in der Stille zu verabscheuen und schaltete das Radio ein. Die Musik war grausam, aber immer noch besser als die Auseinandersetzung mit sich selbst.

Er war müde.

Schlafen. Er wollte einfach nur schlafen.

Sein Magen knurrte, aber er wusste nicht, ob das noch eine mahnende Reaktion auf Linds Gebäck war oder der Hunger. In seinem Kopf kreiste die Liste, die er nicht vergessen durfte.

Um 18 Uhr 30 tauchten die ersten Lichter der Vororte von Seederstedt auf und er rief Tarek Demirel an.

„Ich kann gerade nicht", scherzte Tarek und im Hintergrund gackerte eine Horde Mädchen. „Ich lasse mir einen blasen."

„Pass auf, kleiner Scheißer: Du sitzt in 20 Minuten an meinem Schreibtisch oder ich trete dir so tief in den verpickelten Hintern, dass deine Nutten an meiner Schuhspitze lecken!"

Das Gelächter verstummte.

„Sie sind echt unausgeglichen, Kommissar", sagte Tarek verdutzt.

„Ich habe keine Zeit für pubertäre Witze. Ich brauche deine Hilfe."

„*Sie* brauchen meine Hilfe?", fragte Tarek verwundert.

„Du hast richtig gehört."

„Okay, schießen Sie los. Sie lassen ja eh nicht locker."

„Ich möchte, dass du dir ein Foto bei mir abholst und es deinen Jungs zeigst, jedem, der für dich arbeitet. Auch Gerritt. Und falls jemand sachdienliche Hinweise geben kann, wirst du mir seinen Namen nennen."

„Ich nehme an, es geht um Smooth?"

„Genau."

„Kein Ding. Ich brauche ein paar Tage."

„Nein, es bleiben keine paar Tage. Du wirst das noch heute Abend für mich machen und mich anrufen, falls jemand die Person auf dem Foto wiedererkennt."

„Sie meinen es wirklich ernst, oder?"

„Ja."

„In einer halben Stunde bin ich bei Ihnen. Ich muss mich erst anziehen."

Direkt im Anschluss wählte er die Nummer von Rudolf Krueger. Er entschuldigte sich für die Störung, da Krueger schon beim Abendessen mit seiner Familie saß und spürbar die Wut über die späte Belästigung unterdrückte. Doch Robin überzeugte ihn, dass es von großer Bedeutung war, dass er ins Präsidium kam und sein Anliegen nicht aufgeschoben werden durfte. Krueger versprach, nach dem Essen aufzubrechen.

Danach brachte Robin das Glas mit Fynn Magnussons Fingerabdrücken ins kriminaltechnische Institut und wies die Kollegen dort an, eine eventuelle Übereinstimmung mit denen vom Handygehäuse und denen aus Torben Balthasars Wohnung festzustellen. Er wollte das Ergebnis noch heute auf dem Tisch haben. Die Untersuchungsergebnisse des Fotos lagen auch schon vor. Außer den Fingerabdrücken von Robin und Neron Hernandez wurden jedoch keine weiteren festgestellt. Inzwischen hatte man das Foto in eine Schutzfolie geschweisst. Robin nahm es wieder mit.

Im Präsidiumsfoyer lief ihm Alex über den Weg, die gerade Feierabend machte.

„Bist du gestern gut ins Bett gekommen?", fragte sie.

„Wenn's gestern gewesen wäre ...", antwortete er. Am liebsten hätte er sie jetzt als Ventil benutzt, um all seinen Frust rauszulassen. Sie war einer der wenigen Menschen, die es verstanden und es ihm nicht zum Vorwurf gemacht hätten. Aber er musste seine persönlichen Belange auf der Arbeit ausblenden, überspielte die schlechte Laune mit einem Lächeln und dachte, dass er sich damit wacker schlug.

„Sag mal, was beschäftigt dich eigentlich so?"

Er unterschätzte immer wieder, wie gut sie ihn kannte und seine Gefühle enttarnen konnte. „Ich fahre gleich nach Hause", sagte er abblockend. „Mir geht's echt beschissen."

„Man sieht's."

„Wie ist die Information mit dem fehlenden Unterkiefer an die Öffentlichkeit durchgesickert?"

„Ah, du willst ablenken. Na gut. Der Druck, den die Öffentlichkeit auf die ermittelnden Behörden ausübt, ist zu groß geworden und es ist fast unmöglich, Details zurückzuhalten. Alle sind interessiert an den Fällen. Eignen sich wohl prima für die Schlagzeilen und als Lückenfüller. Bundesweit sind Zeitungen und Nachrichtensender auf Seederstedt aufmerksam geworden. Außerdem sind erste Beschwerden bei uns eingegangen, weil sich Eheleute und Partner, die in Beziehungen mit behinderten Menschen leben, durch die aggressive Berichterstattung verletzt und angegriffen fühlen."

„Warum beschweren die sich nicht bei der Presse? Bei denen, die die Artikel schreiben?"

„Das hat die Bulldogge sich auch gefragt. Die Leute gehen davon aus, dass die Journalisten nur das berichten, was wir ihnen zuspielen. Dobner will abwarten, wie sich das Wochenende entwickelt und am Montag eine weitere Pressekonferenz abhalten. Dann wird er zum Ausdruck bringen, dass wir den Täter nicht dafür verurteilen, dysmorphophil zu sein, sondern dafür, dass er Tötungsdelikte begangen hat. Ganz schön verzwickte Sache." Alex fasste seine Schulter, stellte sich auf die Zehenspitzen und näherte sich seinem Ohr. „Früher oder später wird der Druck auf dir lasten", flüsterte sie. „Du leitest die Mordkommission und sie wollen, dass die Fälle so schnell wie möglich geklärt werden."

„Ich habe einen Verdächtigen im Fokus", sagte Robin.

„Ehrlich? Wen?"

„Ich kann noch nichts Genaues sagen, aber vielleicht haben wir den Mörder bis zum Montag schon geschnappt."

„Barkhausen sieht das anders. Wegen der Telefonatsaufzeichnung will er veranlassen, dein Privatleben unter die Lupe zu nehmen. Er ist der Ansicht, dass der Täter dich kennen könnte, was wiederum deine Position in der MK gefährdet."

„Der verklemmte Wichser kann mich mal."

„Vielleicht würde er das sogar gern."

„Ist Werner noch im Haus?"

„Der war heute gar nicht da. Hat sich krank gemeldet. Wahrscheinlich hat ihn die Sauferei außer Gefecht gesetzt. Aber Lienhard geistert hier noch irgendwo rum." Sie haderte mit den Gedanken, als traute sie sich nicht, ihm noch etwas zu sagen. „Mein Geschenk hast du bestimmt noch nicht geöffnet?", fragte sie dann.

„Nein", antwortete er kleinlaut.

„Du solltest es nicht zu lange aufschieben. Ich fahre jetzt heim."

Bis zur Ankunft von Krueger suchte Robin im Internet nach dem Sanatorium, von dem Dr. Bensen gesprochen hatte. Während er die Schlagwörter *Sanatorium* und *Seederstedt* in die Suchmaschine eingab, überrollte ihn wieder die Angst, man unterstelle ihm, er würde seine Mutter leichtfertig in ein Heim abschieben, sobald sie die Kur hinter sich hatte. Schnell bemerkte er, dass ihn die Gedanken runterzogen, also lenkte er seine Konzentration wieder auf den Fall und forschte nach der Trauerseite von Annabella Lind. Er hatte sich kein Bild davon gemacht, wie viele dieser Seiten im Netz kursierten. Foren mit Fotos und virtuellen Tagebüchern über die Überwindung von Zorn und Schmerz, verfasst von Verwandten, Freunden und Mitschülern junger ermorderter Menschen. Erinnerungen an Vermisste und Tote im Internet, ins Gedächtnis gerufen von Eltern, deren Leben durch schwere Schicksale erschüttert wurde. Grabsteine mit Namen, Geburts- und Todesdaten kündeten von stummen Hilfeschreien. Einen solchen Grabstein hatte bereits auch Susanne Lind von ihrer Tochter – noch vor der realen Beerdigung – ins Netz gestellt.

Robin dachte darüber nach, wie es war, Kinder zu haben und Vater zu sein. Würde er überhaupt jemals Kinder wollen? Zwangsläufig führten ihn die Gedanken zu der Befürchtung, dass er im Alter niemanden hatte, der ihn besuchte, zum Einkaufen brachte oder ans Grab seiner Eltern begleitete. Er holte das Geburtstagsgeschenk von Alex aus der Schreibtischschublade, in der es noch immer unausgepackt lag. Es hatte eine kleine quadratische Form, wie eine Ringschatulle. Bevor er noch annahm, dass sie die Dreistigkeit besaß, ihm Schmuck zu schenken, riss er das Papier ab und lüftete das Geheimnis. Es kam ein kleines Holzkästchen zum Vorschein, das man einfach aufklappen konnte. Der Inhalt blitzte und blinkte tatsächlich wie ein Ring, aber es war kein Ring. Verwirrt starrte Robin auf den Schlüssel in seiner Handfläche. In dem Kästchen steckte noch ein zusammengefalteter Zettel. Ein paar Worte standen darauf: *Ein mysteriöses Geschenk. Vielleicht wird es dir helfen.*

Was dachte sie sich dabei? Irgendwie ahnte er es sofort, spürte beinahe, welcher Einfall sie geritten hatte. Allerdings war es zu absurd. Er sprang auf und rannte auf den Parkplatz hinaus, aber Alex war längst weg. Aufgekratzt ging er ins Büro zurück und legte den Schlüssel in die Schublade.

Er machte ein paar Farbkopien von dem Foto mit Annabella und Fynn. Eine davon gab er Tarek Demirel, der pünktlich in seinem Büro auftauchte. Er instruierte den Jungen ein weiteres Mal in seine Aufgabe und schickte ihn wieder fort. Tarek gab sich mit Rudolf Krueger die Klinke in die Hand. Robin bat ihn, sich zu setzen und legte ihm Fynns Postkarte aus Venezuela als auch das Foto mit dem Wort mandibular auf der Rückseite vor.

„Ich weiß nicht, was Sie sich davon erhoffen. Es gibt Menschen, die an ihrer Freizeit hängen. Ganz besonders am Wochenende. Ich zähle dazu."

„Tut mir leid", sagte Robin, der nervös auf dem Taster eines Kugelschreibers kaute. „Es ist dringend."

Obwohl Krueger über seinen Spontaneinsatz ziemlich geladen war, hatte Robin nicht das Gefühl, dass er bei der vorläufigen schriftvergleichenden Befunderhebung schlampig arbeitete. Sein Urteil ließ Robins Optimismus am Ende jedoch wie ein Kartenhaus einstürzen.

„Auch diese Handschriften stimmen nicht überein."

„Verdammter Mist", seufzte Robin enttäuscht und schleuderte den Kugelschreiber frustriert auf den Tisch. Der Hoffnungsschimmer zerplatzte wie eine Seifenblase. „Ich hätte schwören können ..."

„Aber ich kann eine Altersbestimmung wagen."

Robin horchte gespannt auf. „Tatsächlich?"

„Auch diese Aussage ist nicht verbindlich, aber ich denke, derjenige, der das Wort mandibular geschrieben hat, befindet sich im Alter zwischen 20 und 25 Jahren. Gestern habe ich mich nicht getraut, diese Vermutung auszusprechen, aber heute bin ich mir sicher. Und jetzt möchte ich endlich essen."

Nachdem Krueger gegangen war, saß Robin allein im Büro und stierte auf das Telefon, als versuchte er es mit Gedankenkraft dazu zu zwingen, endlich zu schellen. Aber es blieb stumm. Stattdessen schaute Lienhard durch die Tür. Er steckte schon in seiner Winterjacke. Auf dem Rücken trug er einen Laptoprucksack. Unter seinem Arm klemmte eine Zeitung.

„Hab gehört, dass du wieder im Lande bist", sagte er.

„Bist du über die Ereignisse des Tages informiert?"

„Hab Alex getroffen."

„Hast du das Seederstedter Tagesblatt von heute gelesen?" Lienhard wedelte mit der Zeitung.

„Nein, hab mir sagen lassen, was drin steht."

„Die Presse schreibt von einer Mordserie."

„Es gibt zwei Tote, also ist es keine Serie, sondern ein Doppelmord."

Lienhard trat in den Raum und legte die Zeitung auf den Schreibtisch. „Kann ich dir irgendwie helfen? Du siehst irgendwie ..."

„... beschissen aus?"

„Ähm, genau."

Plötzlich spürte Robin, wie ihm ein Tropfen an der Wange hinab floss und es brauchte einen Pulsschlag, bis er begriff, dass es eine Träne war. In Lienhards Gegenwart fühlte er sich geborgen, behütet, daheim. Irgendwie total verrückt. Er war froh, dass er da war und wollte nicht warten, bis Bernd oder Peyman ein offenes Ohr für ihn hatten. Dass sie ein unsichtbares Band zusammen schweißte, hatten sie bereits auf der letzten Weihnachtsfeier festgestellt. Wie sie damals ergründeten, plagten sie beide Probleme mit den Vätern und die schleichende Erfahrung, welch essentiellen Einfluss dies auf das Erwachsenwerden hatte. Sie waren Flüchtlinge innerhalb der eigenen Familie auf der Suche nach einem Exil.

„Ich wollte dich nicht beleidigen", sagte Lienhard verlegen.

„Das ist es nicht. Ich will dich nicht aufhalten." Robin wischte sich die Augen trocken.

„Du hältst mich nicht auf. Meine Frau ist mit einer Freundin auf Kneipentour und unsere Kinder sind bei den Großeltern. Ist was passiert?"

„Du weißt nicht, worauf du dich einlässt. Ich werde mich auskotzen."

„Kotz dich ruhig aus." Lienhard schob eine vertrocknete Kaktee zur Seite, setzte sich in voller Wintermontur auf die Fensterbank und legte die Hände in den Schoß.

Was folgte, überraschte selbst Robin: eine Enthüllung seiner tiefsten Gefühle und seelischen Abgründe. Er erzählte ihm alles, sparte nichts aus. Er gestand den Verdacht, dass Simon Morren die Morde begangen haben könnte, beichtete die nächtlichen Besuche im Park, berichtete von den Besuchen bei Susanne Lind und Fynn Magnusson und der Angst vor Barkhausens Schnüffelaktion in seinem Privatleben. Im Kontext seiner Geschichte musste Lienhard klar geworden sein, wie er sexuell ticke, aber er besaß den Anstand, dies nicht zu kommentieren.

Robin konnte seine Tränen nicht mehr zurückhalten. Manchmal hatte er das Gefühl, dass es falsch war, was er jemandem sagte, noch während er es sagte. In dieser Situation verhielt es sich anders. Bei Lienhard fühlte es sich richtig an.

„Und jetzt?", fragte Lienhard, der etwas geplättet dreinschaute.

Robin zuckte mit der Schulter. „Nichts. Ich bin total überfordert. Fertig mit den Nerven. Am Ende. Und privat läufts auch Scheiße. Ich weiß nicht, wo ich weitermachen oder überhaupt anfangen soll."

Lienhard verschränkte die Arme vor der Brust, starrte ins Leere und schüttelte leicht mit dem Kopf: „Tja, ich weiß nicht, was ich sagen soll. Vielen Dank, dass du dir mich anvertraust. Es wird unter uns bleiben. Vielleicht fängst du damit an, dich bei Morren zu entschuldigen."

„Da hast du recht."

„Das ist natürlich harter Tobak und ich hoffe, du hast Verständnis, dass ich erstmal darüber schlafen muss, bevor ich antworte."

„Klar."

„Wir sind nicht unsere Gedanken", philosophierte Lienhard, immer noch ins Nichts blickend. „Wir sind das, womit wir uns identifizieren. Erst, wenn wir hinter diese Identifikation sehen, erkennen wir unser wahres Ich. Alles ist in Bewegung und unser wahres Selbst ist untrennbar mit genau diesem Augenblick verbunden. Man kann also zu jeder Zeit mit sich selber in Kontakt treten, denn wir sind nicht das, was wir denken. Das Sein ist kein Gedanke. Wir sind die Handhaber unserer Gedanken."

„Was meinst du?", fragte Robin, der sich mit einem Stofftaschentuch schnäuzte.

„Entweder werfe ich gerade mit Plattitüden um mich oder mit Weisheiten. Wie auch immer: definitiv zu spirituell für diesen Ort und diesen Abend."

Robin stand auf und nahm Lienhard in den Arm. „Danke, dass du mir zugehört hast."

12. Dezember 2008

Auf dem Weg zu Simon Morrens Haus – sein Büro lag bereits in völliger Dunkelheit, als Robin durch die Tür schaute – rief endlich ein Mitarbeiter des kriminaltechnischen Instituts an. Robin hatte den ganzen Abend auf diesen einen Anruf gewartet. Es war 21 Uhr. Die Untersuchungsergebnisse bescherten ihm jedoch eine weitere herbe Niederlage, denn Fynn Magnussons Fingerabdrücke auf dem Glas deckten sich nicht mit denen am Handygehäuse oder einem sichergestellten Abdruck aus Torbens Wohnung.

Das darf doch alles nicht wahr sein, dachte er.

Frustriert hielt er an einer Tankstelle und kaufte Gin und Zitronenlimonade. Die zwei Flaschen kosteten ein Heidengeld, aber er hatte keine Lust, noch durch einen Supermarkt zu irren.

Um 21 Uhr 15 parkte er neben einem Schneeberg vor Morrens Haus in einem friedlichen verkehrsarmen Stadtteil östlich von Seederstedt. Milchiger Mondschein und eine Straßenlampe erhellten die Fahrerkabine. Er drehte den Schraubverschluss der Ginflasche auf, nahm gierig ein paar Schluck und spülte mit Limonade nach. Am liebsten hätte er sich jetzt gleich hier im Halbdunkel im Wagen besoffen. Heute morgen noch, als er in seiner eigenen Kotze aufgewacht war, hatte er sich fest vorgenommen, dass es das letzte Mal war, dass er sich betrunken hatte und nun hing er schon wieder wie ein Suchtlappen an der Flasche. Aber dieses Mal gab es einen legitimen Grund dafür. Er musste sich Mut antrinken.

Nach zehn Minuten stieg er aus, ging heldenhaft und entschlossen auf die Tür zu, wäre auf dem glitschigen Eingangspodest beinahe ausgerutscht und drückte den Klingelknopf. Die Außenbeleuchtung sprang automatisch an. Dumpfe Schritte waren aus dem Inneren zu vernehmen. Das Licht wurde angeknipst und durch das rechteckige Sandstrahlglasdesign sah er Morren die Tür öffnen. Als er registrierte, dass es Robin war, der vor seiner Tür stand, schlüpfte er nach draußen auf den Absatz und zog die Tür hinter sich an.

„Bist du verrückt geworden?", zischte er ihn im erzürnten Flüsterton an. „Meine ganze Familie sitzt am Tisch! Was willst du hier?"

Robin schluckte. „Ich möchte mich bei dir in aller Form entschuldigen."

„Jetzt? Ich werde das hier nicht mit dir ausdiskutieren! Unmöglich!"

„Schick mich jetzt bitte nicht weg."

Die Stimme seiner Frau rief durch den Flur. „Schatz, wer ist das?"

Morren hielt sich ängstlich am Geländer fest, drehte sich um und erwiderte laut: „Nur ein Kollege!" Seine Hand umklammerte den Handlauf so verkrampft, dass die Knöchel weiß hervortraten. Dann wandte er sich mit leiser Stimme wieder Robin zu. „Tut mir leid, aber ich kann dir diesen schweren Vorwurf nicht verzeihen. Jedenfalls nicht so schnell. Du hast mir verdammt viel Stoff zum Nachdenken gegeben, aber ich kann einfach nicht nachvollziehen, wie du auf so eine Idee kommst und mir *das* zutraust ..."

„Okay, ich kann es verstehen, wenn du sauer bist ..."

„... sauer trifft nicht einmal annähernd den Gemütszustand, den du bei mir ausgelöst hast ..." Morren biss entrüstet die Zähne aufeinander.

„Dann müssen wir das Persönliche für eine Weile lassen. Barkhausen wird aufgrund der Gesprächaufzeichnung eine Überprüfung meines Umfelds anzetteln. Die können mich am Arsch kriegen, wenn die rausfinden, was ich im Park mache. Und dich können sie auch drankriegen. Dann wird's richtig übel für uns beide. Also musst du mir sagen, was du über Torben weißt. Wir jagen ein Phantom. Die Nachbarn haben nichts gesehen und die Jungs im Park auch nicht. Außer dich. Es gibt keine Täterbeschreibung, nicht eine heiße Spur. Wir wissen nicht, wann und wo Annabella umgebracht wurde, wir wissen nicht, woher der Täter kommt oder warum dieses Wort auf der Rückseite des Fotos steht. Wir haben identische Fingerabdrücke und eine Handschrift. Aber das alles hilft uns nicht weiter, so lange wir keinen Verdächtigen haben."

Morren wirkte unschlüssig, versuchte, den Groll zu unterdrücken und dachte nach. „Ich kann dir nicht viel mehr sagen, als du selbst schon herausgefunden hast", antwortete er dann. „Ich habe nur ein paar Theorien."

„Die sind?"

„Ich habe daran gedacht, dass es vielleicht zwei Täter geben könnte und sie eventuell selbst aus dem Strichermilieu stammen. Oder dass der oder die Täter behindert sind."

„Glaubst du, dass jemand, der genug Geld besitzt, sich freiwillig prostituiert?"

„Ich sagte ja: nur Theorien. Und jetzt tu mir einen Gefallen und verpiss dich. Keine schnöden Ausflüchte. Ich verbringe meine Freizeit lieber mit Menschen, die mich nicht für einen Sadisten halten. Ich will dich nicht mehr sehen."

Morren ging in die Diele und schlug ihm die Tür vor der Nase zu. Das Licht erlosch.

Zerrüttet stieg Robin in den Wagen und hoffte, dass ihn die Kollegen von der Alkoholkontrolle nirgends anhielten und ins Röhrchen blasen ließen. Er hatte gerade den Motor gestartet und war losgefahren, als sich sein Handy meldete. Es war Marius.

„Ich hab doch geschrieben, dass du mich nicht anrufen sollst!", blaffte Robin ihn an.
„Ich will Klarheit!"
„Was für Klarheit?"
„Muss ich einen Aidstest machen?"
„Verdammt noch mal, dann mach doch einen, wenn du mir so wenig vertraust!"
„Mit wem hast du dich am Mittwoch im Park getroffen?"
„Ich wüsste nicht, warum dich das in irgendeiner Weise was angeht!"
„Du hast mich belogen!"
„Ich habe dich nie belogen!"
„Und du hast mich ausgenutzt!"
„Ich habe dich nie ausgenutzt! Wenn, dann nur, weil du es so wolltest! Ich habe dir immer gesagt, dass mir eine Freundschaft wichtiger ist!"
„Für mich zählen in einer Freundschaft Werte wie Vertrauen, aber dieser Begriff scheint ja nicht in deinem Wortschatz vorzukommen!"
„Du konntest mir immer vertrauen!"
„Dass eine Liebe nicht erwidert wird, kann man ja irgendwann verkraften, aber nicht das, was du tust! Ich weiß jetzt aus sicherer Quelle, dass ich nicht der Einzige war."
„Ich kann mir vorstellen, von wem. Selber schuld, wenn du diesem Spinner mehr glaubst als mir. Er erzählt ständig erfundene Sachen, um sich in den Mittelpunkt zu rücken. Er muss immer auffallen, will immer gefallen."
„Du wirst mir Adrian nicht madig machen!"
Adrian heißt er also in Wirklichkeit, dachte Robin. „Das will ich doch auch gar nicht. Wenn du glaubst, ich sage dir Dinge, die du hören willst, bist du bei mir an der falschen Adresse."
„Du hast was mit mehreren Kerlen gleichzeitig laufen und ich kenne deine Einstellung zu Kondomen!"
„Du bist für dich selbst verantwortlich. Ich fühle mich echt gekränkt."
„Du fühlst dich gekränkt? Das Einzige, dass an dir was fühlt, ist dein Arschloch!"
„Was *willst* du überhaupt von mir?"
„Ich will, dass du einmal im Leben ehrlich zu mir bist und Reue zeigst, damit wir vielleicht retten können, was noch zu retten ist."

„Ich habe dir alles gesagt. Das hier ist nicht der Moment, in dem wir das ausdiskutieren sollten."

„Du wirst mich jetzt nicht absägen! Bin sehr neugierig, was Kilian dazu sagen würde, wenn er erfährt, dass du dich mit minderjährigen Strichern vergnügst!"

„Ich habe nicht die geringste Ahnung, wovon du sprichst. Du kannst mich nicht läutern. Falls du mein Leben zerstören willst, dann tu's doch. Vergiss nicht, ich habe eine Dienstwaffe, die ich mir in den Mund stecken könnte."

„Du bist erbärmlich! Richtig erbärmlich!"

Fuchsteufelswild beendete Robin das Gespräch. Obwohl er während des Telefonats die Fassung bewahrte, hätte er jetzt Gift und Galle speien können. Er kochte vor Wut, das Herz schlug ihm bis zum Hals und seine Arme zitterten so stark, dass er kurz am Fahrbahnrand halten musste, weil er befürchtete, die Kontrolle über den Wagen zu verlieren. Er hätte sich dafür in den Arsch treten können, was er gerade gesagt hatte und stellte sich vor, die Aufnahme des Gesprächs würde vor dem Ermittlungsteam abgespielt.

Ihm wurde schwarz vor Augen.

Er brauchte Abwechslung. Sofort. Sonst konnte man ihn noch heute in die Psychiatrie einweisen, wo er sich dann ein Zimmer mit seiner durchgeknallten Mutter teilte.

Die Familie vereint.

Oh nein, dachte er, als sei er von Erleuchtung erfüllt. Ist Wahnsinn etwa vererbbar?

48

12. Dezember 2008

Leon verharrte in sexy Pose an seinem Stammplatz unter dem Baum im Lichtschein einer Laterne. Einmal noch nahm Robin das Risiko auf sich und besuchte ihn. Für die nächsten Male mussten sie einen anderen Treffpunkt vereinbaren. Hier war es ihm nicht mehr geheuer.

Dass er sich trotzdem in den Park begab, war für ihn ein Zeichen, wie sehr Leon ihn faszinierte. Er überprüfte den Inhalt seiner Brieftasche in der Hoffnung, genug Geld dabei zu haben.

Wie immer neigte Leon den Kopf leicht nach unten, sodass sein hinreißendes Gesicht im Halbschatten des Baseballcapschirms verschwand und die Narbe an der Schläfe vertuschte. Und wie an den Vortagen steckte er in seinem herrlich saloppen Gammeloutfit aus Daunenjacke, ausgebleichter Schlabberjeans und Skaterschuhen. Die latent verlotterte Note strahlte in Robins Augen Verdorbenheit aus und machte ihn an. Dass Leon zu später Stunde so lässig auf Kundschaft wartete, hatte etwas Rebellisches.

Leon streifte seine Kapuze vom Kopf. „Bei unserem letzten Date warst du plötzlich weg. Wer war das, dem du nachgerannt bist?"

„Das ist lustig. Der, der weggerannt ist, hat mich vorhin gefragt, wer du bist", entgegnete Robin.

„Und wer war das nun? Müssen wir beiden Hübschen uns Sorgen machen?"

„Nein. Das ist nur ein unbequemes Überbleibsel aus meiner Vergangenheit."

„Scheint dich ja sehr zu beschäftigen."

„Vergessen wir das." Robin klaubte eine Farbkopie des Fotos von Annabella und Fynn aus der Innentasche seiner Jacke und reichte sie Leon. „Hast du den Mann auf dem Bild schon mal gesehen?"

Argwöhnisch betrachtete Leon das Foto und zögerte für den Bruchteil einer Sekunde, in den Augen ein Entsetzen, als habe er einen Geist gesehen. Robin entging seine Reaktion nicht.

„Und hast du ihn schon einmal gesehen?", wiederholte er.

„Nein." Leon schüttelte den Kopf. „Ich kenne ihn nicht. Bist du nur gekommen, um mich das zu fragen?"

„Das wäre die reinste Verschwendung", lächelte Robin, sah ihn schwärmend an und streichelte sanft mit der Fingerspitze über seine Narbe. „Komm mit mir nach Hause."

„In diesen Zeiten?", fragte Leon und schaute ihn spitzbübisch an. „Das geht nicht. Vielleicht bist du ja der Kerl, der unschuldigen Jungs wie mir den Hals umdreht. Und selbst, wenn nicht, gibt es noch genug andere schlimme Leute."

„Früher oder später werde ich sie alle einbuchten."

„Supercop", sagte Leon neckisch.

Robin spürte eine leise Abneigung in Leons Verhalten. Obwohl er fidel wie eh und je wirkte, war es sonst nicht seine Art, lange um den heißen Brei zu reden, was er heute zweifelsfrei tat. Robin testete es aus, ging ganz nah an ihn heran und zog ihn an der Schulter zu sich heran.

„Bitte fick mich."

„Heute nicht." Leon wich zurück und wischte Robins Hände von der Schulter.

„Warum nicht? Hatte einen anstrengenden Tag und könnte etwas Spaß vertragen."

„Hab irgendwie das dunkle Gefühl, dass du dich in mich verliebst", sagte Leon. „Ich will nicht, dass du dich in mich verliebst. Du kannst alles in diesem Gewerbe tun, außer dich verlieben."

„Ich verliebe mich nicht."

„Du wolltest mich fast jeden Tag in der Woche sehen ... Und nicht nur das."

„Ich zahle gut."

„Ich weiß, aber so dringend bin ich auf dein Geld nicht angewiesen."

„Du weist einen zahlenden Kunden ab?"

„Ich bin selbstständig, wie du weißt. Quasi mein eigener Boss."

„Musst du keine Familie ernähren?"

Leon lachte auf. „Wie kommst du denn darauf?"

„Du würdest doch niemandem von uns erzählen, wenn man dich danach fragen würde, oder?"

„Diskretion gehört zu meinem Ehrenkodex."

„Ich würde dir jeden Preis zahlen, damit du schweigst."

„Sag mal, hast du getrunken?"

„Willst du wirklich nicht mitkommen? Ich zahle dir das Zweifache."

„Nein, Süßer."

„Das Dreifache."

„Seit wann verdienen Bullen so gut?"

Robin griff abermals nach ihm, diesmal forscher.

„Hey!", rief Leon angesäuert, befreite sich und zupfte seine Jacke zurecht. „Wenn ich nein sage, meine ich nein! Ich bin sehr diszipliniert! Und du solltest das auch sein!"

Robin genierte sich aufgrund des harten Tones, den Leon anschlagen musste, damit er von ihm abließ. „Das wollte ich nicht."

„Komm wieder, wenn du nüchtern bist." Leon drehte ihm den Rücken zu und stapfte einsam durch den Schnee davon.

Er hatte nicht den blassesten Schimmer, welcher Impuls ihn dazu

trieb, aber er rief Bernd an. Allerdings war er nur über seine Mailbox erreichbar. Dann Peyman. Der ging eigentlich immer ran, falls er sich nicht gerade mit irgendeiner neuen Flamme vergnügte. Er wählte seine Nummer. Das Freizeichen ertönte und dauerte eine Ewigkeit an. Schließlich hörte er Peymans wache Stimme. „Hi, Robin."
„Hi, Peyman. Hast du Zeit für mich?"
„Ich weiß nicht."
„Hast du was vor?"
„Nein. Ich meine, ich bin noch nicht so weit."
„Bitte?"
„Ehrlich gesagt, wundert es mich, dass du anrufst."
„Wieso?" Robins Sinne schärften sich.
Peyman klang seltsam zurückhaltend, geradezu verschämt und reumütig. „Wir hatten doch abgemacht, dass ich mich melde."
„Hä? Wovon redest du?"
„Du erinnerst dich an gar nichts mehr, oder?"
„Klär' mich auf."
„Wir waren die letzten Gäste im Voyager und sind danach noch mit dem Taxi zu dir."
Robin schwante Böses. „*Was* haben wir bei mir gemacht?"
„Wir haben rumgeleckt. Sorry, ich muss das erst mal verdauen. Ich will nicht, dass du einen falschen Eindruck von mir kriegst. Ich melde mich bei dir, sobald ich drüber sprechen kann."

49

12. DEZEMBER 2008

Vor seiner Wohnung lauerte die nächste Überraschung auf Robin. Kilians Auto parkte in einer Haltebucht. An der Kofferraumhaube klebte der Regenbogensticker, den sie vom Kölner CSD mitgebracht hatten. Vorhin hatte es noch nicht dort gestanden. Warum hatte er nicht angerufen? Üblicherweise gab er immer Bescheid und kreuzte nie unangemeldet bei ihm auf. Mit einem hässlichen Gefühl in der Magengrube holte er den Gin aus dem Wagen, ging zum Apartment hoch und schloss die Tür auf. Neben dem Kühlschrank stand eine Einkaufstüte auf der Anrichte.

"Damit dein Vieh auch mal wieder was zu essen kriegt", sagte Kilian, der auf der Couch lag und sich eine Polit-Talkshow ansah.

Die Äußerung machte Robin wütend, obwohl sie angebracht war. Er stellte die Ginflasche in den Kühlschrank, was Kilian mit einem kritischen Blick maß.

"So, so. Dafür reichts noch. Willst du das Laken bis morgen früh wieder voll kriegen?"

Scheiße, dachte Robin.

Heute Morgen blieb keine Zeit mehr, das Bett abzuziehen. Sofort stiefelte er ins Schlafzimmer. Kilian hatte das Laken noch nicht ausgewechselt. Auch das war untypisch für ihn. Wenn er Schmutz sah, beseitigte er ihn in der Regel sofort.

Robin wollte wieder ins Wohnzimmer gehen, aber Kilian versperrte ihm den Weg.

"Wer ist Marius?", fragte er streng.

"Es ist schön, wenn man nach einem stressigen Tag nach Hause kommt und so empfangen wird", erwiderte Robin bitter. "Ich geh jetzt duschen." Er entkleidete sich, eilte ins Bad und schloss die Tür hinter sich ab. Dass er soeben einen entscheidenden Fehler gemacht hatte, wurde ihm erst bewusst, als er aus der Dusche trat, sich fröstelnd trocken rubbelte und mit einem um die Taille geschlungenen Handtuch ins Wohnzimmer kam. Augenblicklich witterte er, dass zwischen ihm und Kilian eine massive Barriere herrschte. Und es machte ihn wahnsinnig, dass er nicht erriet, was sie binnen kurzem errichtet haben konnte. Aber Kilian war sauer. Nicht nur sauer, es schien, als bringe die Zornesröte seinen Schädel zum Platzen. Er stand mitten im Raum, das Gesicht roter als ein glühender Heizkessel. In der Hand hielt er ein Mobiltelefon und es war nicht sein eigenes. Er musste es aus Robins Hosentasche gefischt haben. Normalerweise ließ Robin es sonst nie irgendwo frei herumliegen, nie unbeaufsichtigt auf dem Tisch oder sonst wo, sondern trug es immer dicht am Körper. Robin hätte ihm niemals den Zweitschlüssel für die Wohnung überlassen dürfen. Es war auch das erste Mal, dass Kilian ihn benutzte.

Alle Warnglocken schrillten.

"Wer ist Marius?", fragte Kilian stur.

"Aha, daher weht der Wind", schmollte Robin.

"Also?"

"Das habe ich dir doch schon gesagt. Warum hast du mir das

Armband erst so spät gegeben? Er hat es vermisst."
„Ich wollte abwarten, ob du von dir aus den Besuch erwähnst."
Robin deutete auf das Telefon. „Und jetzt sind wir an dem Abschnitt unserer Beziehung angelangt, an dem du mir hinterher spionierst?"
„Ja, soweit ist es gekommen. Am Anfang habe ich mir deswegen noch große Selbstvorwürfe gemacht."

Zuerst ging Kilian in den Ordner *Gesendete Nachrichten* und überflog die Messages, die Robin in den letzten Tagen verschickt hatte. Einige davon kannte er, denn sie waren an ihn gerichtet. Robin schrieb nichts, was ihn hätte skeptisch machen müssen und wieder kam er sich elend vor. Bis jetzt verhielt es sich nämlich so, dass Robin *ihm* nicht vertrauen konnte. Er war es, der in seiner Privatsphäre herumschnüffelte. Dann fiel ihm etwas ein und er wechselte in den SMS-Posteingang. Mit einem Ohr horchte er, ob das Wasser im Bad noch rauschte. Er scrollte herunter zu den Nachrichten von Montagabend.

Peyman konnte nicht schlafen und hat mich gefragt, ob wir noch 'ne Kleinigkeit essen wollen.

Kilian überprüfte die Daten. Am Montagabend war keine SMS von Peyman eingetroffen. Es konnte sein, dass er angerufen hatte. Unter den eingegangenen Anrufen am 8. Dezember fand er aber Peymans Nummer nicht. Es musste der Zeitraum zwischen 21 und 22 Uhr gewesen sein, in dem Peyman sich, wenn, gemeldet hatte.

Kilian stöhnte innerlich auf. Wahrscheinlich gab es eine plausible Erklärung. Jetzt hatte er sich wie ein krankhaft Eifersüchtiger verhalten und das Vertrauen seines Freundes missbraucht.

Anschließend ging er in den Fotoordner und wählte sich durch die Listen. Er fand diverse Schnappschüsse und Fotos, die Urlaubserinnerungen an Frankreich und Norwegen festhielten. Zu guter letzt kam ein Foto, bei dem ihm ganz übel wurde. Es war aus einer grotesken Perspektive aufgenommen, als habe sich der Macher im Knien das Kameraobjektiv an den Rücken gehalten und seinen Hintern fotografiert. Es hatte nichts mit dem Ort, irgendeine schmutzige Toilette mit einem vollgepissten Urinal oder der Praktik zu tun, die darauf ausgeübt wurde. Vielmehr störte Kilian der Arsch, in dem die komplette Hand versank. Er hatte ihn schließlich oft genug genagelt. Die charakteristische Narbe, die man am unteren Bildrand noch knapp an der linken Wade erkannte, tat ihr übriges, um über jeden Zweifel erhaben zu sein.

Was Kilian endgültig die Innereien zerriss, war der zur Hand zugehörige Arm: es war nicht seiner.

Für Kilian war dies ein Beweis, der ihm die Erlaubnis erteilte, einen Gedanken zu denken, den er sich vorher stets verbat. Und dieser Gedanke war gewaltig und stellte sein ganzes Verhältnis zu Robin in Frage.

„Wo warst du am Montagabend?"
„Irgendwas läuft hier gerade schief ...", sagte Robin perplex. Auch in ihm begann die Wut zu brodeln. Wut, gepaart mit unendlicher Angst. In Kilians Augen, die ihn rasend, ungehalten, schockiert, empört, enttäuscht und ratlos anstarrten, brach eine Welt zusammen.
„Allerdings."
„Bin ich hier bei einem Verhör?"
„Warum antwortest du nicht einfach?"
Robin hielt seine Zunge im Zaum. „Na gut, ich war mit Peyman im Chicks. Wir haben was gegessen."
„Bist du dir sicher?"
„Natürlich bin ich mir sicher."
„Was hast du gegessen?"
„Das weiß ich doch jetzt nicht mehr."
„Was hast du gegessen, verdammt noch mal? Mitte 30 kann man noch kein Gedächtnis wie ein Sieb haben!"
„Spaghetti Cabonara."
„Geht doch. Und was hat Peyman gegessen?"
„Hast du sie noch alle?"
„Ich will wissen, was Peyman gegessen hat!"
„Peyman hat eine Pizza gegessen! Zufrieden?" Robin beobachtete Kilian dabei, wie er jemanden anrief.
„Wen rufst du an?"
„Peyman."
„Wieso das denn?"
„Er muss gestern im Voyager gelogen haben. Dort hat er nämlich erzählt, er wäre Montagabend mit 'ner Tussi auf der Piste gewesen."
„Spinnst du? Es ist halb eins nachts!"
„Er wird noch wach sein."
Gefasst ging Robin auf Kilian zu und drückte seinen Arm nach unten. Er nahm ihm das Handy ab und unterbrach die Durchwahl. „Na schön", gestand er, „ich war nicht mit Peyman im Chicks."

„Ich warne dich, verarsch mich nicht."
„Ich habe mich mit jemandem getroffen."
„Mit wem?"
„Mit Marius."
„Aha. Wo?"
„Im Park."
„Was hat er denn dieses Mal verloren?"
„Ich habe ihm sein Armband wiedergegeben."
„Ist klar. Im Park ..."
„Hätte ich mich mit ihm in aller Öffentlichkeit zeigen sollen? Das hättest du ja gleich in den falschen Hals gekriegt!"
„Warum triffst du dich um die Uhrzeit mit ihm im Park?"
„Weil er mich erpresst. Er hat sich in mich verliebt und gedroht, dir zu sagen, wir hätten eine Affäre, wenn ich mich nicht ab und zu mit ihm treffe."
„Aha. Er hat dich erpresst und dir danach seine Faust in den Arsch geschoben?", knurrte Kilian zynisch und hielt Robin das Handydisplay mit besagtem Foto unter die Nase. „Oder warte, nein: dir ist ganz aus versehen die Hose runtergerutscht und Marius ist dir ganz zufällig mit ausgestrecktem Arm in den Arsch geschlittert. So war's doch, oder? Und wie es der Zufall so wollte, hast du ganz aus Versehen ein Foto davon gemacht und es ganz aus Versehen abgespeichert. Erzähl mir jetzt nicht, es wäre nicht das, wonach es aussieht und du hättest mit niemanden gefickt. Ich *weiß*, dass du es getan hast."

Robin stand total entwaffnet da, wusste nichts zu erwidern, außer: „Was soll ich sagen? Ich bin so. Ich brauche das. Für mich ist das, als ob ich in den Supermarkt gehe, wenn ich Hunger hab."

Er hatte das Gefühl, durch seine Adern ströme Säure, die sich von innen nach außen ätzte, bis sie aus den Poren seiner Haut quoll. Er rechnete damit, dass Kilian noch etwas sagte, hinzufügte, sein Verhalten erklärte. Alles wäre Robin recht gewesen. Ein schwerwiegender Vorwurf. Ein Wutausbruch. Ein Heulanfall. Aber was folgte, war noch schlimmer: Kilian sagte gar nichts. Er trat so heftig gegen die Küchenzeile, dass eine Schranktür splitterte, preschte zur Garderobe und schnappte seine Jacke vom Haken. Das Zuschlagen der Tür holte Robin aus seiner Trance zurück.

Schlafen.

Er wollte einfach nur schlafen.

12. Dezember 2008

Die Idee, dass LDPVC der Angelköder mit der Heißklebepistole zu schmelzen und als Verarbeitungsmaterial zu verwenden, stellte sich als zeitaufwendig, aber dennoch ausgezeichnet heraus. Es war die unauffälligste Methode, um die Konstruktion zu vollenden. Er kalkulierte drei bis vier Monate ein, bevor er fertig war und er sich um das wirklich wichtige Lebendmaterial kümmern musste. Er war sich jetzt ganz sicher, dass er die richtige Wahl getroffen hatte und seine Quelle die beste für sinnliche Ressourcen war.

Sie hatte den Köder geschluckt.

Ein halbes Jahr später

51

30. MAI 2009

Rückblickend waren sechs Monate ein Nichts von Zeit. Obwohl jeder einzelne Tag von Sehnsüchten und Schmerz begleitet und unendlich lang war, kam ihm das halbe Jahr seit der Trennung von Kilian wie eine Sekunde vor. Was ihm an diesem Mann fehlte, bemerkte er nach und nach. Es waren die winzigen Details, die sich unterm Strich summierten und die er mit der Überschrift *Liebe* hätte betiteln können. Was blieb war Einsamkeit. Einmal, einen Tag vor Heiligabend, versuchte er, ihn anzurufen. Kilian hatte den Anruf auch entgegengenommen, aber nachdem Robin seinen Namen nannte, hörte er nur einen bleiernen schweren Atem und dann war die Leitung auch schon wieder unterbrochen. Robin hatte Kilian, seinen Beschützer, nur einmal weinend erlebt. Und das war, als seine Großmutter starb.

Den 24. Dezember letzten Jahres verbrachte er bei Magdalene in der Klinik. Danach vergnügte er sich mit Leon in seiner Wohnung – auch ein nettes, wenn nicht ganz billiges Geschenk. Robin mutierte zum Stammfreier von Leon, aber er bezweifelte, dass es sein richtiger Name war. Manchmal fragte er sich, warum so viele Menschen in seiner Umgebung ihre Namen ablehnten und sich Spitznamen gaben. Smooth, Gonzo, Mimo ...

Den ersten Weihnachtstag aß er mit Kilian für gewöhnlich bei dessen Eltern zu Mittag, aber das Festmahl war natürlich geplatzt. Was er wohl seinen Eltern erzählt hatte, warum aus dem Essen nichts geworden war? Die meiste Zeit um die Feiertage schoss Robin sich mit Hochprozentigem ab. Silvester feierte er mit Bernd und Peyman im Voyager. Doch um 24 Uhr, als alle vor die Tür gingen, um das knallbunte Feuerwerk am Nachthimmel zu bestaunen, hatte er sich in einen hinteren Winkel der Bar verkrochen und war sentimental geworden. Bereits um 1 Uhr hing er kotzend über der Kloschüssel.

Zu allem Überfluss entwickelte sich das letzte halbe Jahr zur turbulentesten Phase seines Lebens. Im Fall Torben Balthasar gab es keine neuen Erkenntnisse. Nicht ein Durchbruch, der erzielt wurde und den Ermittlungen wenigstens frischen Antrieb verlieh. Die Motivation des Ermittlungsteams hing mittlerweile im Keller und Robin fiel es schon schwer genug, sich selbst zum Weitermachen zu motivieren. Zwar existierten aufgrund der in Torbens Wohnung sichergestellten Fingerabdrücke 78 Tatverdächtige, doch konnte man den Besitzern nichts anlasten. Die Abdrücke bewiesen lediglich, dass sie sich in der Wohnung befunden hatten, aber sie ließen sich nicht mit dem Mord selbst in Verbindung bringen. Bei der Durchleuchtung ihrer Identität hatte das Ermittlungsteam um Robin das Hauptaugenmerk auf psychiatrische Anamnesen, verfügbares Vermögen, den Zugang zu dem verschreibungspflichtigen Arzneistoff Midazolam und die Berufsform gelegt. Überwiegend auf Berufe, in denen Einmalhandschuhe aus Latex verwendet wurden, beispielsweise im Gesundheitswesen, im biologischen Sektor oder in der Lebensmittelbranche. Natürlich bewies das auch noch rein gar nichts, allerdings fühlte es sich nach einer Berechtigung an, diesen Personen genauer auf die Finger zu schauen. Letztendlich ergaben keine der Abdrücke Übereinstimmungen mit den Abdrücken auf dem Handy, das sie damals im Westpark gefunden hatten.

Nur wenige Tatverdächtige befanden sich im Alter zwischen 20 und 25 Jahren. Der offizielle Befund der forensischen Handschriftenuntersuchung bestätigte, dass die Person, die mandibular auf die Fotorückseite schrieb, nicht älter als 25 war. Ferner handelte es sich nicht um Torbens Handschrift, wie Krueger damals bei der vorläufigen Untersuchung bereits feststellte. Ob es die Handschrift des Mörders war, war unklar, galt aber als wahrscheinlich. Den besagten Verdächtigen wurden Speichelproben entnommen und mit der DNA des fremden Spermas verglichen, das Gerichtsmediziner Bilski während Torbens Obduktion fand. Mit negativem Resultat.

Die Frage, wo und wann Annabella genau ermordet wurde, konnte auch Diana Kerschner nicht befriedigend beantworten. Annas Unterkiefer blieb nach wie vor verschollen.

Alle Spuren verpufften kläglich im Nichts.

Die Kontakte zu Marquardt Gerker und Ulrich Barkhausen reduzierten sich Monat um Monat.

Zum Glück hatte der Mörder kein weiteres Mal getötet, anders als befürchtet. Die Überwachung von Robins Telefon und die Prüfung seines Bekanntenkreises war im März eingestellt worden. Es war entgegen seiner Befürchtung kein widerwärtiger Sachverhalt geworden, in dem schonungslos Schmutzwäsche gewaschen wurde. Was er nicht verhindern konnte, war das unfreiwillige Coming-out unter den Kollegen. Alex informierte ihn wohldosiert, dass über seine Sexualität getratscht wurde, er sich aber keine Bedenken hinsichtlich Verunglimpfung oder Mobbing zu machen brauchte. Es war unvermeidlich, dass die Leute sprachen. In diesem Fall kam es ihm sogar gelegen, dass ihm diese Arbeit abgenommen wurde. Irgendwann hätte ohnehin irgendeine Situation den Zeitpunkt eingeläutet, an dem es herausgekommen wäre.

Natürlich erhofften sich alle, nicht nur die Polizeibeamten des Seederstedter Präsidiums, sondern auch die Angehörigen von Torben und Anabella, die Ergreifung des Täters durch einen überraschenden Hinweis aus der Bevölkerung oder einer Fährte, die bisher unbemerkt blieb. Aber im Großen und Ganzen standen die Zeichen schlecht. Ein gefundenes Fressen für die Boulevardpresse, die die Nichtfassung des Mörders als intelligentes und übermenschlich raffiniertes Verhalten stilisierte und sich sogar des Spitznamens bediente, den sogar die seriöse Presse übernahm: der Dysmorpher. Durch die Präsenz in den Medien erreichte er eine Popularität wie einst der Kannibale von Rothenburg. Künstler verarbeiteten seine Taten in Liedern und für die kommenden Monate war sogar die Inszenierung eines Theaterstücks in Berlin geplant. Es wurde auch über die Produktion eines Kinofilms gemunkelt, der auf der Welle von Dokumentationen und neu publizierten Büchern über Serienkiller mitschwimmen sollte.

Der Dysmorpher hatte die Bürger der Stadt verändert, ihnen in aller Härte einen ungeahnten Schrecken gezeigt. Überbordende Gewalt fand nicht länger irgendwo auf der Welt statt, sondern direkt vor der eigenen Haustür. Die ganze Stadt versank in Furcht und forderte Angaben zum Täter, die die Polizei einfach nicht liefern konnte. Obwohl man den Bürgern riet, nicht in Panik auszubrechen, florierte das Geschäft mit diversen Alarmanlagen für das traute Eigenheim. Robin ging nicht davon aus, dass der Täter willkürlich irgendwo einbrechen würde, um sich ein neues Opfer zu holen, aber es machte eh keinen Sinn, das zu erklären.

Magdalene hingegen ging es den Umständen entsprechend gut. Nach der diagnostizierten Alterspsychose und ihrer Einweisung in das Altenheim am Südpark blühte sie wider Erwarten auf. Die Belegschaft musste kompetent sein, denn sie brachte Magdalene dazu, eine Brille zu akzeptieren. Außerdem hatte man die sture Frau davon überzeugen können, eine Hüftoperation durchführen zu lassen. Endlich konnte sie wieder vernünftig gehen. Und das sogar unglaublich flott. Im regelmäßigen Abstand von zwei Monaten musste sie psychologische Gespräche führen, doch die waren zufriedenstellend und schließlich konnte die Dosierung ihres Antipsychotikums von einem Milliliter auf 0,5 Milliliter reduziert werden. Robin bestand darauf, dass die Dosis nicht weiter gesenkt wurde, da er einen Rückfall vermeiden wollte.

Sie hatte jetzt einen strukturierten Tagesablauf und die Gesellschaft ihrer Mitbewohner tat ihr gut. Sie roch kein Parfüm mehr und wartete auch nicht mehr auf die Ankunft von Engeln, die sie abholten. Von ihrer Verbitterung war kaum noch etwas zu spüren. Vom Wesen her war sie rüstig und mobil, ganz die Alte. Meistens hockte sie in der Cafeteria und spielte Karten. Sie sagte, sie käme sich vor wie bei einem Kurdaueraufenthalt. Die Wohnung im Kameliterweg war aufgelöst und der Hausrat an eine Gebrauchtmöbelfirma abgegeben worden. Auch einige Verwandte, die seit Jahren nichts von sich hören und sehen lassen hatten, waren Robins Einladung gefolgt und füllten gierig ihre mitgebrachten Wäschewannen mit Kaffeegeschirr und anderem Trödel.

Inzwischen war auch Robin nicht um eine Brille herumgekommen. Er trug sie jedoch bloß beim Autofahren oder im Kino. Jetzt verstand er auch Peyman, der eine ähnliche Aversion gegen Brillen teilte.

Oft hatte Robin Zuflucht in schnellen Sexabenteuern gesucht und eine wahre Tour de Force durch Seederstedts Betten veranstaltet. Auf der heimischen Couch war er aber dann doch wieder allein. Wenigstens sah so niemand seine Tränen und Sorgen, die er hin und wieder gern mit Hilfe von Alkohol vergaß. Dass er seinen Konsum zügeln musste, war ihm neulich klar geworden, als er sich nach einer durchzechten Nacht mit Bier und Wodka völlig verkatert eine Stunde zu spät ins Büro schleppte. Es war das erste Mal in seiner Karriere als Kriminalbeamter, dass er dermaßen verspätet seinen Pflichten nachkam. Seinen Frühsport vernachlässigte er immer mehr und die Disziplinlosigkeit wurde ihm bei einem Blick auf die Waage gnadenlos bewusst. Er schob diesen Zustand auf sein desaströses Privatleben und die fehlende Beständigkeit darin.

Manchmal, dachte er, sind Schlüsselerlebnisse aus der Kindheit wie Tsunamis. An dem Punkt, an dem sie passieren, sind sie kaum wahrnehmbar, aber je mehr Zeit vergeht, desto sichtbarer werden sie. Je mehr sich ein Tsunami der Küste nähert, desto beträchtlicher sind seine Auswirkungen. Wenn er sich also vorstellte, dass sechs Milliarden Leute auf der Erde den emotionalen Tsunamis ihrer Mitmenschen ausgesetzt sind, war es für ihn kein Wunder, dass hin und wieder alles im Chaos versank.

Bernd stand ihm als treuer Freund immer zur Seite, ohne moralische Belehrungen. Er hatte jedoch nur beschränkt Zeit. Seine Anstellung beim Fernsehsender Xray kostete ihn viel Freizeit. Aber er blühte auf, in dem was er tat und das beruhigte Robin.

Mit Peyman traf er sich wieder regelmäßig. Nach ihrem gemeinsamen Ausrutscher in Robins Wohnung, so tat Peyman ihr Techtelmechtel ab, hatte ein paar Wochen Funkstille zwischen ihnen geherrscht. Sie schwiegen den heißen Flirt permanent tot, was Robin nicht verwerflich fand, da er keinen bleibenden Schaden für ihre Freundschaft verursachte. Allerdings achtete Peyman peinlich darauf, in seiner Gegenwart nicht mehr allzu viel Alkohol zu trinken. Robin hingegen bereute ein ums andere Mal, sich nicht mehr an die prickelnden Einzelheiten zu erinnern.

Neue Affären empfand Robin im Laufe der Zeit als zu anstrengend und er konnte sie nur schlecht koordinieren. Ihm stand auch nicht unbedingt der Sinn danach. Er brauchte den Kick nicht mehr. Und Leon reichte völlig aus, um seine sexuellen Fantasien zu befriedigen. Die Beziehung zu Marius versandete komplett. Marius hatte ja jetzt diesen großspurigen Adrian am Schlafittchen und verbrachte viel Zeit mit ihm, wie man hörte.

Am Nachmittag des 30. Mai fuhr Robin zu Magdalene. Vor Wochen hatte er im Internet für wenig Geld eine Maxi CD ersteigert. Seitdem dudelte *Bitter Sweet Symphony* im Auto rauf und runter. Das Fenster heruntergekurbelt, genoss er den pfeifenden Fahrtwind, der den Schweiß im Gesicht trocknete und verhinderte, dass die Brille vom Nasenrücken rutschte. Er überlegte, ob heute der Moment passend sei, sie auf das Schlüsselerlebnis anzusprechen. Als er in den Wagen gestiegen war, hatte er es sich zumindest fest vorgenommen.

Wo waren sie hin? Jene heiter naiven Tage, an denen er keinen Verpflichtungen nachgehen musste, sich nicht um Tätersuche, Beziehungskisten oder Rechungen scheren musste. Manchmal, so glaubte er retrospektiv, kam das Ende der unbeschwerten Zeit mit dem Ereignis am Fenster und der Erkenntnis, welche Wesen sich tatsächlich in seinen Eltern verschanzt hatten.

Er dachte wieder an den Wintertag, als Magdalene ihr Bett aus dem Fenster geworfen und er sie grob an die Wand gedrängt hatte. Als Kind hatte er in ihrer Gegenwart regelrechte Angstanfälle erlitten, wenn er sich zum Beispiel allein mit ihr in einem Raum befand oder sie allein irgendwohin fuhren. Aber irgendwann wurde er ihr dann nicht nur geistig, sondern auch körperlich überlegen und nutzte seine Macht aus, was er angesichts der Schuldgefühle seiner eigenen Blindheit ihr gegenüber ebenfalls erfolgreich verdrängte. Im Prinzip war sein robustes Vorgehen eine lang aufgeschobene Rache gewesen und jener Moment, als sie ihn entsetzt anstarrte, nachdem sie mit dem Hinterkopf an die Wand schlug, hatte sich als Fehlhoffnung von Erlösung entpuppt. Er fühlte sich nicht gut oder befreit danach, sondern erkannte in ihrem Gesicht sein eigenes kindliches Entsetzen. Damals fügte sie ihm Schmerzen zu, die er nicht verstand und heute fügte er ihr Schmerzen zu, die sie nicht verstand. Die Rebellion gegen seine Mutter hatte er viele Jahre zu spät begonnen und jetzt beklemmte ihn die Vorstellung, dass er nicht besser war als sie.

Magdalene hatte nur wenige Tage gebraucht, bis sie im ganzen Heim bekannt war wie ein bunter Hund. An der Information erkundigte sich Robin, wo sie gerade steckte. Auf ihrem Zimmer gammelte sie nämlich nur selten rum. Die Mitarbeiterin schickte ihn zur Gartenterrasse.

Anfangs hatte Robin arge Schwierigkeiten damit, sich hier aufzuhalten, aber mit jedem Besuch gewöhnte er sich mehr daran. Er lief durch das Gebäude und betrat eine weitläufige Fläche aus geriffelten Laerchenbrettern. An Tischgruppen, die von großen cremefarbenen Sonnenschirmen geschützt wurden, fanden friedliche Plauderrunden oder Brettspiele statt. Hier und da parkten Rollatoren. Am Rand der Terrasse stand ein Grill mit gemütlicher Sitzecke und Liegestühlen. Dahinter erstreckte sich ein Wiesenstück mit Obstbäumen. Die Wiese stellte die erste Etappe eines Sinnesgartens da. Über verschlungene Pfade konnten die Heimbewohner etliche Areale begehen, in denen sie unterschiedliche Wahrnehmungen erfuhren: schmecken, sehen, hören, riechen und fühlen. Man hatte den alten Menschen hiermit ein lauschiges Plätzchen geschaffen. Auf eine Umzäunung wurde gänzlich verzichtet, da wohl niemand damit rechnete, dass ein Bewohner ausbüchste.

Robin blickte sich auf der Terrasse um. Es war kein Kunststück, Magdalene zwischen all den anderen ausfindig zu machen. Er brauchte nur nach der hellblauen Qualmwolke über dem schlohweißen Kopf zu suchen. Nach 35 Jahren der Abstinenz hatte sie wieder mit dem Rauchen angefangen.

Sie starrte mürrisch wie die alte Mafiosobraut aus einem Scorsese Film über ihre Karten hinweg zu Eduard. Die Zigarette hing dampfend im Mundwinkel.

„Wenn du mich verarschst, verpass ich dir einen Tritt in den Allerwertesten und dreh dir deine alte vertrocknete Gurke um."

Zu Eduard hatte sie einen guten Draht entwickelt und so, wie sie mit ihm umsprang, war sie scharf auf ihn. Da Eduard umgekehrt gern jede Unfreundlichkeit über sich ergehen ließ, bedeutete das wohl, dass er eine gewisse Unterdrückung durch seine Partnerin brauchte. Das perfekte Paar.

Als Eduard bemerkte, dass er das Pokerspiel verlieren würde, räusperte er sich stark und der Rahmen seines Rollstuhls quietschte unter seinem fürstlichen Gewicht. „Scheiße", brummte er. „Ich steig aus."

„Du kannst mich. Der nächste Einsatz wird die Hälfte deiner Monatsrente sein."

Robin begrüßte die Gruppe und setzte sich dazu, beobachtete die Alten beim Spielen, holte Kaffee und Kuchen aus der Cafeteria. Vor allem bei den Damen in der Runde war er sehr beliebt und Magdalene suhlte sich in ihrem Stolz, den bestaussehendsten Sohn des gesamten Klientels geboren zu haben. Über seine Vorliebe hatte sie ihre neu gewonnenen Freundinnen auf ihre ganze eigene subtile Weise aufgeklärt. „Macht euch keine falschen Hoffnungen, Mädels. Er mag kein faules Obst. Er steht nur auf frisches Stangengemüse."

Jetzt rief sie: „Showdown!"

Gleichzeitig deckten alle Mitspieler ihre bis dato verdeckten Karten auf. Der gesamte Pot an Chips ging an Magdalene, weil sie die höchsten Karten offenbarte. Nach ihrem Sieg beugte sie sich zu Robin hinüber.

„Mach mal ein Foto von mir und Eduard. Das geht doch mit den modernen Dingern, in die du ständig quatschst."

„Nein, ich mache mit dem Handy grundsätzlich keine Fotos mehr."

„Ein Jammer", seufzte sie. „Man weiß nie, wie lange der andere noch da ist, um ein Foto zu machen, wo beide drauf sein können."

„Sollen wir nicht einen Spaziergang machen, Mama?"

„Keine Einwände." Sie stand auf und zeigte tadelnd mit dem Finger auf Eduard. „Falls du mir in der Zwischenzeit fremdgehst, schieb ich dich den Hang runter."

Die anderen am Tisch lachten.

Die Einrichtung schmiegte sich an eine flache Hügellandschaft nahe der Aller. Kräftige Windböen bliesen über Weizenfelder in der Ferne. Die gepeitschten Ähren neigten sich in homogenen Wellen und erweckten den Eindruck einer Brandung eines grünen Meeres. Es duftete nach süßen Blüten und frisch gemähtem Gras. Die Sonne strahlte wie eine gelbe Scheibe auf das Land. Robin mokierte sich zu Beginn seiner Besuche über die verschiedenen Pflastersteine und die damit verbundene Ungleichmäßigkeit des Weges. Aber er hatte von einem Zivildienstleistenden erfahren, dass dadurch die Schritte bewusster gesetzt wurden.

Er passierte mit Magdalene von Schmetterlingen bevölkerte Blumenbeete, Kräutergärten und einen Teich, aus dessen Quellstein eine hohe Wasserfontaine spritzte. Er befand, dass der Zeitpunkt nun gekommen sei. Jetzt, nach all der Zeit des mühsamen Rekonstruierens der Vergangenheit.

„Warum hast du mir damals im Garten nicht geholfen?"

Sie antwortete nicht, tat so, als könne sie sich nicht erinnern, aber an ihrem leeren glasigen Augenausdruck erkannte er, dass sie es tat.

„Bring doch Kilian mal mit", sagte sie ausweichend. „Ich habe ihn schon so lange nicht mehr gesehen. Wie geht es ihm?"

Vielleicht mute ich ihr zu viel zu, dachte Robin. Also keine Konfrontation. „Es geht ihm gut." Die Lüge ging ihm nur schwer über die Lippen.

„Wenn ich kaputt gehen sollte, möchte ich verbrannt werden", sagte Magdalene plötzlich.

Robin hatte keine Ahnung, wieso sie vom Hölzchen aufs Stöckchen geriet. „Rede nicht so."

Sie gelangten an einen großen Ahornbaum, unter dessen raschelndem Blattwerk eine Holzbank stand. Irgendwoher hörte man die verträumten Melodien von Windspielen.

„Warum nicht?", fragte Magdalene und setzte sich auf die Bank. „Der Tod gehört zum Leben dazu."

„Aber was ist mit Konrads Grab?" Robin ließ sich neben seiner Mutter nieder.

„Ich will nicht neben Konrad begraben werden. Außerdem ist ein Sarg viel zu teuer. Für die drei Tage lohnt sich das nicht. In China kann man in gepresster Hartpappe begraben werden. Hier müssen es Dinger für 4.000 Euro sein."

„Wir leben nicht in China."

„Ich möchte eine Feuerbestattung", sagte Magdalene mit Nachdruck. „Keine Kränze, keine Blumensträuße. Nicht so eine trostlose Beerdigung wie dein Vater sie hatte. In zehn Jahren ist der Sarg durchgefault und dann hast du wieder Last mit mir. Ich möchte dich nicht mehr belasten. Schon gar nicht, wenn ich tot bin."

„Du redest Unsinn. Ich müsste mich eh um Konrads Grab kümmern."

„Ich habe alles genau in meinem Testament festgehalten. Ich weiß, dass du mich hasst."

„Manchmal hasse ich dich, das stimmt. Manchmal hasse ich dich sogar wie die Pest. Ich hasse dich dafür, dass du meine Kindheit vergiftet hast."

Magdalene blickte schweigend auf den gemächlichen Strom. Das Licht gelber Laternen spiegelte sich verzerrt auf der Wasseroberfläche und wirkte wie lodernde Fackeln unter Wasser.

„Warum sagst du nichts?", bohrte Robin nach.

„Weil ich es nicht kann. Nichts könnte etwas ändern. Nicht einmal eine Entschuldigung."

„Vielleicht wäre eine Entschuldigung ein guter Anfang."

„Ich habe mich verändert und du hast dich verändert. Alles ist ganz anders als damals. Alles ist in ständiger Veränderung. Das hast du noch nicht begriffen. Du sträubst dich sogar dagegen. In deinen Gedanken bin ich das Böse und dein Vater das Gute. In deinen Gedanken habe ich ihn zum Alkoholiker gemacht."

Robin sprang auf, drehte sich zu ihr und streckte ihr anklagend den Zeigefinger entgegen. „Ich muss mir diesen Scheiß nicht anhören!"

„Doch, das musst du. Du wolltest Antworten und wenn du welche kriegst, musst du damit rechnen, dass sie dir nicht gefallen. Die Wahrheit ist leider anders als in deinen Gedanken. Papa hat dich gehasst, weil er in dir ein Stück von sich selbst gesehen hat."

Innerhalb von Sekunden war es ihr gelungen, ihn zur Weißglut zu bringen und im nächsten Moment hatte er Schuldgefühle sich selbst gegenüber. Er wollte nicht ausrasten, wollte seiner Impulsivität nicht freie Bahn lassen, wollte sich nicht provozieren lassen, wollte einfach gelassen über allem stehen. Und dennoch schaffte er es nicht. Er hatte Angst, sie zu verletzen, stellte sich machtlos vor, ihr vergnügt mit der Faust das Gebiss aus dem falschen Mundwerk zu boxen.

„Wenn du es genau wissen willst", sagte Magdalene unbeeindruckt, „war dein Vater neidisch auf mich, weil ich noch junge Männer haben konnte und er nicht."

Robin sah sich verzweifelt um und fürchtete, der Zorn zwinge ihn nieder. „Du blödes Miststück kannst meinetwegen in der Hölle schmoren!"

Magdalene ließ die Beleidigungen einfach an sich abprallen. „Ich konnte es immer verhindern, dass er dich angefasst hat und ja, ich gestehe, wenn er sturzbesoffen in der Ecke lag, war ich glücklich. Denn so konnte er weder dir noch irgendwem anderes zu nahe treten."

Robin wurde schlecht und schwindelig, die Worte seiner Mutter lähmten, zerrissen ihn. Er spürte, wie er robotergleich die Hand zu einer Faust ballte und sie innerlich explodierend gegen den Ahornbaum rammte. Wieder und wieder ließ er sie gegen den Stamm krachen, bis die Knöchel blutig und verschrammt waren.

Magdalene schien das in keiner Weise zu beeindrucken und völlig kalt zu lassen, als habe sie sein Verhalten genau vorhergesehen. „Könnte ich die Zeit zurückdrehen, würde ich vieles anders machen. Es gibt keinen Stillstand. Das Leben ist ständig in Veränderung. Ob dir das passt oder nicht. Und das Leben fragt dich auch nicht, ob du damit einverstanden bist. Solange du das nicht kapierst, wirst du immer dein eigenes Opfer bleiben. Manchmal entpuppt sich das Gute als böse und manchmal das Böse als gut. Ich habe damals nach bestem Ermessen gehandelt. Ich konnte nicht anders."

Noch während er sich die blutende Faust rieb, verpuffte seine Wut. Er war total verblüfft, wie schnell sie fort war. Es lag an etwas, dass Magdalene gesagt hatte und in ihm eine zündende Idee hervorrief, die nun gar nichts mit seiner Vergangenheit zu tun hatte.

Er reiste zurück in den Dezember. Sah sich wieder im Wohnzimmer von Susanne Lind sitzen, gemeinsam mit ihr auf der Couch in Annabellas Fotoalbum blätternd.

Manchmal entpuppt sich das Gute als böse und manchmal das Böse als gut.

Sie hatten sich damals auf Fynn Magnusson konzentriert, den zweiten Freund von Annabella. Nicht aber auf den Ersten. Wie hieß der noch gleich? Die Erzählung von Lind hatte keinen Anlass dazu gegeben. Vielleicht gab es auch keinen. Vielleicht aber doch. Nur ein vager Lichtblick, aber überhaupt einer nach all der Zeit. Es konnte nicht aufgeschoben werden.

„Ja, lauf nur weg!", hörte er Magdalene hinter sich herrufen. Sie saß seelenruhig auf der Bank unter dem Ahornbaum. „Aber du kannst nicht ewig vor deinen Problemen flüchten! Bloß, weil du dir nicht vorstellen kannst, dass es etwas nicht gibt, heißt das noch lange nicht, dass es das nicht gibt!"

Im Wagen tupfte Robin das Blut seiner verletzten Hand mit einem Stofftaschentuch ab und rief danach sofort Marquard Gerker im Schweriner Präsidium an. In den Monaten nach ihrer ersten Begegnung waren sie inzwischen beim Du gelandet.

„Annabella hatte zwei Freunde, nicht wahr?" Robin war außer Atem und geradezu berauscht von seiner Theorie.

„Ja."

„Fynn Magnusson war der Zweite. Wie hieß der Erste?"

„Hendrik Vago, glaub ich."

„Wurde Hendrik damals auch überprüft?"

„Das war nicht nötig."

„Warum nicht?"

„Weil Hendrik kurz nach seiner Beziehung zu Anna ein Auslandsstudium begonnen hat. Frag mich jetzt bitte nicht, wo und was. Ich weiß es nämlich nicht."

„Ich brauche ein Foto von ihm."

„Wir haben kein Foto."

„Dann müssen wir eins von den Eltern besorgen."

„Hendrik ist in einem Waisenhaus aufgewachsen."

„In welchem Waisenhaus war er?"

„Keine Ahnung. Diese Informationen habe ich alle von Susanne Lind. Willst du jetzt auch Postkarten von Vago sammeln?"

„Ja. Und ich brauche deine Hilfe. Kannst du dich bei Frau Lind erkundigen, wo er sich gerade aufhält?"

„Ich kann's zumindest versuchen."

„Es muss schnell gehen. Am besten sofort."

„Hat das nicht Zeit bis Montag?"

Robin erstickte Gerkers Aufmüpfigkeit und überredete ihn, dass er sich noch in der nächsten Stunde mit ihr in Verbindung setzen sollte. „Ich habe das ungute Gefühl, dass wir etwas übersehen haben. Vertrau meinem Instinkt." Sein Blut tropfte auf den Sitz, aber das war ihm ebenso gleichgültig wie der Schmerz.

„Na schön", sagte Gerker mit gepresster Stimme. „Gib mir drei Stunden. Um 18 Uhr rufe ich dich an."

52
30. Mai 2009

Das alte Industriegelände außerhalb der Stadt am Rande eines pittoresken Eichenwaldes diente vielen Jugendlichen als Abenteuerspielplatz. Für die einen war es der ideale Ort, um ungestört erste Erfahrungen mit Alkohol, Marihuana oder Sex zu machen, für die anderen eine Art Erlebniswelt, in der sie bei Mutproben ihre Männlichkeit unter Beweis stellten und den Nervenkitzel suchten. Unzählige Löcher an vielen Stellen des zwei Meter hohen Sicherheitszaunes, der das Territorium weitläufig umfriedete, und die mit Graffiti besprühten Warnschilder zeugten davon, was waghalsige Eindringlinge von ihrer Existenz hielten.

Die Zellstoffproduktion der Papierfabrik wurde bereits 1985 eingestellt und mit einer teilweisen Demontage endgültig besiegelt. Über 100 Jahre hatten die schmalen Essen Rauch in den Himmel gepustet, bevor Abrissbirnen das halbe Gebiet dem Erdboden gleichmachten. Bis heute lagen die Fabrikhäuser und Industriehallen brach und niemanden schien es zu kümmern, dass ihre Überreste die Flora verschandelten. Aus von Sträuchern überwucherten Trümmern ragten Doppel-T-Träger in den Himmel. Etliche Gebäude, deren ehemalige Funktion für Marius nicht ersichtlich war, verschwanden unter einem grünen Mantel aus Blättern und Zweigen. Einige der rechteckigen Farbikfenster waren durch Vandalismus oder die Gezeiten beschädigt worden. Entweder steckten keine Scheiben mehr in den Rahmen oder sie waren gesplittert, so dass sie wie hungrige schwarze Mäuler aussahen.

Für Marius stellten die Ruinen den perfekten Trainingsplatz dar. Die niedrigen Mauern eigneten sich hervorragend zum Üben von Präzisionssprüngen und schnellem Überwinden. Außerdem entwickelte das brachial rohe Areal für ihn eine hitzig erotische Atmosphäre, wenn er Adrian beim schwitzigen Austoben in schwindelerregender Höhe, zum Beispiel unter einer offenen Stahldachkonstruktion, beobachtete.

Zweimal in der Woche trainierten sie hier. Marius hatte gute Fortschritte erzielt. Vermehrt dachte er daran, dass ihm Parkour mehr Spaß bereiten könnte als Fußball, sobald er sich wie sein Vorbild Adrian die Barrieren der Umwelt untertänig machte. Vielleicht lag diese Empfindung aber auch nur am erdigen Naturell von Adrian. Seit er Marius für die Parkourleidenschaft begeistern konnte, legte sich regelmäßig ein diebisches Grinsen auf seinen schiefen Mundwinkel, als sei er stolz darauf, gegen jede Erwartung etwas Außergewöhnliches geschafft zu haben. Außerdem glaubte Marius, dass er manchmal trotz aller Coolness einen stillen Bewunderer brauchte.

Bis Marius ein ähnliches Talent wie Adrian aufweisen konnte, würde noch viel Zeit vergehen. Aber sein Ehrgeiz war ungebrochen. Neben dem täglichen Krafttraining auf dem Kinderspielplatz in der Nachbarschaft nutzte er jede freie Minute, ob im Bus oder in der Straßenbahn, indem er sich auf einen Fußball stellte, um den Gleichgewichtssinn zu optimieren und die Tiefenmuskulatur zu stärken. Adrian betonte stets, dass Muskelaufbau und Sprungkraft von elementarer Wichtigkeit waren. „Aber Kraftaufwand allein reicht nicht. Du musst aufmerksam sein und deine Umgebung ständig im Auge behalten."

Manchmal triezte Adrian Marius stundenlang, brachte ihm erste Techniken sowie deren Koordinierung und Variierung bei. Adrian achtete darauf, dass die Untergründe, wenn möglich, grasbewachsene Flächen waren. Sie trainierten in Parks, Wäldern, auf Treppen und Spielplätzen – obwohl sie an öffentlichen Orten ständig auf Passanten Rücksicht nehmen mussten. Aber Baustellen und Bahnhöfe waren tabu. Das Industriegelände war zwar nicht minder gefährlich, doch Adrian kannte es wie seine Westentasche, kannte jeden tückischen Winkel, kannte jeden Stein und jede scharfe Kante, an der man sich hätte ernsthaft verletzen können. Nach und nach erlernte Marius die Roulade, den Saut de Bras, den Passement und den Planche. Nichts im Vergleich zum harmlosen Training auf dem Fußballfeld. Die Hoffnung auf den Eintritt in die Bundesliga hatte sich eh aufgelöst. Der Trainingsscout hatte sich bis heute noch nicht in Seederstedt blicken lassen. Marius suchte nach neuen Herausforderungen.

Der Aufbau der physischen Konstitution war eine erquickliche Nebenerscheinung, die Freikarte für einen Traumkörper. Da Marius sowieso schon einen Körper besaß, den viele beneideten, war für ihn die geistige Weiterentwicklung umso wertvoller. Er fühlte sich erholt, fit und ausgeglichen und hatte in mancher Hinsicht eine ganz andere Grundhaltung zu den Dingen erfahren – nicht nur zu seiner Umwelt, sondern auch zu sich selbst. Emotionale Krisen hauten ihn nicht mehr so schnell um, er meisterte sie viel leichtfertiger als früher. Allerdings erlebte er nach der Affäre mit Robin auch keine schwerwiegende Krise mehr. Besser als früher war er sich nun bewusst, was er wirklich wollte, war zielstrebiger geworden und begab sich nicht mehr unfreiwillig in die Opferrolle. Vor einem halben Jahr hätte er sich nicht einmal auf einen Aussichtsturm getraut. Jetzt hatte er seine Höhenangst vollständig verloren und ging ganz unbefangen wie bei einem Sonntagnachmittagsspaziergang mit Adrian über die Bruchkante einer knapp vier Meter hohen Mauer. Er hatte ihm viel zu verdanken.

„Wie geht es eigentlich deiner ominösen Liebschaft?", fragte Adrian, der seinen Rucksack schulterte. Die warme Sonne brannte ihnen auf die Haut.

Marius winkte ab. „Versau mir jetzt nicht den Tag."

„Sag nicht, dass da noch was läuft."

„Nein. Aber Hass und Wut haben Trauer und Enttäuschung ersetzt. Ich habe vorher noch nie jemanden gehasst. Wusste gar nicht, wie das ist. Jetzt weiß ich es. Und es ist kein schönes Gefühl. Aber sieben Monate Vollverarsche und ein Aidstest sind einfach zu viel. Wir haben keinen Kontakt mehr."

„Ich dachte, du wärst drüber hinweg."

„Bin ich auch. Letzte Nachwirkungen."

„Das ist die richtige Einstellung."

„Hast du denn nichts Ähnliches erlebt?"

„Klar."

„Erzähl."

„Ich kenn' so einen Beziehungshintergehungskram gut. Ich hab mal ein Auslandspraktikum in England gemacht, in einer Klinik in Birmingham. Zu der Zeit war ich mit einem Typ aus Hannover zusammen. Mir war klar, dass meine Abwesenheit eine harte Bewährungsprobe für unsere Beziehung sein würde, obwohl wir schon zwei Jahre zusammen waren. Naja, schwule Welt halt. Während unserer Telefonate hab ich dann bemerkt, dass er immer distanzierter wurde und sich immer mehr von mir abwandte. Wahrscheinlich hatte er was mit anderen Kerlen, aber das musste er ja auch bei mir annehmen. Ob du's glaubst oder nicht: ich bin ihm treu geblieben. Ich schäme mich nicht zu sagen, dass ich eine richtig intensive Liebe zu ihm hätte aufbauen können. Jedenfalls von meiner Seite aus. Als ich wieder nach Deutschland zurückgekehrt bin, wollte ich alles kitten, was zu kitten war und er hat das schamlos ausgenutzt, damit ich ihn bei seiner Diplomarbeit unterstütze. Ich bin also wegen ihm nach Hannover gezogen, hab mir keinen Job gesucht und ihm stattdessen lieber beim Büffeln geholfen. Eine Woche nach seiner mündlichen Prüfung ist er dann mit einem jüngeren Lover nach Griechenland geflogen und hat Schluss mit mir gemacht. Ich kriege bis heute noch 'ne Stange Geld von ihm, das ich ihm geliehen hatte." Adrian zuckte mit den Achseln. „Scheiß drauf. Vergangen und vergessen. Von derartigen Beziehungen hab ich die Schnauze voll. So was passiert mir kein zweites Mal."

„Und dieses eine Erlebnis hat dafür gesorgt, dass du nicht mehr an Treue glaubst?", sagte Marius.

„Nein", antwortete Adrian. „Es gab einen Haufen solcher Erlebnisse. Treue bedeutet Arbeit. Und ich bin oft zu faul zum Arbeiten. Oder anders gesagt: ich habe lange Zeit nicht gewusst, für wen sich die Arbeit lohnen würde. Alles ist viel zu schnell- und kurzlebig."

„Wir ficken uns seit Monaten das Hirn raus und – hey! – wir reden sogar miteinander und unternehmen was zusammen."

Adrian lächelte. „Stimmt. Mit dir ist es anders. Dieses Gefühl hatte ich noch nicht oft, was aber nicht heißen muss, dass es nicht täuschen kann. Nur, weil man etwas fühlt, muss es noch lange nicht echt sein. Dass du auf der Motorhaube gelandet bist, war das Beste, was mir passieren konnte."

Die Worte schmeichelten Marius, doch er wollte sie nicht an sich heranlassen. Er hatte Angst davor, ein neues Verliebtsein zu akzeptieren. Gedankenversunken kickte er einen losen Stein von der Mauer. Bräunlicher Staub wirbelte dabei auf. „Hattest du eigentlich schon mal einen Unfall?"

„Einige. Alle durch Parkour bedingt. Aber nur in der Anfangsphase."

Vor ihnen wurde die Mauer wesentlich schmaler und sie konnten nur noch hintereinander gehen. An der Verjüngung führte eine rostige barrenholmdicke Rohrleitung parallel in die rote Backsteinfassade einer intakten Nachbarhalle. Unter ihrer Einmündung auf der anderen Seite befand sich ein Betonsims. Marius blieb stehen und deutete auf den Sims. „Ich will da rüber. Ist das Rohr stabil?"

„Ist es, aber du musst das nicht tun, um mir zu imponieren", sagte Adrian eindringlich.

„Ich weiß, aber ich will es tun."

Noch während Adrian sich zweifelnd am Hinterkopf kratzte, ging Marius in die Knie, stieg auf das Rohr, schlang Arme und Beine herum und ließ sich vorsichtig um 180 Grad nach unten gleiten, bis sein Rücken zum Erdboden zeigte. Kopfüber sah die Welt ganz anders, irgendwie surreal aus. Adrian konnte er aus seinem Blickwinkel nicht mehr sehen. Der beschränkte sich auf die Backsteinwand des Nebengebäudes und den Sims. Unerschrocken begann er, sich auf die andere Seite entlang zu hangeln. „Ich als dein Lehrer hätte dir eher empfohlen, zu balancieren", hörte er Adrian sagen. Aber soviel Kühnheit traute sich Marius dann doch noch nicht ungesichert zu.

Konzentriert bewegte er sich Stück für Stück vorwärts. In der Mitte des Rohres galt es einen Flansch zu überwinden, eine kreisringförmige Dichtfläche, die mit dem Rohr verschweißt war. Mit den Händen gelang es ihm problemlos, sich daran vorbei zu hangeln, doch die Seitentasche seiner kurzen Cargohose blieb plötzlich an einer Verschraubung des Verbindungselements hängen. Jetzt konnte er weder vor noch zurück. Er probierte es in beide Richtungen.

„Locker bleiben", mahnte ihn Adrian.

Marius drehte den Kopf zur Seite und blickte nach unten auf einen Haufen Geröll. Dort wollte er nicht mit dem Rücken landen.

„Ich stecke fest!", rief er und schaute anschließend hilfesuchend zu Adrian, aber der stand nicht mehr an seinem Platz auf der Mauer. Wo war er hin? Leicht panisch ruckte er das Bein vor und zurück, doch der Stoff löste sich nicht, klemmte zwischen einem metallischen Bolzen und der Dichtung fest. „Fuck!"

„Bleib locker!" Adrians Stimme kam von irgendwoher.

„Ich bin locker!" Marius benutzte eine Hand und zerrte damit an seiner Hose. Aber sie ließ sich auch mit Gewalt nicht befreien.

„Das merke ich!"

„Ich bin nur geringfügig beunruhigt! Wo bist du?"

„Bin auf dem Weg."

Marius hörte ein dumpfes Geräusch, als landete etwas unter ihm auf dem Boden. Dann Schritte und ein kurzes Schaben, begleitet vom hartnäckigen Konzert zirpender Grillen. Er fasste mit der freien Hand wieder das Rohr, das unvermittelt wackelte, schwache Vibrationen aussandte und helle klackende Laute direkt an sein Ohr weiterleitete. Marius reckte den Hals, starrte genau an der Unterseite der Leitung entlang und sah Adrian, der von der anderen Seite an das Rohr geklettert war. Seine straffen Oberarmmuskeln arbeiteten emsig unter der Stacheldrahttätowierung und die Haut glänzte ölig in der hellen Sonne. Wie ein Chamäleon am Ast hangelte er sich mit dynamischen und geschmeidigen Bewegungen auf ihn zu.

„Warum hilfst du mir nicht von der anderen Seite?", fragte Marius etwas verdattert. „Von hier aus kommst du nicht an die Stelle!"

„Aber ich komme an eine viel schönere Stelle", lächelte Adrian mit dem diebischen Grinsen auf den Lippen, als er Marius erreichte. Ihre Gesichter waren ganz nahe. Er küsste ihn impulsiv auf den Mund und schob die Zunge nach vorn. Dieser gerissene Hund heimste in den verrücktesten Situationen Leidenschaft ein. Immer, wenn ihm danach war. Marius konnte sich seiner Inbrunst nicht entziehen, erwiderte den Kuss ungezügelt, spürte seine weiche Haut und seinen heißen Atem und schmeckte den salzigen Schweiß, der ihm von der Nasenspitze tropfte. Ihre Lippen sogen sich aneinander und verschmolzen wie flüssiges Wachs. Schnell erfüllte Marius der unwiderstehliche Drang, Adrian berühren und mit ihm schlafen zu wollen. Ganz automatisch lösten sich seine Finger, wollten nach ihm greifen, aber der Beinahesturz in die Tiefe schreckte ihn auf, holte ihn in die Wirklichkeit zurück und so klammerte er sich noch fester an das Rohr als zuvor.

„Hast du es in so einer Position schon mal getrieben?", feixte Adrian, der nach wie vor ganz unbekümmert war.

„Bis jetzt noch nicht. Find' ich auch ziemlich unbequem."

„Du hast recht. Lass uns in mein Bett gehen."

Marius konnte sein Glück kaum fassen. Gleichzeitig machte es ihn misstrauisch. Vielleicht war er das aber nur, weil mit Robin Fox damals alles schief lief. Jedenfalls schien ihm diese Bilderbuchromanze einfach zu perfekt, um wahr zu sein.

53

30. MAI 2009

Gerker benötigte für seine Recherchen keine drei Stunden. Um 17 Uhr 58 erhielt Robin seinen Rückruf. Er hatte sich hinter dem Schreibtisch im Büro verschanzt und versucht, Protokolle zu schreiben. Doch er dachte so viel über Hendrik Vago, die bisher vernachlässigte Spur, nach, dass er nicht imstande war, auch nur einen halbwegs passablen Satz zu formulieren.

„Ich habe jetzt mit Frau Lind gesprochen", sagte Gerker, „Sie erinnert sich nicht an den Namen des Waisenhauses. Vago hat ihn wohl auch nie erwähnt. Ebenso unklar ist, in welcher Stadt sich dieses ominöse Waisenhaus befindet. Allerdings glaubt Lind, dass er an der Birmingham City University in Großbritannien studieren und etwas in Richtung Kunst machen wollte. Also hab ich mich schlau gemacht. Die Universität besitzt acht Fakultäten, unter anderem das Birmingham Institute of Art & Design. Dort hat er sich aber nie eingeschrieben. Ich habe auch sicherheitshalber die übrigen sieben Fakultäten abgeklappert, aber auch da Fehlanzeige. Daraufhin habe ich mich mit den englischen Behörden in Verbindung gesetzt und die haben mir mitgeteilt, dass unter dem Namen Hendrik Vago niemand in ihren Dateien eingetragen ist. Offiziell hat er nie eine britische Aufenthaltsgenehmigung beantragt. Die Einreisebedingungen sind für Staatsangehörige aus EU-Ländern nicht besonders eingeschränkt. In Deutschland scheint Vago keine Angehörigen zu haben, die etwas über seinen Verbleib wissen könnten."

„Mit anderen Worten: er ist unauffindbar."

„Richtig."

„Wie ist es möglich, dass heutzutage ein Mensch nicht aufgespürt werden kann?"

„Es gibt immer wieder Menschen, die es verstehen, sich unsichtbar zu machen und unterzutauchen."

„Warum sollte Hendrik das tun, wenn er keinen Grund dazu hätte?"

„Ich weiß es nicht. Vielleicht wollte er einfach ein neues Leben anfangen."

„Lind hat ihn gesehen. Ihre Beschreibung muss für ein Phantombild genutzt werden."

„Wie um alles in der Welt kommst du an einem wunderschönen Maiabend eigentlich auf diesen Trichter?"

„Das ist zu kompliziert."

„Du glaubst ernsthaft, Hendrik Vago könnte der Dysmorpher sein?"

„Er wird nicht älter als 25 Jahre gewesen sein."

„Stimmt, aber das macht ihn nicht verdächtig."

„Hat Lind noch etwas über Vago sagen können?"

„Nein."

„Kümmerst du dich um das Phantombild?"

„Ich kann das nicht ohne einen handfesten Grund tun."

„Zwei Tote sind meiner Meinung nach schon zwei handfeste Gründe genug."

Gerker stöhnte geräuschvoll in den Hörer. „Gleich Montag."

„Nein, sofort! Bitte versprich mir, dass du es sofort tun wirst!"

„Damals warst du davon überzeugt, dass Magnusson der Täter ist. Bei ihm hast du dich auch geirrt."

„Ihr verfügt doch über spezielle Software zur Phantombilderstellung?"

„Dich interessiert es einen feuchten Dreck, dass ich deinetwegen Überstunden mache."

„Also versprichst du mir es?"

„Du kannst auf mich zählen."

„Faxt mir das Bild bitte heute noch an mein Büro."

„Das kann Stunden dauern."

„Macht nichts. Halt mich auf dem Laufenden. Bis später und vielen Dank für deine Unterstützung."

„Keine Ursache."

Robin pfefferte den Hörer auf die Gabel, legte die Füße auf den Tisch und verschränkte die Arme vor der Brust. Die Konzipierung eines Phantombildes würde eine Ewigkeit dauern.

Gegen halb sieben beschloss er, zu Hause bei einem Gläschen Gin Tonic weiterzuarbeiten. Bis Montag musste er eine Betrugssache protokollieren. Er nahm die betreffenden Akten einfach mit. Wieder dachte er daran, den Dienst zu quittieren. Diese unregulären Arbeitszeiten zapften ihm die letzten Energiereserven ab. Es war eine Empfindung aus reiner Wut.

Auf dem Flur begegnete er Lienhard. „Warum bist du noch hier?"

„Hab noch zu tun", antwortete er.

Robin klärte ihn kurz und bündig über das Telefonat mit Gerker auf. „Ich habe Gerker gebeten, mir das Bild zuzufaxen. Rufst du mich an, sobald es eintrifft? Werner ist schon gegangen."

„Kein Problem", sagte Lienhard und klopfte Robin fraternisierend auf den Rücken. „Bin noch 'ne Weile hier."

„Danke. Ich fahr jetzt nach Hause."

54
30. Mai 2009

Mit völlig verschmutzten Klamotten taumelten sie in Adrians Wohnung, eng umschlungen, nicht mehr voneinander loslassen könnend. Das anziehende Gefühl war noch immer so stark wie das erste Mal, als sie miteinander schliefen. Nachdem Adrian Marius aus der Zwangslage befreit hatte, kletterten sie von der Rohrleitung, verließen das Industriegelände, fuhren mit der S-Bahn nach Drewershausen und stiegen an der Haltestelle nahe dem Fachwerkhaus, in dem Adrian lebte, aus. Natürlich hätten sie auch in den Ruinen ein verschwiegenes Plätzchen gefunden, das Gemäuer lud förmlich zu einem Quickie ein, aber Adrian hatte in Anbracht von Marius' kurzzeitiger Zwangslage eine seiner Meinung nach bessere Idee, die er jetzt erneut ansprach.

„Du warst so schön hilflos ... Hast gezappelt wie ein Fisch im Netz ..."

Marius schüttelte skeptisch den Kopf. „Ich weiß nicht. Fesseln? Warum denn ausgerechnet fesseln?"

„Ich wollte das schon immer mal ausprobieren."

„Und ich soll *mich* fesseln lassen?"

„Ja."

„Dazu muss man sich doch vertrauen."

Adrian sah ihn mit hartem Blick an. „Vertrauen wir uns nicht?"

„Vertrauen ist ein gefährliches Wort." Obwohl Marius nicht richtig überzeugt von Adrians vorgeschlagener Spielart war, willigte er ein. Was konnte schon großartig schief gehen?

„Ich werde dir genau sagen, was ich mit dir tun werde", flüsterte Adrian verheißungsvoll.

„Dann schieß mal los."

Sie küssten sich berauscht. Adrian wanderte mit seinen Lippen an Marius' Unterkieferknochen hinauf und knabberte mit den Zähnen an seinem Ohrläppchen. Gleichzeitig rollte er sein Shirt bis zur Kehle hoch und knetete mit seinen maskulinen Händen seine Brustmuskeln.

„Zuerst werde ich dich auf das Bett dirigieren. Dann wickle ich Bänder um deine Handgelenke und befestige sie an den Bettpfosten. Ich werde aufpassen, dass die Fesseln nicht zu straff sind und dir ins

Fleisch schneiden. Dann bist du mir vollkommen ausgeliefert."

„Verdammt!" Marius spielte das ängstliche Opfer. „Ich krieg ja richtig Schiss!" Er unterwarf sich ganz den streichelnden Berührungen. Die Vorstellung, dass er sich gegen Adrians fantasievollen frivolen Ideenreichtum nicht auflehnen konnte, machte ihn schließlich doch unglaublich wild. Die Erektion in seiner Hose war dementsprechend heftig.

„Du wirst in mich eindringen wollen, kannst es aber nicht, solange ich dich nicht losbinde." Adrian fuhr sich mit dem Zeigefinger in den Mund, benetzte die Kuppe mit Speichel und verrieb ihn auf Marius' Brustwarzen, die sich unmittelbar spitzten. Er trat einen Schritt zurück, was Marius gar nicht begrüßte. Mit Haut und Haaren hätte er ihn verschlingen können.

„Hoffentlich kriegst du die Dinger auch wieder los", sagte er.

„Selbstverständlich. Ich müsste irgendwo noch Seilreste haben."

„Hast du auch noch Lümmeltüten?"

„Ich hab seit meinem letzten Test mit keinem mehr was gehabt. Ging jedenfalls nicht in die Vollen, außer mit dir."

„In dieser Hinsicht hab ich schon mal jemanden vertraut und wurde bitter enttäuscht."

„Wie lange kennen wir uns jetzt schon?"

„Ein halbes Jahr."

„Für schwule Verhältnisse ist das eine halbe Ewigkeit", spöttelte Adrian.

„Und wer garantiert dir, dass ich vernünftig war?", fragte Marius.

„Sicher ist sicher."

„Ich merk schon, dir hängt da noch 'ne Menge nach", seufzte Adrian und nickte mit dem Kopf in Richtung Schlafzimmertür. „In der Schublade im Nachtschrank."

Er lief über die Stufen der Wendeltreppe nach oben auf die Empore. Dort befand sich nicht nur Adrians Computer auf einem riesigen Eckschreibtisch, sondern auch der Zugang zu einem Aufbewahrungsraum. Sobald er seine Wohnung betrat, kontrollierte er auf der Stelle, ob der Rechner mit den Downloads fertig war. Adrian lud nämlich ständig irgendwelche Filme und Videos herunter.

„Falls du was trinken willst, bedien dich am Kühlschrank!", rief er von oben. Marius hörte, wie sich eine Tür öffnete und er in Kartons herumwühlte. Derweil trottete Marius in den Küchenbereich, zog sein Shirt aus und schmiss es auf einen Barhocker vor dem Tresen. Dann schaute er im Kühlschrank nach Wasser und nahm einen kräftigen Schluck direkt aus der Flasche. Über ihm polterte, schepperte und rumpelte es. Adrian fand wohl die Seile nicht. Marius überlegte, ob es ihn tatsächlich reizte, wenn er jemandem ausgeliefert war. Vielleicht war es vorteilhafter für ihn, wenn Adrian das Spielzeug verschusselt hatte. Er ging ins Schlafzimmer und suchte im Nachtschrank nach den Kondomen. Sie lagen gleich in der obersten Schublade neben einer leeren Poppers-Ampulle und Gleitgel. Weiter hinten in der Schublade versteckte sich noch etwas: ein Gewirr aus gummiartigem Material. Marius hielt inne und zupfte das merkwürdige Zeug heraus. Das Knäuel lockerte sich und fiel in mehrere Bestandteile auseinander. Erst jetzt begriff Marius, dass es sich um ein Dutzend Handschuhe handelte, solche, die man nach einmaliger Anwendung entsorgte. Latexhandschuhe. Er hob ein Exemplar auf, hielt es zwischen den Fingerspitzen, als fasse er etwas Abstoßendes an und marschierte die Treppe hoch. Der Holzboden der Empore knarrte unter seinen Schritten. Die Lüftung der externen Festplatte summte monoton vor sich hin, der Rechner hatte Kühlung bei der angestauten Wärme im Dachgeschoss dringend nötig. Der Bildschirm war schwarz. Die Tür zum Aufbewahrungsraum stand weit offen. Marius blieb in der Mitte der Empore stehen.

„Was machst du denn mit so was?", fragte er laut und hielt den Handschuh hoch.

Adrians Kopf schoss um die Ecke und erkundigte sich mit ratlosem Blick, was Marius meinte. „Ach so", sagte er. „Vergesse ständig welche in meiner Hosentasche und packe sie dann einfach da rein." Adrian grinste. „Falls ich dich mit irgendwelchen Krankheiten oder ekeligen Patientengeschichten nerve, dann brems mich ruhig. Ist 'ne Berufskrankheit."

Marius krauste die Stirn. „Aber du trägst doch Arbeitskleidung?"
„Ja."
„Wird die nicht im Krankenhaus gewaschen?"
„Ja."
„Du nimmst deine Kleidung also nicht mit hierher?"
„Nein."
„Wie kannst du die Handschuhe dann versehentlich mit in deine Wohnung bringen, wenn du sie in der Hosentasche vergisst?"

Adrian machte einen zerknautschten Gesichtsausdruck, als nehme er Marius' Bedenken nicht für voll. „Die Dinger sind total praktisch.

Man kann sie immer mal gebrauchen."

„Und warum bewahrst du sie in deinem Schlafzimmer auf?" Marius bohrte so vehement nach, weil ihm irgendetwas spanisch vorkam.

„Mann", entgegnete Adrian gereizt, „wo soll ich sie denn sonst aufbewahren? In meinem Arsch?"

„Schon gut, schon gut. Ich hör' auf, dich zu nerven. Such weiter."

Adrians Kopf verschwand wieder im Aufbewahrungsraum. An der Rückwand sah man chaotische Zustände auf einem Metallregal: Plastikkisten mit Nägeln, Schrauben und allerlei elektrischem Werkzeug wie einer Bohrmaschine, Stichsäge und einem Winkelschleifer.

Während Marius auf ihn wartete, setzte er sich an den Schreibtisch und stieß versehentlich mit dem Knie an die Kante, sodass die Vibration den Bildschirmschoner deaktivierte. Neugierig starrte Marius auf den Monitor. Adrian hatte sich ins Internet eingeloggt und war bei irgendeiner Seite hängen geblieben.

… wirklich sehr ekelig, deshalb empfehle ich nur hartgesottenen menschen, den link anzuklicken. zartbesaitete sollten lieber die Finger davon lassen.
schrieb **Sabsaladar** um 17:47 Uhr

Neugierig scrollte Marius mit dem Mausrädchen den Text weiter nach unten. Er befand sich in einem Chatforum. Der Name Sabsaladar war das Pseudonym eines Teilnehmers. Hinter sich hörte er mit halbem Ohr Adrian im Aufbewahrungsraum herumfuhrwerken.

du machst es ja ganz schön dramatisch ☺
schrieb **Sabsaladar** um 17:49 Uhr

Das ist ein echt krasses Thema
schrieb **Ruth45** um 17:50 Uhr

Wusste er zu dem Zeitpunkt, dass er es war?
schrieb **Kugelblitz** um 17:50 Uhr

das geht aus dem text nicht richtig hervor. zumindest hat ihn der daumenersatz sexuell erregt, weil es ihn an einen echten daumen erinnert hat
schrieb **Sabsaladar** um 17:51 Uhr

Wenn einem der Daum abgetrennt wird, nähen die einem echt den eigenen Fußzeh an die Hand?
schrieb **Kugelblitz** um 17:51 Uhr

ohne daumen kann man halt gar nichts mehr machen, auf einen zeh kann man da schon eher verzichten. aber bin ich dein bimbo? lies es doch selbst nach!!!
schrieb **Sabsaladar** um 17:51 Uhr

Nee danke, das is mir zu abartig, mir wurd beim ersten Mal lesen schon ganz schlecht.. mich würd mal interessieren, ob auch fälle mit frauen bekannt sind. Ich hab leider das fremdwort für diese art der sexualität vergessen. Kann mir jemand auf die sprünge helfen?
schrieb **Kugelblitz** um 17:53 Uhr

klar, dysmorphophilie
aber warum findest du das abartig? die leute tun doch keinem weh
schrieb **Sabsaladar** um 17:55 Uhr

Marius spürte den Adamsapfel, der schwerfällig in seiner Kehle auf und ab rutschte. Die Geräuschkulisse hinter ihm verebbte und Adrian trat wieder auf die Empore. Jetzt erinnerte er sich, was ihn an dem Handschuh stutzig gemacht hatte. Es lag an etwas, das Robin gesagt hatte. An jenem Winterabend, als sie sich im Westpark prügelten und er wegen seiner Schulterverletzung außer Gefecht gesetzt war.
Der Kerl hat nicht mehr alle Tassen im Schrank. Er steht auf solche Arztpraktiken mit Bettauflagen und Latexhandschuhen.
Erschrocken sprang Marius auf, wirbelte herum und bemerkte, dass Adrian hinter ihm stand. Er krallte sich mit den Fingern an der Schreibtischkante fest.
„Bist du der Dysmorpher?", fragte Marius.
Adrian sah ihn perplex an. „Hä?"
„Bist du der Dysmorpher?", wiederholte Marius und hörte, wie seine Stimme zu zittern begann.
„Machst du Witze?" Adrian wusste nicht, ob er lachen oder weinen sollte.
Marius wich ein Stück zur Seite und zeigte auf den Bildschirm. „Ganz schön harter Tobak, den du dir da anguckst."

Adrians starrer Blick folgte dem Fingerzeig von Marius. Er brauchte einen Moment, bevor es ihm dämmerte. Seine Augäpfel kreisten entnervt in ihren Höhlen. „Daher weht der Wind. Ich hab dir doch erzählt, dass ich mich für menschliche Abgründe interessiere. Das ist wie ein Hobby für mich."

„Ein Hobby, alles klar."

„Ja, das begreifen manche Leute nicht. Ich dachte eigentlich, dass du dafür offen wärst."

„Hast du mich deswegen gegen Robin aufgestachelt? Weil ich mich gelegentlich mit ihm getroffen habe?"

„Wann habe ich dich denn bitte gegen ihn aufgestachelt? Was zur Hölle sollte ich denn davon haben?"

„Wäre riskant für dich gewesen, wenn ich mich weiterhin mit ihm getroffen hätte …"

„Komm wieder runter, Mann! Du hast eindeutig zuviel mit deinem paranoiden Bullenfreund gevögelt! Du hast ihn dir doch selbst madig gemacht!"

Marius starrte Adrian an, überlegte, ob der Mann in den weißen Shorts ihm gegenüber der Mann sein konnte, den die Presse als skrupellosen und brutalen Serienmörder verurteilte. Wenn dem so war, verstand Adrian es, sich hinter einer tadellosen Maske aus Verblendung zu tarnen. Ein famoser Schauspieler, der anderen etwas vormachte, um sein wahres Wesen zu verstecken. Wie Robin, nur in einer noch kaltblütigeren Dimension.

In einem Wechsel aus Sprachlosigkeit und Erschütterung hielt Adrian seinem Blick stand. „Und? Was willst du jetzt tun?", fragte er verbittert und mit einer Nuance von Strenge. „Wirst du mich bei der Polizei anschwärzen, nur, weil ich Latexhandschuhe in meiner Schublade habe?"

„Ich will nur hier raus."

„Findest du deine Reaktion nicht auch etwas übertrieben?"

„Vielleicht." Marius ging auf die Wendeltreppe zu, doch Adrian machte zwei große Schritte und baute sich zwischen den Handläufen des Geländers vor ihm auf. „Du gehst nirgends hin, solange wir die Sache nicht geklärt haben", schnauzte er energisch.

„Geh mir aus dem Weg!"

„Ich denk nicht dran!"

Marius schaute über das Geländer nach unten ins Wohnzimmer. Seine Hose lag vor der Couch. Und in der Hosentasche war sein Handy.

„Mein Vater hat mich für einen Loser gehalten", sagte Adrian. „Und meine Mutter für einen Spinner. Aber für einen Mörder hat mich noch keiner gehalten. Damit schießt du echt den Vogel ab."

„Lass mich einfach gehen!"

„Nehmen wir mal lächerlicherweise an, dass ich der Dysmorpher bin. Warum hab ich dich dann nicht längst kalt gemacht?"

„Darüber will ich gar nicht nachdenken."

„Es läuft so gut zwischen uns. Warum machst du jetzt wegen so einer blöden Scheiße alles kaputt?"

„Du kannst mich nicht hier festhalten!" Marius wollte sich an Adrian vorbeidrängeln, aber der ließ ihn nicht durch, stoppte ihn mit den Händen, die er flach gegen seine Brust presste. An dem Druck, den sie ausübten, spürte Marius, welch enormen Kräfte in ihnen schlummerte. Vor einem Jahr hatte Robin ihn in eine ähnliche Situation gebracht, ihn bedroht und tätlich angegriffen. Allerdings war Robin unbewusst unter Drogen gesetzt worden und mit einem Elektroschocker leicht zu überwältigen gewesen. Adrian hingegen war im Vollbesitz seiner geistigen Fähigkeiten und ein ihm in jeder Hinsicht überlegener Gegner. Wie sollte er ihn also überlisten? Eine Möglichkeit war, ihn im Aufbewahrungsraum einzuschließen, aber wie sollte er ihn da rein locken?

„Ich will vorbei, Adrian."

„Nicht, bevor du mir sagst, wie du auf so eine Schnapsidee kommst."

Marius wurde wütend und hatte die Nase voll davon, festgehalten zu werden. Blitzschnell packte er Adrian bei der Schulter und schleuderte ihn vom Treppenabsatz fort. Die Attacke traf Adrian absolut überraschend. Er knallte mit solcher Wucht gegen den Schreibtisch, dass der Monitor krachend auf den Boden fiel. Unterdessen rannte Marius die Stufen hinunter, stürzte sich auf seine Sachen und wollte mit ihnen gerade zur Tür hinaus, als er plötzlich neben sich einen merkwürdig klatschenden Aufprall hörte. Die gepardenartige federnde Muskulatur zweier Waden und nackter Füße landete mitten auf dem Couchtisch. Adrian hatte von der Empore einen sauberen Saut de fond zum Besten gegeben, einen Sprung zum Boden, wie es im Jargon eines Traceurs hieß. Kurz dachte Marius darüber nach, wie hoch seine Chancen standen, einem gut trainierten Traceur zu entkommen.

„Du hast mir weh getan", sagte Adrian trocken, der auf dem Tisch hockte und sich mit einer Hand abstützte. In seinen Augen tobte Wut.

Er richtete sich auf, stieg vom Tisch und ging auf Marius zu. Er hatte Angst. Körperlich war er ihm unterlegen. Aber wenn Adrian den Willen gehabt hätte, ihn ernsthaft zu verletzen oder kampfunfähig zu machen, hätte er es schon getan. Marius beschlich das Gefühl, dass er sich absichtlich nicht mit vollem Eifer zur Wehr setzte. Andernfalls wäre es ihm auch nicht geglückt, ihn rücklings über die Sofalehne zu schubsen, was er jetzt in schierer Panik tat. Danach hetzte er zur Tür, zog den Schlüssel ab – Adrian ließ ihn immer von innen stecken – und schloss von außen ab, sperrte ihn in seiner eigenen Wohnung ein. Auf dem Flur schlüpfte er in seine Klamotten, jagte zur Straße hinunter, fischte das Telefon aus der Hosentasche und wählte Robins Nummer. Eigentlich wollte er sie längst gelöscht haben, um ihn zu vergessen. Dass er es nicht getan hatte, war für ihn ein Zeichen, dass er sich noch nicht endgültig von ihm gelöst hatte.

Robin nahm den Anruf nicht entgegen. Nicht einmal die Mailbox aktivierte sich. Er mahnte sich, langsamer zu gehen und gleichmäßiger zu atmen. In der Öffentlichkeit würde ihm schon nichts passieren. Hier war er in Sicherheit. Er nahm Kurs auf die S-Bahnstation. Aus einem Instinkt heraus drehte er sich zum Haus um und zuckte im selben Moment zusammen: Adrian hing in Shorts und Schuhen an der Balustrade seines Balkons, den Rücken zur Straße gewandt. Er hing dort keineswegs statisch, sondern ließ sich todesmutig nach unten sausen und hielt sich schwungvoll am Geländer des darunter liegenden Balkons fest. Die Shorts wehte im Fall so hoch, dass man sein nacktes rundes Sitzfleisch sah. Das Schauspiel dauerte nur eine Sekunde. Dann stieß er sich ab, machte im Sprung eine 180 Grad-Drehung, vollbrachte eine Punktlandung auf dem Dach einer Gartenlaube und bremste die Geschwindigkeit seines Oberkörpers durch Abstützen der Hände. Die Distanz zwischen Laube und Gartenmauer, die parallel zum Gehweg verlief, überwand er mit einem akribischen Weitsprung. Mit beiden Händen hielt er sich an der Kante fest – für diesen Zeitraum verlor Marius ihn aus den Augen – flog aber anschließend sofort wieder in die Höhe und kam zielsicher mit den Füßen auf und hechtete über die Mauer.

Mit einer Mischung aus Faszination und Bestürzung folgte Marius Adrians Handlungen, die dämonische Züge ausstrahlten. Mit Leichtigkeit schien er sich von Objekt zu Objekt fortzubewegen, aber Marius wusste, dass es ein reines Zusammenspiel aus Konzentration und exakter Körperbeherrschung war.

Zäher Bursche, dachte er, während er in die Unterführung über die Rolltreppe zur Station hinunter rannte und am Bahnsteig entlang hetzte.

Vor ihm brauste eine Bahn aus dem Tunnel und hielt mit quietschenden Rädern. Die Türen öffneten sich mit pneumatischem Zischen und Marius warf sich auf den ersten freien Sitz im Abteil. Dabei rempelte er einen aussteigenden Fahrgast an, der ihn empört anraunzte. Durch die Scheibe konnte er Adrian beobachten, der am Kopf der Rolltreppe auftauchte, auf die Fläche zwischen den schwarzen breiten Handläufen sprang, die Beine anwinkelte und mit dem Hintern wie auf einer Rutsche hinabraste. Unten angekommen, schwang er sich treffsicher mit den Füßen voran durch die Lücke zweier waagerechter Streben eines Geländers, holte Anlauf und rannte auf Marius' Abteil zu. Aber er war zu spät. Als sich die Türen automatisch schlossen und verriegelten, konnte er nur noch mit den Fäusten gegen die abfahrende Bahn trommeln. Sein Wutschrei drang gedämpft durch die Tür ins Innere: „Du Arschloch!"

Marius zeigte ihm triumphierend den Mittelfinger. „Fick dich!"

Die umherstehenden Leute draußen auf dem Bahnsteig gafften Adrian abfällig und verständnislos an. Zu Recht, befand sich unter ihnen doch die Person, vor der sie sich seit Monaten fürchteten.

55

30. MAI 2009

Neunzehn Uhr dreißig. Es glich einem Wunder, wenn das Phantombild von Hendrik Vago noch heute fertig werden würde. Immerhin gab es einen kleinen Hoffnungsschimmer: Gerker hatte sich erneut gemeldet und mitgeteilt, dass Susanne Lind bereits mit einem Beamten vor dem Computerprogramm saß und sich das Hirn zermarterte. In der Flut aus mannigfachen Kopf-, Ohr-, Nasen-, Mund-, Lippen-, Augenformen, Augenbrauen, Kinnpartien und Frisuren würde sie jenes Bild rekonstruieren, das in ihrer Erinnerung von Hendrik Vago existierte. Robin konnte sich lebhaft die Prozedur ausmalen, welche Lind durchmachte. Ein Gespräch mit Dobner und Marder würde klären müssen, ob der Verdacht für eine internationale Personenfahndung ausreichte.

Er saß auf dem Boden vor dem Laptop und quälte sich mit nervigen Formulierungen für das Protokoll. Papiere und Blätter lagen zerstreut in einem Halbkreis um ihn herum. Ein Glas Gin machte die Arbeit erträglicher. Permanent zwang ihn eine innere Macht dazu, aus den Augenwinkeln zur Küchenzeile zu spähen, als belauere sie ihn. Die Schranktür, die Kilian in seiner Raserei demolierte, hatte er samt Scharnieren abgeschraubt und bis heute nicht ausgewechselt. Die fehlende Tür war wie ein Omen, das ihn an Kilian erinnerte. Vielleicht reparierte er sie deswegen nicht: weil er an ihn erinnert werden wollte. Woran er nicht erinnert werden wollte, waren Magdalenas Verleumdungen über Konrad. In der Stille der eigenen vier Wände prasselten ihre Worte erbarmungslos auf ihn ein; und die Wände schienen näher zu rücken. Was sie sagte, waren nichts als Lügen, die sie über einen Toten verbreitete, um über ihre Mitschuld an seiner gescheiterten Kindheit hinwegzutäuschen.

Die Balkontür stand offen und ein laues Lüftchen wehte die Gardinen in den Raum. Robin stemmte sich auf die Beine und dehnte die Muskulatur, da er das lange Sitzen deutlich in den Gliedern spürte. Mit dem Gin in der Hand ging er auf den Balkon hinaus. Im Westpark tollten Kinder auf den Spielplätzen. Leute spazierten über die Wanderwege. Jugendliche grölten an den Seen. Die Baumkronen waren von musizierenden Vogelschwärmen erfüllt. Das Idyll tröstete darüber hinweg, dass Seederstedt anderenorts bereits zum Moloch geworden war. Irgendwo da unten stand wahrscheinlich auch Leon. Sie hatten für heute keinen Termin vereinbart, aber vielleicht hatte er ja trotzdem etwas Zeit für Robin. Er sehnte sich nach ihm.

Vor einiger Zeit hatte er sich ein Zweithandy zugelegt, das er ausnahmslos mit einer Prepaidkarte nutzte. In diesem Handy waren nur die ganz heiklen Nummern gespeichert und niemand wusste davon. Hätte er diese Idee schon zu Kilians Zeiten gehabt, wären sie jetzt noch ein Paar. Mit genau diesem Handy rief er Leon an. Ablenkung war die beste Medizin gegen grimmige Erinnerungen.

„Hey."

„Hey", antwortete Leon, der sofort abnahm. „Das ist Telepathie. Ich bin gerade auf dem Weg zu dir."

„Im Ernst?"

„Ja, ich hatte Lust, dich zu sehen. Passt es dir nicht?"

„Doch, schon. Es ist nur … Es wundert mich." Robins Verwunderung war berechtigt. Derartige Worte war er von Leon nicht gewohnt. In der Regel verhielt er sich kühl und distanziert, was Robin erst recht reizte. Außerdem klang er traurig.

„Kundenservice. Bist du allein?", sagte Leon.

„Ja. Stimmt was nicht? Du hörst dich so betrübt an." Merkwürdigerweise hatte Robin ein Déjà-vu-Erlebnis, als habe er diesen Moment schon einmal erlebt.

„Mir geht's gut", antwortete Leon. „Ich bin in fünf Minuten bei dir."

„Bis gleich."

Robin sammelte die losen Papiere vom Boden auf, warf sie auf den Ordner und legte ihn auf das Terrarium. Enver war versorgt. Das Reptil döste auf einem Ast, einer seiner krallligen Vorderläufe baumelte unbeschwert hinunter. Robin stützte sich mit den Handflächen an die Terrarientür und ging mit dem Gesicht so nahe an das Glas, dass sein Atem daran kondensierte. „So ein Lotterleben möchte ich auch gern haben."

Plötzlich leuchtete das Handydisplay auf. Er glaubte zunächst, Leon meldete sich noch einmal, der tatsächliche Anrufer überraschte ihn dann aber umso mehr: Marius. Den wollte er ganz und gar nicht sprechen. Die Sache war gegessen. Aus und vorbei. Da gab es nichts mehr zu bequatschen. Und als Heuchler wollte er auch nicht mehr beschimpft werden. Er wartete, bis das Gerät verstummte.

Fünf Minuten später stand Leon in der Wohnungstür. Er hatte feucht schimmernde gerötete Augen und verklebte Wimpern, wie bei einer Bindehautentzündung.

„Du hast geweint", stellte Robin fest, als er ihn herein ließ.

„Ein wenig."

„Wieso?"

„Ich werd's dir gleich erzählen. Kann ich vorher einen Schluck zu trinken haben?" Leon starrte mit stecknadelgroßen Pupillen auf die Ginflasche, die noch mitten im Raum auf dem Laminat stand. Auch das erschien Robin ungewöhnlich. Leon trank nie Alkohol mit einem Klienten. Aber einem schönen Mann schlug man keinen Wunsch ab. Bereitwillig machte Robin ihm ein Glas fertig. Leon war in vielerlei Hinsicht ein Geheimnis. Eigentlich wusste er gar nichts über ihn. Nicht einmal sein richtiges Alter. Bestenfalls war er 19.

Leon stützte sich mit der Wirbelsäule an die Anrichte, zog den Rotz hoch und wischte sich mit dem Handrücken über den rauen

Nasensteg. Dann kippte er sich den Gin in den Rachen. Das Glas zitterte in seiner Hand.

„Du siehst wirklich betrübt aus", sagte Robin, der nicht recht wusste, wie er mit Leons Verhalten umgehen sollte.

„Nicht gerade sexy, ich weiß."

„Hast du überhaupt Bock zum Ficken?"

„Wenn du Poppers da hast."

„So was brauch ich nicht, um geil zu werden."

„War auch nur 'ne Frage. Wichsen und blasen ist meinetwegen drin. Weil du es bist."

„Hat dich jemand belästigt?"

„Nein."

„Hat jemand Dinge verlangt, die du nicht tun wolltest?"

„Ach, das passiert dauernd, aber da gewöhnt man sich dran. Wird irgendwann zur Routine. Hatte schon immer ein dickes Fell."

„Was wolltest du mir denn erzählen?"

Leon sah ihn mit dunklen Augenringen an. „Ich glaube, es ist besser, wenn du mit zu mir kommst und ich es dir zeige."

„Okay." Heute spürte Robin nichts von seinem dicken Fell, wohl aber die Melancholie, die er ausstrahlte. Er knetete nervös seine Fingerknöchel, als beschäftige ihn ein immer wieder kehrender Gedanke. Robin hatte ihn ganz anders kennengelernt. Als einen temperamentvollen frechen Jungen, den nichts scherte, der in seiner Denkensweise rasch, optimistisch und sorglos spielerisch war und manchmal auch zur charmanten Trivialität und Voreiligkeit neigte. Als jemanden, der mit erhobenem Haupt und Frohsinn im Herzen den Märtyrertod starb. Doch heute war seine Persönlichkeit komplett ins Gegenteil verkehrt und jede positive Eigenschaft negiert. Seine Gestikulation, sein Gebärdenspiel: alles drückte Gehemmtheit, Schwerfälligkeit und Tiefsinn aus, als flüchtete er sich gerade von Minderwertigkeitskomplexen gebrochen in eine weltfremde Ideologie.

„Du bist anders als die anderen", brabbelte er.

„Bin ich nicht. Ich bin genauso schlimm", antwortete Robin.

„Dir kann ich vertrauen."

„Bisher haben es alle Menschen bereut, die mir irgendwann mal vertraut haben. Vertrauen ist eine Macht, die ich nicht besitze oder mit der ich nicht vernünftig umgehen kann. Ich muss mich damit abfinden."

„Allein diese Einsicht macht dich weise."

Robin lachte auf, denn er fand es drollig, diese Äußerung aus Leons Mund zu hören. „Ich bin nicht weise. Ich weiß nur, dass ich nichts weiß."

„Auch diese Einsicht macht dich weise. Ich zerstöre wahrscheinlich dein Bild von mir."

„Darf ich mich noch frisch machen?"

„Natürlich."

Robin flitzte ins Badezimmer und wusch sich die Haare. Nachdem er Deo unter die Achseln gesprüht und ein wenig Parfüm am Hals und im Nackenbereich aufgetragen hatte, ging er zu Leon zurück.

„Trink noch einen mit mir", flehte der.

„Wenn wir zu dir wollen, muss ich noch Auto fahren", wimmelte Robin ihn ab.

„Bitte tu mir den Gefallen."

Seinem hilfsbedürftigen und mitleidserregenden Blick hielt Robin nicht stand. Er nahm das Glas entgegen, das Leon bereits eingegossen hatte, als er noch im Bad war und stieß mit ihm an.

Einem schönen Mann schlägt man keinen Wunsch ab.

56

30. MAI 2009

Marius stieg an der Haltestelle im Stadtzentrum nahe des Marktplatzes aus. Von hier waren es nur ein paar 100 Meter bis zum Polizeipräsidium. Die Uhr zeigte 20 Uhr. Der Asphalt hatte sich im Laufe des Tages so sehr erhitzt, dass Marius glaubte, er spurte über einen Steinofen. Anfangs war es ihm peinlich gewesen, dass er so überreagierte und die Pferde mit ihm durchgingen, aber dann hielt er seine Flucht für angemessen. Denn wenn Adrian nichts zu vereiteln hatte, warum verfolgte er ihn dann halbnackt und in aberwitziger Weise durch die Stadt?

Völlig außer Atem stürmte er ins Foyer des Präsidiums. Hier arbeitete der Mann, der ihm seit Monaten ein robustes Nervenkostüm abverlangte. Aber nicht nur dieser eine Mann hatte ihn an der Nase herumgeführt. Auch von Adrian hatte er sich einlullen und manipulieren lassen. Verknallte er sich denn nur noch in Wahnsinnige oder gehörte er zu der Sorte Mensch, die es brauchten, verarscht zu werden?

„Ich muss dringend mit Robin Fox sprechen!", krähte er über den Tresen des Empfangsschalters hinweg. Der diensthabende Polizist blickte irritiert auf. „Beruhig dich, Junge! Wer bist du denn und was ist passiert?"

„Marius Golan", stotterte Marius aufgeregt. Der Schweiß rann ihm in Bächen an den Schläfen hinunter. „Ich muss mit Robin Fox reden!"

„Und warum?"

„Es hat mit dem Dysmorpher zu tun."

Der Polizist wägte die Bedeutsamkeit der Aussage ab und kam wohl zu dem Resultat, dass es gescheit war, Marius ernst zu nehmen. Er führte daraufhin jedenfalls ein knappes Telefonat mit jemandem, der Lienhard hieß.

„Ich bin's, Bardem. Hier ist ein Junge, der behauptet, Angaben zum Fall Balthasar und Lind machen zu können. Er will unbedingt mit Robin sprechen." Bardem wartete die Antwort ab. „Okay, verstehe. Dann bring ich ihn zu dir ins Büro." Er legte auf, schob den Stuhl zurück, stand auf, ging um den Tresen herum und bat Marius, ihm zu folgen. „Herr Fox ist nicht mehr im Haus, aber ich bringe dich zu Lienhard Kohlhagen, einem anderen Kollegen."

Bardem führte Marius durch einen Korridor tiefer in das Gebäude. Er erinnerte sich vage an die Räumlichkeiten. Schließlich war er nicht das erste Mal im Präsidium. Vor einem Jahr hatte er hier über seinen ehemaligen Arbeitgeber FFC aussagen müssen. Auch den Mann, der ihnen entgegen kam, kannte er flüchtig. Er hatte ihn auf Robins Geburtstag im Voyager gesehen.

„Ich glaube, ich weiß, wer der Dysmorpher ist."

„Immer mit der Ruhe." Lienhard schickte Bardem fort und begleitete Marius ins nächstgelegene Büro.

Marius starrte auf das verstaubte Terrarium in der Ecke: „Wir sind nicht in Ihrem Büro, oder?"

„Nein", erwiderte Lienhard. „Das hier ist das Büro von Robin Fox. Du kennst ihn?"

„Ähm, ja."

„Wie war gleich dein Name?"

„Marius Golan."

„Jetzt fällt's mir ein. Wir haben uns schon mal im Voyager getrof-

fen. Ist 'ne Weile her."
„Gut möglich."
Lienhard lächelte und dirigierte Marius auf einen Besucherstuhl.
„Wer soll es denn deiner Meinung nach sein?"
„Ich möchte bitte ernst genommen werden", schnauzte Marius.
„Das tue ich auch. Aber du musst verstehen, dass wir ständig Leute hier haben, die behaupten, die Identität des Dysmorphers zu kennen. Manchmal ist es selbst der Nachbar, der einfach nur zur falschen Zeit den Müll raus bringt."
„Ich will keinen Nachbarn beschuldigen", sagte Marius miesepetrig.
„Okay, wen dann?", fragte Lienhard geduldig und setzte sich auf die Schreibtischkante.
Es sprudelte nur so aus Marius heraus. Er berichtete dem aufmerksam zuhörenden Polizeibeamten davon, dass er den Pfleger Adrian Becker im Dezember 2008 während eines Krankenhausaufenthaltes kennenlernte und in den Folgemonaten eine intensive Beziehung zu ihm aufbaute. Er beschrieb, wenn auch etwas hölzern, Adrians außergewöhnliches Hobby und seine spezielle Weltanschauung. Nach etlichen Zwischenbemerkungen seitens Lienhard endete Marius mit den Ereignissen, die zur Erhärtung seines Verdachts führten, erzählte von dem Industriegelände, dem Einmalhandschuh in Adrians Nachtschrank, der obskuren Internetseite, der Flucht aus dem Haus in Drewershausen, der Verfolgungsjagd durch Seederstedts Straßen und dem Entkommen in die S-Bahn. Die Erwähnung des Stadtteils Drewershausen schien etwas in Lienhard zu bewegen, denn an seinen Augen bemerkte Marius, dass er über etwas nachdachte. Trotzdem nickte er behäbig und sagte:
„Um ehrlich zu sein, erschüttert es mich ein wenig, dass du deinen Freund belastest. Du musst dir über die Schwere der Beschuldigung im Klaren sein. Die Indizien sprechen zwar dafür, aber es wird zig Haushalte in Seederstedt geben, in denen man Einmalhandschuhe vorfindet und in denen zufällig Internetseiten aufgerufen sind, die über Dysmorphophilie informieren. Die Leute sind durch die Medien interessiert geworden. Sie wollen wissen, was das ist."
Marius nahm das Gesagte in sich auf und wusste, dass Lienhard natürlich recht hatte. Seine Muskulatur sackte zusammen und er rieb sich die Schläfen. Was hatte er da bloß getan? Er durfte gar nicht daran denken.

Lienhard bemerkte seine innere Verzweiflung und klopfte ihm auf die Schulter. „Tja, da musst du jetzt durch. Kann ich irgendetwas für dich tun?"
„Ein Korn wäre jetzt gut."
„Wir belassen es lieber bei Wasser." Lienhard stand auf und verließ das Büro. „Bin gleich zurück."
Marius wollte sich irgendwie auf andere Gedanken bringen, hätte am liebsten seinen dummdreisten Schädel abgeschraubt und ihn weggeworfen. Haare raufend trottete er zum Fenster, schaute hinaus und sah, wie die Sonne allmählich hinter den Dächern der Stadt versank und lange Schatten warf. Im Geiste stellte er sich eine altmodische Uhr vor, deren Zeiger er an einem Rädchen zurückdrehte und die alles ungeschehen machte. Vom Präsidium an bis zum Entdecken der Einmalhandschuhe ließ er die Geschichte mit Adrian in seinem Kopf rückwärts laufen. Wäre er nicht hysterisch geworden, hätten sie wahrscheinlich gerade in diesem Augenblick ausschweifenden Versöhnungssex. Stattdessen stand er an diesem Ort.

Ein Kratzen störte ihn am Hals. Das Etikett seines Shirts lugte vorn aus dem kreisrunden Ausschnitt. In der Hektik hatte er es sich falsch herum angezogen. Er wollte es gerade ausziehen, als ihn plötzlich ein elektronisches Summen und Piepen aufschreckte und neben ihm ein Blatt Papier aus dem Ausgabeschacht des Faxgerätes rollte. Auf dem Blatt war der Kopf eines jungen Mannes abgebildet. Eine künstlich wirkende Mischung aus Fotografie, Computeranimation und Portraitgemälde, denn es war keine echte Mimik vorhanden, kein überzeugender Ausdruck in den Augen. Irgendetwas an dem Bild reizte Marius. Erst, als er es mit den Fingern drehte und zu sich heranzog, wurde ihm bewusst, warum. Er hatte die Person schon einmal gesehen. Damals im verschneiten Westpark, als er Robin nachspioniert und ihn mit eben jener Person gesehen hatte. Es war ziemlich dunkel gewesen, aber das Licht der Laterne hatte die Narbe an der rechten Schläfe deutlich preisgegeben.

„Das darf doch nicht wahr sein ..."

57
30. Mai 2009

Ein dicker zufriedener Elefant.

Genau das war die passende Beschreibung für seine spontane Empfindung: er fühlte sich wie ein dicker, aber zufriedener Elefant, der anmutig und unaufhaltbar über grasiges Land zur nächsten Wasserstelle stampfte. Wenn da nur nicht diese tranige Müdigkeit gewesen wäre, die sich wie ein Bleimantel um seine Knochen legte und ihn beinahe in die Knie zwang. Um ihn herum war es seltsam träge und langsam geworden. Das Sonnenlicht strahlte gleißend hell durch die Fenster und er schirmte es mit der Hand ab, weil er befürchtete, es versenge ihm die Netzhaut.

Nunmehr lethargisch schleppte der Elefant seinen fleischigen Körper vorwärts. Hin und wieder knickten ihm die Beine ein.

Warum wehrte er sich eigentlich gegen den toten Punkt? Er musste nur die Augen schließen und sich der Ruhe hingeben. An einem Ort fernab dieser Welt, in der Wahnsinn und unerfüllte Sehnsüchte herrschten, war das Gefühl von Frieden grenzenlos.

Selbst Leons Worte, die für ihn nicht den geringsten Sinn ergaben, klangen langgezogen, als spräche er in Zeitlupe. „Was ist mit dir?"

„Ich weiß nicht. Mir ist schwindelig."

„Wieviel Gin hast du schon getrunken?"

„Drei Gläser."

„Und dazu die Hitze ..."

„Glaub ich nicht."

„Setz dich und leg die Beine hoch. Ich hole dir Wasser."

„Ich will nicht ..."

„Ist dir schlecht?"

„Nein, ich bin nur plötzlich so müde ..." Robin stellte das Glas auf dem Terrarium ab.

Leons Stimme schien wie durch einen dichten Schleier in seine Gehörgänge zu schweben. „Das liegt am Rohypnol, einem starken Benzodiazipin. Es dient hauptsächlich als Schlafmittel, wird aber auch zur vorübergehenden Sedierung von Patienten benutzt. Nach oraler Einnahme tritt die Wirkung innerhalb von 15 bis 20 Minuten ein." Leon schaute auf seine Armbanduhr. „Ja, das kommt hin. Diesmal habe ich auf Midazolam verzichtet. Sie werden es nicht in deinem Körper finden."

„Was redest du da?", fragte Robin, der zur Couch taumelte und sich mit einer Hand auf der Armlehne abstützte. Versehentlich eckte er mit der Wade an den Tisch. Der Ruck warf den Kerzenständer um, der wiederum die Obstschale in zwei Hälften zersplittern ließ.

„Ich habe wirklich nicht die Absicht, dich zu verletzen", schluchzte Leon. „Dafür mag ich dich viel zu gern. Auch den anderen wollte ich kein Haar krümmen. Ich habe sie geliebt. Ich hätte alles getan, um sie zu retten. Aber ich bin wie ich bin. Die Natur hat mich so gemacht."

Schlagartig erkannte Robin die Stimme. Sie klang völlig anders – wesentlich dunkler und schroffer –, wenn sie verheult war. „Hendrik?", fragte er zaghaft.

„Das war einmal." Vorsichtig ging Leon auf ihn zu und beobachtete ihn wie das Ausstellungsstück in einem Museum. „Ich habe meine neue Begierde gefunden", sagte er wimmernd, schloss seine Hand sanft um Robins Unterkiefer und strich mit dem Daumen durch seinen stoppeligen Flaum. „Das perfekte Kunstwerk." Abrupt zuckte seine Hand zurück, als habe er sich an einem heißen Gegenstand verbrannt, torkelte wie ein Betrunkener zurück, prallte mit dem Hintern gegen die Küchenanrichte und kroch rücklings auf die Arbeitsplatte. Seine Füße wischten dabei die Ginflasche herunter. Robin kapierte nicht, was vor sich ging. Er wurde immer schlapper. Inzwischen rutschte Leon mit der Wirbelsäule gegen den Kühlschrank, zog die Beine an und schlang die Arme um die Knie. An seinen Wangen flossen glänzende Tränenstreifen hinab. Für Robin schien die Szenerie weit weg und verkleinert zu sein, als schiele er durch den verschwommenen Boden eines Glases.

„Sie werden sich alle fragen, wie ich so etwas tun konnte und wie ich damit leben kann und warum ich mich nicht umbringe? Drei Menschen hat er getötet, doch sich selbst kann er nichts zuleide tun, werden sie sagen. Sie werden die Eltern der Opfer bedauern und verlangen, dass ich mich dazu äußere, doch das kann ich nicht. Und sie werden sich ins Gerichtsgebäude quetschen als würde van Beethoven dort eine neue Sinfonie komponieren und nach meinem Tod schreien. Und ich kann sie verstehen. Aber ich hänge an meinem Leben und an meiner Freiheit. Sie lechzen nach der Todesstrafe, die ich in ihren Augen verdient habe. Sie können nicht begreifen, wie ein Mörder sein Gewissen außer Kraft setzt und nicht vor der eigenen Reue oder der Abscheu sich selbst gegenüber kapituliert. Sie werden glauben, dass ich nur deshalb geständig bin, weil die Beweislast gegen mich erdrückend ist. Selbstverständlich räume ich die Taten nur ein, weil ich hoffe, von den Behörden für unzurechnungsfähig erklärt zu werden. Ich werde darauf pochen, dass mich eine psychische Krankheit dazu getrieben hat und ich für meine Taten nicht verantwortlich bin. So werde ich mich aus der Affäre ziehen wollen. Zu diesem Zeitpunkt hat die mediale Schlammschlacht um mich längst angefangen und sie werden mir vorwerfen, dass das mein eigentliches Ziel war – im Mittelpunkt der Sensationspresse zu stehen. Aber die Wahrheit werden sie nicht begreifen: ich habe euch geliebt. Und ihr werdet mich alle verfolgen. Bis zu dem Tag, an dem ich sterbe."

Ein anstrengender und nervenaufreibender Monolog.
Der Elefant war erschöpft und sank schläfrig ins Gras.

56

30. Mai 2009

Lienhard kam mit einer Wasserflasche und einem weißen Plastikbecher ins Büro zurück und schenkte Marius ein. „Du solltest mit deinem Freund reden", sagte er.

„Das wird er bestimmt nicht wollen."

„Es gibt immer wieder falsche Verdachtsmomente. Auch bei der Polizei. Es liegt in der Natur des Menschen, andere zu verdächtigen, um sich deren Verhalten erklärbar zu machen. Neulich hatten wir so eine bitterböse Begebenheit. Ein Junge im Alter von acht Jahren wurde nachweislich mehrfach vergewaltigt. Der Verdacht richtete sich auf den cholerischen Vater, der innerhalb der eigenen Familie dafür bekannt war, seine Ehefrau schon einmal geschlagen zu haben. Vieles mehr sprach gegen ihn. Durch Zufall stellte sich dann aber heraus, dass der Junge von seiner Mutter missbraucht wurde und sie die Indizien so auslegte, dass sie ihren Mann belasteten. Von seiner Wesensart her war er gar nicht cholerisch, sondern überfordert, weil er die Taten seiner Frau ahnte. Deshalb hatte er sie auch geschlagen. Ich will damit nicht sagen, dass Gewalt in diesen Punkten gerechtfertigt ist. Aber der Mann hat bis heute mit seinem Image als angeblich Pädophiler zu kämpfen, obwohl seine Unschuld zweifelsfrei bewiesen wurde. Und trotzdem hatte er noch Glück. Denn sobald sich ein schlechtes Image über einen Menschen gelegt hat, wird es für ihn schwer, seine Unschuld zu beweisen."

Marius nickte einsichtig. „Ich verstehe, was Sie mir sagen wollen."

„Schön, dass die Gardinenpredigt gefruchtet hat", antwortete Lienhard schmunzelnd und wurde auf das blinkende Licht am Faxgerät aufmerksam. Er trat an den Apparat, nahm das Blatt aus dem Ausgabeschacht, hielt es Marius in Schulterhöhe entgegen und deutete mit dem Finger darauf. „Vielleicht beruhigt es dich: Wir vermuten, dass es sich bei diesem Mann um den Dysmorpher handelt. Er heißt Hendrik Vago."

Entgeistert fuhr Marius auf. „Den habe ich schon mal gesehen", sagte er und wusste nicht, ob er mit seiner Aussage dem nächsten Menschen schadete. Zumindest konnte er nicht auf Anhieb einschätzen, was der Umstand bedeutete.

Lienhard starrte Marius streng an. „Wann und wo?"

„Vor einem halben Jahr im Westpark."

„Wie ist es dazu gekommen?"

„Das ist eine dumme und peinliche Geschichte."

„Viele Geschichten im Leben sind dumm und peinlich. Du wirst nicht drumherum kommen, sie mir zu erzählen."

Wie um alles in der Welt sollte Marius die Story einem Fremden verkaufen? Er probierte es auf die schnelle und schmerzlose Art. „Ich hatte eine Affäre mit einem Mann und das Gefühl, dass ich nicht der Einzige war. Aus Eifersucht bin ich ihm eines Abends in den Park gefolgt und habe ihn unter einer Laterne mit diesem Kerl erwischt."

„Wer ist dieser Mann, mit dem du eine Affäre hattest?"

„Naja", druckste Marius. „Also ich weiß nicht, ob ich das sagen kann."

„Du musst. Dir bleibt keine Wahl", sagte Lienhard mit Nachdruck.

„Sie kennen ihn. Er ist ein Kollege von Ihnen."

„Wer ist es?"

„Robin."

Lienhard wirkte auf einmal wie ausgewechselt und fuchsteufelswild. „Bist du dir da hundertprozentig sicher?", hakte er mit puterroten Wangen nach.

„Ja, ganz sicher", antwortete Marius und tippte mit dem Zeigefinger auf das Phantombild von Hendrik Vago. „Ich habe den Typen schon einmal gesehen. So, wie ich's gesagt hab. Ich erkenne ihn an der Narbe."

Lienhard griff zum Telefon.

57
30. Mai 2009

Robin erwachte in einem spärlich beleuchteten kühlen Gewölbe, ohne Orientierungssinn oder jegliches Gefühl für Raum und Zeit. Da er nackt und in sitzender Position ausharrte, wollte er sofort aufstehen, doch das gelang ihm nicht, er musste feststellen, dass seine Handgelenke mit Panzerband an den Armlehnen eines Stuhls gefesselt waren. Die folgenden Sekunden brauchte er, um zu realisieren, in welcher Situation er steckte. Es fiel ihm schwer, sich zu erinnern. Lediglich nebulöse Bilder von Leon in seiner Wohnung blitzten in seinem Gedächtnis auf. Der Junge hatte ihn mit irgendeinem Mittel betäubt. Die Nachwirkungen spürte er noch immer. Er fühlte sich matt und entkräftet, wie gerädert. Zunächst hielten diese Empfindungen an, wurden dann aber urplötzlich durch die Adrenalinausschüttung in seinem Körper verscheucht. Als er an Torben und Annabella dachte, brach die Panik in ihm aus. Er versuchte, die Arme hin und her zu bewegen und das Panzerband zu lockern. Erfolglos. So schaffte er es bestimmt nicht. Es umwickelte seine Gelenke so straff, dass es die Blutzufuhr in die Hände abschnürte. Sie waren bereits blass und kalt. Dann schrie er laut um Hilfe, während sein Rumpf sich gequält auf der Sitzfläche wandte. Der komplette Stuhl ächzte und wackelte. Robin wollte die Beinfreiheit testen. Möglicherweise konnte er sich samt dem Stuhl fortbewegen. Der Hoffnungsschimmer verpuffte allerdings, denn auch seine Beine waren festgezurrt. Nicht etwa an gewöhnlichen Stuhlbeinen, sondern an den senkrechten Streben der Fußstützen. Er war im wahrsten Sinne des Wortes an einen Rollstuhl gefesselt. Von den äußeren Einflüssen abgelenkt, registrierte er das erst jetzt. Er blickte zu beiden Seiten, sah das graue Gummi der Bereifung und die festgezogenen Bremsen.

Wieder schrie er um Hilfe. Diesmal so lange, bis die Stimmbänder versagten. Da Leon – wer sollte es sonst gewesen sein, der ihn in diese Lage gebracht hatte? – darauf verzichtet hatte, ihn zu knebeln, war er sicher an einem Ort gefangen, an dem seine Schreie von niemandem gehört wurden.

Er mahnte sich zur Ruhe und atmete flach. Nach einer Weile schaute er sich um.

Wo hat er mich eingesperrt?

Raues unebenes Sandsteingemäuer mit niedrigen Gewölbebögen umgab ihn. Er befand sich in einer kleinen Halle, von der mehrere verschachtelt strukturierte Räume und Kammern abzweigten. Die feuchte Luft war von schimmligem Modergeruch geschwängert. Die einzige schwache Lichtquelle stellte eine rechteckige Öffnung in Deckenhöhe dar, vermutlich leicht über Straßenniveau, was bedeutete, dass man ihn in einem Kellergewölbe eingekerkert hatte. Die Öffnung wurde durch ein massives rostiges Gitter gesichert, das nachträglich mit einer Glasscheibe abgedichtet worden war. Von seinem Standpunkt aus konnte er es genau sehen. In den anderen Räumen schien es ebenfalls Fenster zu geben, denn sie waren ebenfalls in einen trüben Lichtschimmer getaucht. Die Räume waren mit Gerümpel vollgestopft. Anhand der dürftigen Lichtverhältnisse konnte Robin nur raten, ob die Morgen- oder die Abenddämmerung hereinbrach. Er konnte ja nicht einmal sagen, wie lange er hier schon gefangen gehalten wurde. Ein paar Stunden? Einen Tag? Mehrere Tage? Wie hatte es Leon geschafft, ihn im bewusstlosen Zustand hierher zu bringen? War er vollkommen von der Außenwelt isoliert? Bevor er nach Antworten suchen konnte, hörte er ein Geräusch, eine Tür, die sich knarrend öffnete und Schritte, die Steinstufen hinabstiegen.

58

30. MAI 2009

Lienhard Kohlhagen hatte Männer verständigt, die merkwürdige Nachnamen besaßen: Marder, Dobner und Gerker. Es machte Marius fahrig, dass er mit der Identifizierung von Hendrik Vago einen Stein ins Rollen brachte. Die Frage, die nun alle beschäftigte, war, ob Robin Fox den Dysmorpher persönlich kannte. Niemand konnte oder wollte es sich vorstellen. Da er nicht über Mobiltelefon erreichbar war, machte sich Lienhard auf den Weg zu seinem Apartment. Marius sollte zur Protokollaufnahme im Präsidium bleiben, wogegen er jedoch revoltierte.

„Warum nehmen Sie mich nicht mit?", fragte er, als Lienhard noch einmal im Büro vorbeischaute. Inzwischen war auch Alex eingetroffen. Sie wollte Marius betreuen.

„Ich sehe keinen Grund darin, dich mit zunehmen." Lienhard blieb hartnäckig.

„Ich könnte Ihnen helfen. Ich kenne die Orte, an denen sich Robin, ähm, Herr Fox, am liebsten aufhält. Durch mich können Sie ihn viel schneller finden."

Alex, die mit den beiden Männern im Raum stand, lächelte. „Eins zu null für den Kleinen", sagte sie.

Lienhard maß sie mit strafendem Blick. „Ich will ihn keiner Gefahr aussetzen."

„Dann fahren wir eben zu dritt", schlug sie vor.

„Du hast laut Plan gar keinen Dienst."

„Ist doch meine Sache, wie ich meine Freizeit nutze."

Mit dem Kompromiss war Lienhard einverstanden, wenn auch nur zähneknirschend. Als sie ins Auto stiegen, schlug die Kirchturmuhr bereits neun Mal.

Ihre erste Adresse war Robins Apartment am Rande des Westparks. Im Vorgarten stutzte ein älterer Herr mit einer Gartenschere die Äste eines fast verblühten Fliederbaumes. Offensichtlich war er es, der die Fußmatte unter die Tür zum Treppenhaus geklemmt hatte. Das Trio rannte die Stufen bis zum Dachgeschoss hinauf. Zu ihrer Verblüffung war die Tür nur angelehnt. Lienhard klopfte laut an.

„Robin?"

Niemand antwortete und sie traten ein. Sofort erblickten sie den Kerzenständer und die zerbrochene Obstschale auf dem Couchtisch. Auf dem Terrarium stand ein Glas. Lienhard stellte sich auf die Zehenspitzen und roch an dem Inhalt, ohne es zu berühren. „Alkohol."

Marius hob gleichzeitig die Ginflasche auf, die vor der Anrichte auf dem Boden lag. „Gin Tonic ist sein Lieblingsgetränk."

„Nichts anfassen!", warnte Lienhard, der es zu spät bemerkte. „Du verunreinigst vielleicht Spuren!"

„'Tschuldigung", entgegnete Marius kleinlaut und legte die Flasche an ihren ursprünglichen Platz zurück. Währenddessen ging Lienhard auf den Balkon hinaus. Der Luftzug ließ die Wohnungstür ins Schloss knallen. Alex erschrak so sehr, dass sie mit der Hand am Holster herumfuhr und es entdeckte: das Symbol.

„Lienhard!", schrie sie entsetzt auf. Die Angst stand ihr ins Gesicht geschrieben.

In die Tür war die Hakenpeitsche eingeritzt. Mit welchem Gegenstand dies bewerkstelligt wurde, war nicht ersichtlich.

Lienhard verlor keine weitere Sekunde und rannte aus dem Haus in den Garten. Dort zwickte der Mann nach wie vor Äste vom Fliederbaum ab.

„Entschuldigen Sie", sagte Lienhard, der etwas aus der Puste war, „haben Sie zufällig Herrn Fox aus dem Haus gehen sehen?"

Der Mann senkte den Arm mit der Gartenschere. „Meinen Sie den Polizisten von ganz oben?"

„Genau den. Circa eins 90 groß, sportlich, schwarze kurze Haare."

„Vor einer halben Stunde hat er mit einem jungen Knilch das Haus verlassen."

„Knilch?"

„So ein junger Bub halt, der ihn gestützt hat."

„Gestützt?"

„Sonnenstich, meinte der Bub und wollte ihn zu einem Arzt bringen. Ich habe ja auch Hilfe angeboten, aber der Bub hat darauf bestanden, dass er ihn allein fahren wollte."

„Wie sah das Auto aus und in welche Richtung sind sie gefahren?"

„Sie sind mit dem Auto von Herrn Fox gefahren. Ich war etwas besorgt, weil dieser Bub wirklich noch nicht so alt aussah, als dass er einen Führerschein in der Tasche hat. Und so ist er auch gefahren. Sie sind da lang." Der Mann wies mit der Schere in Richtung Innenstadt.

Lienhard zupfte das Phantombild aus seiner Hosentasche, faltete es auseinander und hielt es dem Mann unter die Nase. „War es vielleicht dieser Junge, der Herrn Fox begleitet hat?"

Die Antwort kam wie aus der Pistole geschossen: „Genau der war es."

„Vielen Dank. Sie haben uns sehr geholfen."

„Hätte ich was dagegen unternehmen müssen, damit er nicht fährt?"

„Nein, Sie haben alles richtig gemacht."

Lienhard lief zur Straße, rief Marder an und erklärte ihm den

Sachverhalt, berichtete vom Zustand der Wohnung, dem Symbol an der Tür und der Aussage des Mannes. Die Fahndung nach Robins Wagen wurde eingeleitet. Er holte sich vom Staatsanwalt die Erlaubnis ein, eine Handyortung durchführen zu lassen. „Wir wissen nicht, was mit Robin passiert ist. Vielleicht besteht ein akuter Notfall."

Die Ortung eines Handys war ein nicht ganz unumstrittenes Thema, weil die erhöhte Gefahr des Datenmissbrauchs bestand und offenkundig Schindluder damit betrieben wurde. Hinlänglich der Anwendung im Rettungsdienst war sie jedoch zu einer unentbehrlichen Maßnahme geworden. Denn trotz der Popularisation des Handys konnten einzelne Verunglückte manchmal nicht die genaue Position des Unfallortes beschreiben, beispielsweise, wenn ihnen im Wald oder auf freiem Feld etwas zustieß. Dies zögerte die Rettungseinsätze der Hilfskräfte hinaus. Deshalb hatte es sich eine Rettungsdienststiftung zur Aufgabe gemacht, diesen Missstand durch die Handyortung einzuschränken. Freiwillige, die keine Einwände gegen die Ortung hatten, konnten sich bei der Stiftung registrieren und Akten anlegen lassen, in denen spezifische Krankheiten, Allergien und eventuell die Einnahme bestimmter Medikamente dokumentiert wurden. Das barg für Hilfskräfte den Vorteil, sich schon während der Fahrt zum Unfallort individuell auf das Opfer vorbereiten zu können. Anfänglich war die Ortung nur bei registrierten Personen realisierbar. Anlässlich der neuen Notrufverordnung und technischer Optimierungen war eine Registrierung nicht mehr notwendig. Da Mobilfunkbetreiber Handyortung gestatteten, konnte der Betroffene mittlerweile auch ohne Einverständniserklärung geortet werden. Nicht nur Notrufleitstellen verfügten über diese Option, sondern auch verschiedene Handyortungsanbieter. Und genau einen dieser Anbieter kontaktierte Lienhard jetzt mit seinem Telefon und informierte den dortigen Disponenten über sein Anliegen.

Üblicherweise wurde ein Handy mit der Methode lokalisiert, die Nummer des zu Suchenden anzurufen. Dadurch ließ sich ermitteln, in welcher Funkzelle und in welchem Sektor der Zelle das Mobiltelefon erreichbar war. Ferner zeigte die Signalstärke die Entfernung vom Sendemast an. Die Eingrenzung des Suchgebietes variierte, je nach Dichte der Antennen, zwischen mehreren 100 und mehreren 1000 Metern. Weil der Betroffene meistens nur eine vage Ortsangabe machen konnte, gab es Bestrebungen, die Radien bei der Funkzellenortung zu verkleinern. Mit modernen GPS-Handys funktionierte die Lokalisierung exakt auf wenige Meter. Sie empfingen die Signale mehrerer GPS-Satelliten und errechneten daraus die Position, die wiederum vom Handy an die nächste Rettungsleitstelle übermittelt wurde.

Aber leider hatte Robin kein GPS-Handy. Nach der Durchgabe seiner Mobilnummer wartete Lienhard ungeduldig auf den Rückruf des Disponenten. Alex und Marius hatten sich inzwischen auch auf der Straße eingefunden.

„Die Spurensicherung ist verständigt", sagte Alex.

„Gut."

„Hast du dir das Phantombild mal genauer angesehen?"

„Ja, warum?"

„Hendrik Vago sieht aus wie ein 15jähriger. Kann ein Mörder so jung sein?"

„Ich bin gerade echt überfordert. Auch der Nachbar hat von einem Bub gesprochen. Vielleicht jagen wir wirklich ein Kind."

Kurz darauf meldete sich der Disponent des Ortungsanbieters bei Lienhard. „Wir konnten das Suchgebiet auf einen Radius von 300 Metern eingrenzen. Das Mobilfunkgerät wurde im Bezirk ..."

„Sagen Sie mir einfach, in welcher Straße", unterbrach Lienhard ihn.

„Oswaldstraße, Stadtteil Merlenburg. In Frage kommen die Hausnummern 44 bis 51."

Das war also ihr nächstes Ziel. Sie verdonnerten Marius dazu, nach Hause zu gehen und sich am Folgetag im Präsidium einzufinden.

Der Stadtteil Merlenburg war der geschichtsträchtigste Ortsteil im Kern Seederstedts. Die nostalgischen Gassen mit dem alten Kopfsteinpflaster und den historischen Fachwerkhäusern bildeten einen beliebten Touristenmagneten. In einem dieser Häuser befand sich Robin. Oder zumindest sein Mobiltelefon.

Die Oswaldstraße führte mitten durch die Altstadt. Lienhard parkte den Wagen in einer Haltebucht vor dem Haus mit der Nummer 42. Er und Alex stiegen aus und sahen an den Häuserzeilen zu beiden Seiten entlang.

„Wie sollen wir jetzt überhaupt vorgehen? Jede Tür abklappern?", fragte Alex. „Er könnte in acht Häusern sein."

„Wir gehen zuerst die Straße ab und beobachten die Fenster." Lienhard formte mit dem Arm ein Dreieck am Körper und hielt ihn Alex hin. „Los, hak dich ein, Schwester."

Arm in Arm schlenderten sie über den buckligen Gehweg und sahen sich währenddessen unauffällig um.

„Sollen wir nicht lieber das SEK anfordern?", sagte Alex leise.

„Wir wissen doch noch gar nicht, welches Haus es sich vorknöpfen soll. Halt die Augen offen."

Gebäude mit kunstvoll ausgestalteten Schmuckformen auf den tragenden Balken zogen an ihnen vorbei. Alex achtete jedoch weder auf die Kettenfriese und Sonnenscheiben, noch auf die goldfarbenen Inschriften oder mit Heiligenfiguren verzierten Knaggen. Ihre Gedanken kreisten allein um Robin.

Sie erreichten die Hausnummer 51. Bis jetzt war ihnen nichts Außergewöhnliches aufgefallen. Niemand, der sie hinter einer kaum merklich bewegten Gardine bespitzelte oder der unter einem Vorwand auf die Straße trat.

Alex drehte sich um und schaute zur gegenüberliegenden Straßenseite, wo ein sanierungsbedürftiges, um die Jahrhundertwende erbautes Sandsteinhaus stand. Hinter den morschen verwitterten Fensterläden gähnte Schwärze. Die Farbe blätterte von der Eingangstür. Offensichtlich hatte dort seit vielen Jahren niemand mehr gelebt.

Lienhards Telefon schnarrte. Es war noch einmal der Disponent der Handyortung. „Ich konnte bei einem zweiten Lokalisierungsversuch den Radius noch weiter eingrenzen. Es kommen nur noch die Hausnummern 48 bis 51 in Frage. Es kann natürlich auch sein, dass das Telefon des Gesuchten in eine Mülltonne geworfen wurde."

„Vielen Dank für Ihre Mühe."

Nachdem er aufgelegt und Alex von dem eingedämmten Suchradius erzählte, meinte sie: „Wähl Robins Nummer."

„Warum?"

Sie deutete auf die Häuser rings herum. „Die Fenster stehen überall auf Kippe. Wenn er nicht die Lautlosfunktion aktiviert hat, hören wir es vielleicht klingeln."

„Gute Idee", antwortete Lienhard und wählte.

59
30. Mai 2009

Mit verquollenen und verheulten Augen beugte sich Leon über Robin und schnupperte einem Hund ähnlich an seinem Hals. „Parfüm? Das ist nicht authentisch. Ich mag es, wenn du schwitzt."
„Was versprichst du dir davon?", fragte Robin und unterdrückte seine Aufregung.
„Was meinst du?"
„Dass du mich hier festhältst."
„Ich dachte, ich könnte es unterdrücken."
„Dann tu's. Mach dem ein Ende."
„Das habe ich vor. Aber ich muss es vorher noch einmal tun."
„Lass uns reden."
„Du willst mich nur davon abhalten. Und das kann ich natürlich verstehen. Ich würde das an deiner Stelle auch wollen. Aber ich hab dir ja schon versichert, dass du keine Schmerzen haben wirst."
„Früher oder später werden sie dich schnappen."
„Sollen sie doch. Ich weiß, ich muss bestraft werden und die Konsequenzen tragen, aber ich hänge an meiner Freiheit."
„Du bist nie frei gewesen. Du hast dich immer in deiner eigenen Welt eingesperrt."
„Gib mir jetzt nicht die Schuld!", plärrte Leon auf einmal beleidigt los und hob drohend den Zeigefinger. „Ich habe dir so viele Hinweise gegeben! Du hast keinen davon sinnvoll genutzt! Ein halbes Jahr hattest du inzwischen Zeit, mich zu finden!"
„Die einzigen Hinweise waren das Peitschensymbol und das Wissen, dass du nicht mehr alle Tassen im Schrank hast."
„Ich finde es unfair, dass du mich kränkst. Ich habe dir nichts getan."
Knatschig ging Leon zu einem rustikalen wurmdurchlöcherten Hängeboard, öffnete die schiefe Lamellentür, die nur noch an einem Scharnier befestigt war und holte einen Hammer sowie einen Meißel heraus. Beides legte er vor Robins Füßen ab. Als Robin an die Worte von Diana Kerschner dachte, wurde ihm richtig schlecht und beinahe hätte er sich übergeben müssen. Er schmeckte die Magensäure bereits

im Gaumen. Leon schien das wahrzunehmen, aber anstatt sich angeekelt zu distanzieren, kam er ihm ganz nahe. Seine Mimik blühte auf vor sexueller Erregung.

„Das ist geil. Halt es nicht zurück."

Robins Herz pochte hart gegen den Brustkorb. „Ich fass' es nicht, dass ich nichts gemerkt hab."

Leons Fingerspitzen glitten in die Hosentasche und angelten Latexhandschuhe heraus. Genüsslich streifte er sie sich über die Hände. Plötzlich riss er den Kopf herum und war aus irgendeinem Grund nicht darüber amüsiert, in seinem Vorhaben gestört zu werden. Leise, ganz leise, hörte man den penetranten Klingelton eines Handys. Robin erkannte, dass es sein eigener war und das vertraute Geräusch flösste ihm ein Quäntchen Zuversicht ein.

Leon wandte sich ihm unbeirrt wieder zu. „Ich werde jetzt deine Füße losbinden. Versuch nicht, mich auszutricksen. Du wirst den Kürzeren ziehen." Er kniete sich nieder und suchte den Anfang des Klebestreifens der rechten Beinfessel.

„Du bist in Wirklichkeit Hendrik Vago, nicht wahr?"

„Ja", antwortete Hendrik, während er sich an den Fesseln zu schaffen machte. „Aber ich werde dir nicht mehr über meine Vergangenheit sagen. Anonymität ist in der heutigen Zeit Luxus."

„Du hast in einem Waisenhaus gelebt."

„Das ist das, was ich Annas Mutter erzählt habe."

„Was ist mit deinen Eltern passiert?" Robin hörte das Reißen von Gewebeband und spürte, wie sich der Druck um seine Wade löste. Sobald sich das Band direkt von seiner Haut trennte, presste er schmerzerfüllt die Zähne aufeinander, denn die Klebestreifen hatten den gleichen Effekt wie eine Enthaarung mit Wachsstreifen. Er musste mehr Zeit gewinnen und Hendrik irgendwie in ein Gespräch verwickeln.

„Du wirst nichts erfahren", antwortete der und entfernte auch das linke Band. Dies gelang ihm ohne besonderen Kraftaufwand. Er stand wieder auf. „Dreh deine Füße nach innen und sag, dass du mich liebst."

„Was?"

Hendrik packte den Hammer. „Wenn du es nicht freiwillig tust, kann ich dich so bearbeiten, dass es ganz automatisch passiert."

„Wie gestört bist du eigentlich?"

Hendrik nickte. „Die Diskussion hatten wir schon. Liebe ist eine psychische Störung."

„Schmier's dir von der Backe!"

Ratlos starrte Hendrik sein widerspenstiges Opfer an. Zuerst rümpfte er verstört die Nase, dann krampften seine Wangen, als würden sie von unsichtbaren Fäusten geknetet. Wie ein beleidigtes Kind stampfte er mit dem Fuß auf den Boden und stieß unerwartet tiefe kehlige U-Laute aus, denen einer brüllenden Kuh sehr ähnlich. Der Knabe schrie, tobte, schleuderte das Hängeboard von der Steinwand und trat gegen den Rollstuhl, der daraufhin bedrohlich schwankte. Als er sich etwas beruhigte, biss er sich neurotisch auf die Handknöchel und schlug sich mit denselbigen gegen den Kopf.

In dem Lärm ertönte erneut Robins Handy. Auch Hendrik wurde darauf aufmerksam und verschwand in dem kanalartigen Eingang, durch den er auch gekommen war. Er lief die Treppe hoch.

Robin sah ihm befremdet dabei zu und zum ersten Mal dachte er daran, dass er vielleicht nicht lebendig aus diesem klammen düsteren Keller heraus kam.

60

30. MAI 2009

„Eindeutig", sagte Alex und zeigte zum Haus mit der Nummer 50. An der Tür hing ein Dekokranz aus Dahlien. „Ich habe es dort drüben gehört."

Lienhard starrte zu dem mit Kreuzfriesen ornamentierten Fachwerkbau, aus dem das Rumoren zu ihnen herüber gehallt war. Es klang, als randaliere jemand in dem Haus. Zielstrebig eilten er und Alex über die Straße. Die Fenster des Erdgeschosses waren so niedrig, dass man bequem hindurchspähen konnte. Lienhard schirmte sein Gesicht zu beiden Seiten ab und äugte durch die Scheibe in einen antiquarisch eingerichteten Raum. Das Inventar gestaltete sich rustikal und bäuerlich und schien ganz und gar nicht der Wohnraum eines Jugendlichen zu sein. Alles war ruhig.

„Mir ist das zu abenteuerlich", sagte Alex. „Falls Robin als Geisel genommen wurde, müssen wir das SEK einschalten."

Lienhard antwortete nicht. Er suchte nach einer Klingel, fand aber

keine. Es gab nur eine Glocke, die man bimmeln konnte. Er glaubte nicht, dass ein Mörder hier wohnte und pochte laut gegen die Tür. Es dauerte nicht lange, bis eine Frau in den Siebzigern mit schlohweißem Haar öffnete. Skeptisch blickte sie durch den Türspalt, musterte Lienhard von Kopf bis Fuß und sagte: „Ich möchte nichts kaufen."
„Wir verkaufen nichts", entgegnete Lienhard und hielt ihr seinen Dienstausweis hin. „Wir sind von der Polizei."
Die Frau wirkte besorgt, fasste Vertrauen und entfernte die Türkette. „Polizei?"
„Wir haben Geräusche in ihrem Haus gehört und uns Sorgen gemacht."
„Geräusche? Mein Gehör ist das Einzige, was noch nicht eingerostet ist, aber ich habe keine Geräusche gehört."
„Und mein Mann ist nicht zu Hause. Ich bin allein."
„Sind Sie sicher?"
„Ganz sicher, guter Mann."
Lienhard zog das Fax aus seiner Tasche und reichte es der Frau. „Kennen Sie diesen Jungen?"
Sie linste eine Weile auf das Fax, schüttelte dann aber den Kopf. „Ich muss Sie enttäuschen. Ich habe ihn noch nie gesehen."
„Wissen Sie, ob nebenan jemand wohnt?", fragte Alex.
„Sie meinen, in der alten Synagoge?"
Alex nickte. „Wenn es sich denn um eine Synagoge handelt."
„Ja, aber sie steht seit 1939 leer."
„Gibt es keine Besitzer oder Mieter?"
„Sehen Sie sich doch den heruntergekommenen Kasten an. Wer will denn freiwillig da drin wohnen? Die Stadt versucht seit Jahren, einen Förderverein zu finden, der die Restaurierung übernimmt. Sie steht unter Denkmalschutz."
„Gibt es noch einen anderen Zugang?"
„Ich glaube, es gibt auch einen Hintereingang."
Nachdem die Frau ihnen noch viel Erfolg bei der Suche gewünscht und die Tür geschlossen hatte, sagte Alex grübelnd: „Vielleicht sind die Geräusche auch im Nebengebäude gewesen." Sie sah zur Synagoge. „Lohnt sich, mal nachzusehen."
In geduckter Haltung liefen die beiden unter den Fenstern her, um das Gebäude herum und gelangten auf einen Hof aus höckerigem Kopfsteinpflaster, wie die Anwohnerin gesagt hatte. Sie staunten nicht schlecht, als sie Robins Wagen erblickten.

„Volltreffer", flüsterte Lienhard und deutete auf das nächste Kellerfenster. „Pass auf, dass du dich nicht verrätst."

Alex informierte sofort die Kollegen im Präsidium, während Lienhard sich neben dem Fenster auf den Boden kniete und durch die Scheibe lugte. Drinnen war es so finster, dass er kaum etwas beobachten konnte. Das Fenster war mit gusseisernen Stangen und einer Plexiglasscheibe gesichert. Die Scheibe wurde nachträglich hinzugefügt und die Kanten mit Silikon abgedichtet. Er stand wieder auf und trat im hohen Bogen über das Fenster auf den Hintereingang zu. Die Doppeltür war üblicherweise durch ein massives, relativ neuwertiges Vorhängeschloss versperrt, das zwei an Ketten baumelnde Metallösen miteinander verband. Jetzt hing es mit geöffnetem Bügel an nur einer Kette.

Alex zückte ihre Dienstwaffe aus dem Holster. Lienhard tat es ihr gleich. Lautlos schob er die Tür auf und sah in einen langen Flur, der bis zur Vordertür führte. Alles war still und friedlich. Wachsam schlichen sie hinein. Der Dielenboden war mit bunten Kacheln ausgelegt. Aus den abzweigenden Räumen gähnte ihnen deprimierende Leere entgegen. Behutsam drangen sie tiefer in das verstaubte Gebäude vor. Insekten hatten sich in unzähligen Spinnennetzen verirrt. In der Mitte des Korridors stapelte sich ein Haufen Kleidung. Lienhard musste nicht genauer hinsehen, um zu erkennen, dass es Robins war. Nicht weit davon lagen kleine elektronische Bauteile und zertrümmerte Stücke gebürsteten Metalls verstreut: Robins Mobiltelefon. Leise wandte sich Lienhard Alex zu. In ihren Augen pure Bestürzung. Links von ihnen führte eine Treppe zur Loggia im ersten Obergeschoss. Lienhard signalisierte Alex mit einer Geste, stehen zu bleiben. Er hatte etwas gehört. Und als auch Alex genauer in die Stille horchte, vernahm sie die hohlen schwachen Stimmen, als dudelte irgendwo ein Fernseher oder ein Radio vor sich hin. Lienhard legte den Kopf schief und lauschte angestrengt nach der Quelle. Allmählich näherte er sich dem hölzernen Treppenunterbau, legte das Ohr daran. Schließlich tastete er mit den Fingern die Fugen und Rillen ab. Tatsächlich war dort eine geheime Tür eingelassen. Sachte öffnete er sie. Ein enger Tunnel mit krummen Steinstufen führte nach unten in die Dunkelheit. Dort unterhielten sich zwei Stimmen. Eine davon kam ihnen sehr vertraut vor.

30. Mai 2009

Hendrik blieb verschwunden. Ein paar Sekunden hatte Robin dadurch gewonnen. Da seine Beine nicht länger an den Fußstützen des Rollstuhls festgeschnürt waren, probierte er, sie anzuwinkeln und mit den Fersen die Feststellbremsen zu lösen. Die ersten Versuche scheiterten, da er immer wieder von der Riffelung des Handknaufs glitt und es kostete ihn eine Menge Geschick und Durchhaltevermögen, das er unter diesen Umständen kaum aufbringen konnte, aber er schaffte es. Jetzt war er wenigstens in der Lage, sich mithilfe einer ziemlich schweißtreibenden Technik vorwärts zu bewegen: Er positionierte die Füße so weit wie möglich vom Rollstuhl entfernt und zog sich dann auf dem Gefährt nach. Manchmal rutschte er mit den nackten Fußsohlen auf dem schmierigen Untergrund weg. Im Schneckentempo, aber ausdauernd und willensstark rollte er sich so Stück für Stück vorwärts. Er stellte sich vor, wie ein Ozeanriese durch den hohen Wellengang des Meeres zu preschen. Dass er hier weiterhin festsaß, war ihm bewusst, doch er wollte einen Blick in die geheimen Kammern riskieren. Am Eingang der ersten Kammer prallte er gegen einen Pappkarton, den er übersehen hatte. Weil die Deckel nicht ineinander verkeilt waren, konnte er den Inhalt trotz karger Lichtverhältnisse erkennen: Plastikfische mit Haken.

Angelköder, dachte Robin. In seinem Erinnerungsvermögen blitzte ein Bild auf. Irgendwann in der Vergangenheit hatte er schon einmal einen Karton mit Angelködern gesehen. In der Kammer selbst hatte Hendrik mehrere Rollstühle unterschiedlicher Art und Größe deponiert. Insgesamt sechs zählte Robin in der Dunkelheit.

Dass Hendrik oder Leon oder wie auch immer er in Wirklichkeit hieß, die gesuchte Person war, erklärte die Anrufe und das Wissen über Robins Privatleben. Am ersten Abend, als sie sich im Toilettenhäuschen vergnügten, hatte Robin ihm unbewusst mehr Informationen zugesteckt, als ihm lieb war.

„*Willst du nicht noch eine zweite Runde?*"
„*Ich muss nach Hause. Mein Freund wartet.*"
„*Weiß er, dass du hier bist?*"
„*Das macht ihm nichts aus.*"

Die Nummer musste Hendrik ihm irgendwie abgeluchst haben.
Von oben drang schallendes Krachen nach unten und Robin ahnte, dass seinem Handy der Garaus gemacht wurde. Er schlingerte auf die benachbarte Kammer zu, die wie ein Krankenzimmer hergerichtet war. Durch die Sandsteinwände wirkte es wie das Laboratorium aus einem alten Frankensteinfilm. In der hinteren Ecke stand ein ausgedientes Pflegebett auf Rädern. Über der abgewetzten Matratze baumelte der Triangelgriff am Bettgalgen. Das Seitengitter war heruntergelassen und über der Inkontinenzunterlage spannte sich ein Fixierungsgurt. Seit er Magdalene im Heim besuchte, kannte Robin sich gut in solchen Dingen aus. Mühsam schwenkte er in die Kammer ein. Seine Oberschenkel schmerzten vor Anstrengung. An der rechten Mauer befand sich ein klappriger Servierwagen, auf dem medizinisches Besteck, Nierenschalen und Pappschachteln mit Einmalhandschuhen, Verbandszeug und Pflastern lagen. Er mochte sich gar nicht ausmalen, wofür Hendrik das ganze Zeug benutzte. Zwischen den Zangen, Pinzetten, Aterienklemmen und Wundhaltern entdeckte Robin auch eine Kleiderschere und manövrierte den Rollstuhl in Richtung Servierwagen. Möglicherweise gelang es ihm, sich irgendwie zu befreien. In seiner Situation war alles besser als kampflos aufzugeben. Er stieß mit dem Knie gegen ein Objekt, das neben dem Kammereingang an der Wand lehnte und das er nicht auf Anhieb gesehen hatte. Während er es verschob, verursachte es ein schrilles Kratzen auf dem Boden und kippte dann schließlich neben dem Rollstuhl um.

Irritiert sah Robin auf eine krüppelige Büste hinunter. Eine morbide Puppe, aus buntem Kunststoffmaterial gefertigt. Ihre Konturen trugen eindeutig menschliche Züge, allerdings waren diese so verfremdet, dass man von der Imitation einer missgestalteten Leiche sprechen konnte. Ein Arm wuchs grotesk aus der Schulter hinaus, die daran befindliche Hand zeigte mit zwei Fingern nach oben, die anderen Finger fehlten. Die Haut setzte sich aus mehreren großflächigen Segmenten zusammen. Hier und da ragten dünne Plastikfäden heraus, was den Eindruck verstärkte, das bestimmtes Material seiner einstigen Form beraubt, geschmolzen und zu diesem bizarren Korpus modelliert wurde. An einer Stelle meinte Robin, den nicht ganz zerflossenen Rand einer Rührschüssel beziehungsweise deren Ausgusshilfe zu sehen. Zwei speckige Gürtel führten parallel verlaufend aus dem Torso.

Das trug Torben Balthasar also in jener Nacht, als er sterben musste.

Der schrumplige Kopf war nach hinten geneigt und der Mund weit geöffnet, wie bei einem Schrei. Der Schädel wies eine Besonderheit auf, denn in ihm war ein echter menschlicher Knochen eingearbeitet. Robin hatte soeben Annabellas verschollenen Unterkiefer gefunden.

Hendriks eigener parasitärer Zwilling.

„Das ist mein Prototyp", hallte Hendriks trockene Stimme plötzlich durch das Gewölbe. Der Junge stand irgendwo hinter ihm und Robin konnte sich nicht schnell genug drehen, um ihn zu sehen. „Die Urform sozusagen. Noch nicht ganz ausgereift. Dein Unterkiefer wird eine schönere Konstruktion schmücken, versprochen. Sie steht noch in meiner Werkstatt. Ich habe dieses Mal anderes Gießmaterial verwendet. Wesentlich gefühlsechter als Hartplastik."

Robin hörte Schritte hinter sich und dann wurde er auf das Bett zugeschoben. Am Bett angekommen, blockierte Hendrik die Räder mit den Bremsstiften. Anschließend nahm er eine vorbereitete Einwegkunststoffspritze mit einer transparenten Substanz im zylindrischen Hohlraum vom Servierwagen. Die Verschlusskappe fehlte. Winselnd und um Vergebung stammelnd wollte er Robin den Inhalt in den Hals injizieren. Der aber wehrte sich mit Leibeskräften, schüttelte unbändig den Oberkörper, auch wenn es das Risiko erhöhte, dass Hendrik ihn mit der Kanüle dadurch erst recht verletzte. Die Nadel rutschte wieder aus der Haut. Hendrik kapierte, dass sein Vorhaben so nicht funktionierte und änderte die Taktik. Er klemmte seinen rechten Arm zwischen Robins Kehle und seinem Unterkiefer und nahm ihn so fest in den Schwitzkasten, bis seine Lippen blau wurden und der Kopf anschwoll. Robins Stimme verwandelte sich in ein heiseres Krächzen. Er brachte nur stoßweise „Vertrau mir" hervor.

„Du hast vorhin gesagt, dass ich dir nicht vertrauen kann!", jaulte Hendrik zähnefletschend. „Und mitspielen willst du auch nicht!"

Erneut fühlte Robin die Kanüle seine Haut durchdringen. Es war ein lähmendes Gefühl der Machtlosigkeit. Eine Weile noch kämpfte sein Geist gegen die körperliche Resignation an, die Sekunde um Sekunde wuchs. Seine Gedanken wurden leicht und frei. Als Hendrik das Panzerband mit einem Teppichmesser von seinen Armen entfernte, ihn an der Taille packte und mühelos auf das Bett hievte, dachte er nur glücklich, dass er ja noch nicht soviel an Gewicht zugelegt haben konnte. Hendrik bugsierte ihn in die Waagerechte, deckte ihn mütterlich zu und lagerte seinen Hinterkopf liebevoll auf dem weichen Kissen.

Hendrik beugte sich dicht über sein Gesicht. Tränen liefen an seiner Wange hinunter und seine Mundwinkel zitterten. „Genier dich nicht, du kannst ruhig ins Bett machen. Ich werde dich sauber machen."

Obschon ihm die Extremitäten nicht mehr gehorchten und diese Situation das Potential hatte, jede noch so abtrünnige Empfindung in ihm hervorzurufen, fühlte sich Robin geborgener, als er es bei Magdalene je getan hatte. Hilflos sah er mit an, wie Hendrik ihm mit Daumen und Zeigefinger den Mund auseinanderquetschte und den Meißel in den Rachen schob. Er spürte das Gewicht auf den unteren Schneidezähnen. Die kalte keilartige Stahlschneide berührte sein Gaumenzäpfchen.

Während sich Robin noch den Schmerz vorzustellen versuchte, der ihn jetzt heimsuchen würde, schnellte der Meißel jählings zurück und Hendriks verheulte Miene fuhr herum. Gleichzeitig hörte er eine Stimme, die aus einem anderen Universum zu kommen schien. „Lass sofort den Meißel fallen, Bürschchen!"

Wenngleich Robin keinen Schimmer hatte, was in den modrigen Räumen geschah, sagte er kraftlos: „Bitte erschießt ihn nicht." Er hoffte, dass die Zeit für den zweiten Satz reichte, bevor er ohnmächtig wurde. „Damit würdet ihr ihm bloß einen Gefallen tun ..."

Epilog

7. Juni 2009

Die Verhaftung des Dysmorphers beschäftigte die Nation weniger, als die Spekulation über seine geheimnisvolle Identität. Das junge Alter des Mörders warf eine Flut eindimensionaler Diskussionen über den angeblichen moralischen Verfall der Jugend und den Auslöser der Taten auf. Jeder, der meinte, seinen Senf dazugeben zu müssen, tat es schonungslos: im Fernsehen, in Zeitungen oder im Rundfunk. Wieder einmal wurden fadenscheinigste Motive aus den tiefsten Tiefen der Erklärungsmottenkiste ausgegraben. Brutale Videospiele seien Schuld, Gewalt verherrlichende Filme oder sexueller Missbrauch durch Familienmitglieder. Laut Meinung der Öffentlichkeit und der kolportierenden Regenbogenpresse waren die Ursachen und der Impuls, dass Hendrik seinen Hass und seine Wut auf die Umwelt projizierte, definitiv in seiner Vergangenheit verankert. Binsenweisheiten und Küchenpsychologie. Fakt war jedoch, dass die Beamten des Seederstedter Präsidiums so gut wie nichts über Hendrik Vago wussten. Zwar legte er kurz nach seiner Ergreifung ein umfassendes Geständnis ab, aber über sein Leben schwieg er sich aus. Er sagte lediglich, dass er prinzipiell nicht über seine Privatsphäre spreche und froh sei, dass nun alles endlich ein Ende habe. Die Übereinstimmung seiner Fingerabdrücke mit denen auf dem Handygehäuse, auf den Fotografien und in Torbens Wohnung als auch Torbens DNA-Spuren im Stoff des Pflegebettes erbrachten den endgültigen Beweis, dass er die beiden Morde begangen hatte. Ferner stammten die in der Oswaldstraße sichergestellten Pflegeutensilien von derselben Firma, wie die, die man in Torbens Wohnung gefunden hatte. Allem Anschein nach hatte er sie über mehrere Internetanbieter bestellt.

Das Wenige, was sie von Hendrik wussten, erfuhren sie von Fynn Magnusson, dem man eine Mittäterschaft unterstellte. Diese Mutmaßung erwies sich nach Hendriks Bekenntnis jedoch als falsch. Die beiden Jungen waren für kurze Zeit demselben Angelverein angehörig. Danach hatten sie nur noch sporadischen Kontakt. Hendrik meldete sich immer dann bei Fynn, wenn er seinen Bedarf an Angelködern decken musste. Wie sich herausstellte, wurde Fynn von Hendrik belogen, was die Verwendung der Köder betraf. Und noch etwas kam

Hendrik an dem Verhältnis zugute: da auch Fynn eine Beziehung mit Annabella Lind hatte und Hendrik davon wusste, gab er in jeder Situation, die ihm später hätte gefährlich werden können, Fynns Namen an. So lenkte er die Beweise auf ihn. In der Erklärung, warum er ausgerechnet Fynns Namen benutzte, fanden sich Verhaltensweisen kindlicher Rachegelüste. Denn die Narbe an Hendriks rechter Schläfenseite rührte von einem Angelunfall her. Fynn hatte sie ihm während eines gemeinsamen Ausfluges versehentlich mit einem Angelhaken zugefügt.

Fynn war aber nur einer von Dutzenden von Decknamen, die sich Hendrik aneignete. Es existierte nicht einmal ein Personalausweis von ihm. Deshalb war nicht vollständig geklärt, ob er tatsächlich Hendrik Vago hieß.

Die spärlichen Indizien, aus denen sich seine Persönlichkeit herauskristallisierte, verblüfften nicht nur die ermittelnden Beamten um Robin. So bestritt er seinen Lebensunterhalt hauptsächlich durch Prostitution, die er in heterosexuellen als auch homosexuellen Chatforen anbot. Nahrungsmittel, Kleidung, Drogen, Elektrogeräte und Luxusgüter finanzierte er ausschließlich durch Sex. So hatte sich eine stolze Summe angehäuft, die man in einem Umzugskarton in seiner Wohnung sicherstellte: 17.895 Euro. Bankkonten besaß er selbstverständlich nicht.

Auch seine Wohnung, nahe der alten Synagoge in der Oswaldstraße, bot keinen Aufschluss über seine Biografie. Die Spurensicherung fand weder Bilder und Fotos, noch andere persönliche Gegenstände. Nichts, was auf seine Herkunft hindeutete. Lediglich auf der Festplatte seines Computers wurden weitere Bilder von Mutationen und parasitären Zwillingen konfisziert. Einen Raum hatte er zu einer Art Werkstatt umfunktioniert, in der er die Umschnallkonstruktion entworfen und gebaut hatte.

Auch die internationalen Recherchen nach einer Geburtsurkunde liefen ins Leere, was wiederum die Hypothese bestärkte, dass Hendrik Vago nicht sein richtiger Name war. Daher nannte man ihn intern auch das Phantom.

So geheimnisumwittert Hendriks Vorleben auch war: bei der Schilderung der begangenen Morde zeigte er sich erschreckend detailfreudig. Robin, der es als einen Teil seiner Angstbewältigung betrachtete, sich weiterhin mit Hendrik zu konfrontieren, hatte ihm im kahlen Verhörraum gegenübergesessen, Auge in Auge. Ein Tisch, zwei Stühle und der schäbige Heizkörper unter dem vergitterten Fenster, sonst nichts.

Hendrik hatte sich Torben Balthasar bei einem seiner nächtlichen Streifzüge durch Seederstedt ausgeguckt.

„Er hat mir auf Anhieb gefallen. Ich mochte ihn. Mit ihm konnte ich alles ausleben. Nie hat er sich über meine Begierde lustig gemacht oder mich deswegen verurteilt."

„Und dennoch hast du ihn umgebracht?"

„Ja, aber ich habe es nicht über's Herz gebracht, ihm den Unterkiefer abzunehmen."

„Warum hast du mandibular auf das Foto geschrieben?"

„Falls es Torben zu bunt geworden wäre, hätte er nur dieses Wort aussprechen müssen und ich hätte aufgehört. Ich habe es ihm aufgeschrieben, weil es ihm zu kompliziert war."

„Hat er es ausgesprochen, als du ihn betäubt hast?"

„Nein. Jedenfalls habe ich es nicht gehört."

Annabella hatte er Anfang Juni 2006 entführt und getötet und ihre Leiche in einem Zelt in einem abgeschiedenen Waldgebiet des Birkenbruchs verwesen lassen.

„Im Sommer verwest eine Leiche viel schneller als im Winter", sagte Hendrik mit einer Trockenheit, die selbst seinem Haftrichter einen kalten Schauer über den Rücken jagte. „Und je schneller sie verwest, desto schneller kann ich mit ihrem Unterkieferknochen arbeiten. Ich habe ihn mit einem Meißel entfernt. Sie vertraute mir. Es war nicht schwer, sie auf dem Weg zur Schule abzufangen. Ich habe sie in meine Wohnung gelockt und betäubt. Sie war so schön. Dann habe ich sie mit einem Kissen erstickt. Ich wollte ihr Gesicht nicht sehen. Ich mag Menschen lieber, wenn sie atmen."

Warum und wie Hendrik zwischen Schwerin und Seederstedt pendelte, wie er Annabella ins Birkenbruch Moor transportierte und ob er einen Führerschein oder gar ein Auto besaß, konnte nicht geklärt werden. Ebensowenig, wo er in Schwerin eine Wohnung anmietete. Vielleicht brachten Zeugen, die sein Gesicht in den Medien wieder erkannten, zukünftig noch etwas Licht ins Dunkel.

Viele Fragen blieben offen und Robin musste einsehen, dass es einfach nicht auf alle Fragen eine Antwort gab, so sehr er es sich auch wünschte. In einem Punkt überraschte Hendrik ihn: Er hatte ihn durch eine Falschaussage geschützt und damit vor einer wahrscheinlichen Suspendierung bewahrt. Bei seiner ersten Vernehmung hatte er angegeben, Robin als drittes Opfer gewählt zu haben, weil er ihm zu dicht auf den Fersen gewesen sei. Und bei dieser Version war er geblieben. Von den heimlichen Treffen im Park und Robins Motivation, warum er sich so häufig im Park aufhielt, sagte er nichts.

„Warum hast du das getan?", fragte Robin, der sich nicht wohl in seiner Haut fühlte bei dem Gedanken, in der Schuld eines Mörders zu stehen.

„Ich habe doch gesagt, dass ich dich liebe. Und ich möchte niemandem Schwierigkeiten machen, den ich liebe. Was hätte es gebracht, wenn ich dich mit reingerissen hätte?"

„Du erwartest doch hoffentlich nicht, dass ich mich bei dir bedanke?"

„Nein. Du hast allen Grund, mich zu hassen."

„Ich hasse dich nicht."

„Wieso bist du dann hier?"

„Um Antworten zu finden."

„Du willst Antworten?", fragte Hendrik und starrte zum Fenster hinaus. „Nun, ich bin manchmal widersprüchlich in meiner Natur. Zum einen bin ich still, reserviert und einsiedlerisch, andererseits aber auch offen, ungestüm und spontan. Ich bin ein vorsichtiger Beobachter, manchmal zurückhaltend, was manche Menschen als hochmütig bezeichnen würden. Ich tendiere dazu, Distanz zu wahren, bis ich jemanden besser kenne. Ich bin exzentrisch und kein gesellschaftlicher Schmetterling. Ich genieße Poesie, besonders aus dem 18. und 19. Jahrhundert. Ich trinke keinen Wein oder Kaffee, ich liebe Tee. Ich bin darüber erstaunt, wie ähnlich verschiedene Leute in ihrer Oberflächlichkeit doch sind. Für jeden von uns ist ein Platz unter der Sonne reserviert. Ich habe gelernt, mich nicht mit anderen zu messen. Denn das ist der Anfang vom Ende. Ich liebe warme Sommernächte am Strand, Spaziergänge im Herbst, Schneewanderungen im Winter. Leider war ich viel zu selten am Meer. Ich töte nicht gern Menschen, aber sobald ich mich ihrer Ressourcen bediene, sind sie nicht mehr zu leben fähig."

„Wie hast du das fertig gebracht?"

„Man kann trainieren, sich selbst zu täuschen. Was auch immer ihr mit mir vorhabt: ihr dürft mich nie wieder frei lassen."

„Warum hast du die Geißel als dein Markenzeichen benutzt?"

„Markenzeichen?" Hendrik grinste wie ein Lausbub. „Ich fand's cool."

„Warum sagst du nicht einfach, wer du bist?"
„Vergiß nicht, dass ich nur hier sitze, weil *ich* es so wollte."
Nachdem keine organische Ursache für Hendriks seelisches Befinden diagnostiziert wurde, veranlasste Staatsanwalt Jochen Marder die Unterbringung in eine psychiatrische Einrichtung. Im vorläufigen Gutachten über Hendriks psychischen Zustand wurde eine Entwicklungsverzögerung beschrieben. Ein gefangenes Kind im Körper eines heranreifenden jungen Mannes. Es verfiel häufig in sprunghafte Stimmungsschwankungen, reagierte zunächst eloquent wie ein gebildeter Erwachsener, um das Bild im nächsten Moment durch infantiles Benehmen zu zerstören. Aber letztendlich ließen sich seine Taten nicht psychologisieren und die Hoffnung, einen Grund dafür zu finden, verpuffte restlos.

An Robin gingen die Ereignisse der letzten Monate nicht spurlos vorbei. So hatten ihn etliche Kollegen – vor allem Alex, der sein exzessiver Alkoholkonsum nicht entgangen war – dazu gedrängt, sich in psychiatrische Behandlung zu begeben. Einmal in der Woche musste er also bei einem Seelendoktor antanzen und über das sprechen, was ihn momentan belastete. Obwohl er die Sitzungen anfangs nicht ernst genommen hatte, bemerkte er nach und nach, dass sie ihm eigentlich gut taten. Gemeinsam mit seinem Therapeuten war er zu der Einsicht gelangt, dass er in manchen Lebensbereichen wieder bei Null beginnen sollte. Nach seiner spektakulären Befreiung aus dem Gewölbekeller erlebte er jeden neuen Tag sowieso viel intensiver; und als Geschenk, denn es konnte jeder Zeit von jetzt auf gleich Schluss sein.

Es war schon verrückt. In einer Gesellschaft, in der Sicherheit einen höheren Stellenwert genoss als Freiheit, hatte er sich gegen moderne technische Verfahren wie Datenvorratsspeicherung und Handyortung immer gesträubt und nun rettete ihm genau ein solches das Leben.

63

7. JUNI 2009

Mutterseelenallein hockte Adrian auf dem Rohr zwischen der Mauer und der Fabrikruine auf dem verwitterten Industriegelände.

Seine Füße baumelten lustlos herunter, während er mit einem Kiesel in den Händen spielte. Die Hitze flirrte über den Büscheln brauner vertrockneter Gräser und ballte sich, als hielten die Essen sie am Boden gefangen.

Es war das erste Mal, dass sie sich nach ihrem Streit wiedersahen. Marius spürte einen herben Kloß im Hals, wusste nicht, wie er das Gespräch anfangen sollte. Irgendwie baute er auf Adrians Vernunft, dass er ihm die Bürde abnahm, aber als er ihn bemerkte, blickte er nur kurz auf, um sich sofort danach wieder dem Kiesel zu widmen, den er permanent in seinen Fingern drehte. Per SMS hatten sie ein Treffen an diesem Ort vereinbart.

„Tja, was soll ich sagen", stammelte Marius. Er musste laut sprechen, damit Adrian ihn verstand.

„Du hast geschrieben, dass du mich sehen wolltest. Nun: hier bin ich."

„Mach es mir doch nicht so schwer."

„Ich soll es dir nicht so schwer machen? Das kannst du knicken. Ich werde es dir so schwer machen wie ich kann."

„Geh nicht so hart ins Gericht mit mir. Zu einer anderen Zeit an einem anderen Ort wäre das nicht passiert. Ich hatte viele Probleme und hab dich in einer, äh, unpassenden Phase meines Lebens kennengelernt."

„Ich wette, du gehörst zu denjenigen, die sich ständig in unpassenden Phasen ihres Lebens befinden, um so ihre Fehler zu entschuldigen." Adrian schmetterte den Kiesel wütend gegen die Wand, was ein schallendes Klacken erzeugte. „Du hattest nicht viele Probleme", grollte er. „Du hast die ganze Zeit über bloß ein einziges beschissenes Riesenproblem, Marius. Und von diesem Problem ahnst du nur, dass es da ist und du wirst mich dafür hassen, dass ich es dir jetzt an den Kopf werfe: du stehst noch nicht zu deiner Sexualität. Deswegen kam dir die Affäre mit dem Bullen gerade recht und hast dich solange von ihm verarschen lassen, wie du es ertragen konntest. Und das ist auch der Grund, warum du mich abwürgst und lieber als einen Mörder beschimpfst, als mit mir einen neuen Schritt zu wagen. Du spielst nur mit den Menschen. Und du kannst es dir erlauben, weil du ein verdammt scharfer Bursche mit Charme bist. Doch wer spielt, muss sich auch im Klaren sein, verlieren zu können! Du hast Angst vor Veränderungen und suchst immer nach einem neuen Weg, obwohl du alles beim Alten belassen willst. Wenn du mich als deinen Freund akzeptieren würdest, wäre das der endgültige Schritt, damit deine heterodominante Welt von deinem Schwulsein erfährt. Aber du drückst dich vor einer radikalen Entscheidung. Stattdessen hältst du mich lieber warm."

Das hatte gesessen. „Und was willst du jetzt machen?", fragte Marius. „Mir die Pistole auf die Brust setzen?"

„Ich werde dir die Entscheidung abnehmen, denn ich habe null Bock, mich zu einem heimlichen Objekt deines Doppellebens machen zu lassen."

„Du spinnst doch."

„Ich will nicht vorsichtig sein müssen, wenn ich dich am Spielfeldrand vor deinen Freunden umarmen möchte oder du sie anlügst, wenn wir an einem Wochenende zusammen irgendwohin fahren. Das alles hast du mir verweigert."

„Man muss sein Schwulsein ja auch nicht immer gleich an die große Glocke hängen!"

„Du willst dein altes Leben einfach nicht aufgeben."

„Na und?"

„Dann wirst du immer auf der Stelle treten, weil du nicht zu dir selbst stehst. Du behinderst dich, kannst nicht zufrieden sein und nie ein intaktes Selbstwertgefühl entwickeln. Du selber kapierst es nicht, aber dein Umfeld spürt es. Du hast Angst, Angst und nochmals Angst, dass sich was verändert. Ein Doppelleben funktioniert auf Dauer nicht."

„Ja, hast recht", antwortete Marius zickig. „Angst ist was Tolles, kann mir kein Leben ohne sie vorstellen. Hoffentlich bist du bald fertig mit deiner Standpauke."

„Nach außen hin bist du jemand mit einer ausgeprägten Selbstkontrolle, aber das Einzige, was du kontrollierst, ist die innere Barriere, die deine Angst nicht zulässt. Du lässt sie dich nicht ausfüllen. Und solange du sie nicht in dir ihren Höhepunkt überschreiten lässt, wird sie dich immer beherrschen."

„Wollen wir es nicht wenigstens nochmal miteinander versuchen? Alles, was ich will, ist eine Chance!"

„Vergiß es einfach", blaffte Adrian und verabschiedete sich. Aber er verabschiedete sich nicht, wie es Menschen normalerweise taten: Er balancierte über das Rohr zur Backsteinwand der Fabrik, bohrte seine Finger in die bröckelnden Mörtelfugen, kletterte an der Fassade bis zum Dach hinauf und verschwand im grellen Sonnenlicht.

64
7. Juni 2009

Sein Elternhaus stach fernab der urbanen Viertel merklich inmitten der feinen gepflegten Vorgärten hervor. Eines jener heruntergewirtschafteten geisterhaften Gebäude, bei denen man nicht sicher sein konnte, wer oder ob jemand darin wohnte. Die Gemeinde versuchte seit Jahren, einen Interessenten zu finden, der die baufällige Immobilie vom Fundament auf grundsanierte. Robin glaubte aber nicht, dass jemand in dieses schimmlige Loch investierte. Eher würde es abgerissen und das Grundstück, rund 600 Quadratmeter, neu bebaut werden. Dünne Risse durchzogen in Zickzacklinien die triste taubengraue Fassadenfarbe. Die benachbarten Anwohner hatten sich bereits dem Trend angeschlossen und ihre Häuser in mondänen Gelbtönen gestrichen. Dachpfannen waren von Stürmen abgetragen worden und man sah durch die quadratischen Öffnungen das hölzerne Skelett des Dachstuhls. Die morschen Fensterläden waren geschlossen. Lediglich der Fensterladen am Erker stand offen. Hinter der stumpfen Scheibe hing eine vergilbte Gardine.

Robin konnte sich nicht mehr genau daran erinnern, wann er das letzte Mal hier gewesen war. Er begriff allmählich den Sinn hinter dem Geburtstagsgeschenk von Alex, dem mysteriösen Schlüssel.

Sie hatte ihm eine längst überfällige Reise in die Vergangenheit geschenkt. Das war es, was er so an ihr schätzte: sie machte sich über den Menschen Gedanken. Lange hatten sie den Besuch aufgeschoben. Der Schlüssel war natürlich nicht der echte Schlüssel für das Haus, sondern nur ein Imitat. Er sollte Robin symbolisch mahnen, sich mit seiner Vergangenheit auseinanderzusetzen.

Gemeinsam gingen sie über die von Kräutern angehobenen Betonplatten durch den völlig zugewucherten Garten auf die Eingangstür zu. An der Tür klebte das von der Sonne ausgeblichene „Zu verkaufen"-Schild in einer Schutzfolie. Nässe war unter die Folie gekrochen, hatte das Papier gewellt und die Druckertinte wie schwarze Tränen verlaufen lassen.

„Ob es einen Käufer finden wird?", fragte Alex.
Robin zuckte mit der Schulter. „Ich weiß es nicht."
„Würdest du gerne reingehen?"

Er schüttelte nur den Kopf. „Das tue ich jeden Tag."
Sie spazierten um das Haus. Robin sah nach oben. Die Regenrinne löste sich bereits vom Dach. Sie war teilweise so verstopft, dass das Wasser bei einem heftigen Regenguss zu allen Seiten überschwappte. Magdalene hatte Konrad damals so oft gebeten, sie sauber zu machen, aber dazu war es am Ende nicht mehr gekommen. Er verbrachte seine Freizeit lieber auf Entzugsstationen.

Der Garten hinter dem Haus löste einen Schwall an Rückblenden in Robin aus. Den mit Moos bewachsenen windschiefen Abstellschuppen aus Wellblech und den aus Paletten zusammengenagelten Kompostkasten gab es nicht mehr. Trotzdem glaubte er, den schwachen Humusgeruch wahrzunehmen. Auf der Fläche aus schweren Waschbetonplatten ruhten schmutzige Gartenmöbel. Die Wiese mit den Pflaumenbäumen hinter dem Maschendrahtzaun hatte Neubauten weichen müssen. Mitten im Garten, wo früher sein Sandkasten stand, blieb er stehen, drehte sich zum Haus und erblickte das Fenster. Wie so oft in seinen Träumen. Aber es wanderte nicht mit einem schauerlichen Eigenleben empor. Der Atem stockte ihm, als er die Schubkarre aufrecht stehend an der Wand lehnend entdeckte. Für eine Sekunde hoffte er, dass Dr. Bensen mit seiner Diagnose falsch lag und Magdalene nur im dementen Wahn schlecht über Konrad geredet hatte. Aber tief in seinem Innern spürte er, dass sie es bei klarem Verstand gesagt hatte und nicht log.

Robin ging vorsichtig auf die Schubkarre zu. Fast konnte man meinen, er habe Angst davor, sie könnte ihn jeden Moment anspringen. Langsam packte er die Griffe und schob sie unter das Fenster. Es war etwas schwierig, da der Reifen nicht vernünftig aufgepumpt war.

„Du solltest in das Haus gehen", sagte Alex selbstsicher. „Es schert doch sowieso niemanden. Die Türen sind so alt, dass wir sie nicht mal aufbrechen müssten."

„Ich bin feige", antwortete er. „Aber ich bin mutig genug, um es zuzugeben."

Schon mit 30 hatte er die Erfahrung gemacht, welche Erinnerungen aus der Kindheit nicht verschwinden und ihn bis in den Tod verfolgen würden. Die Unbeschwertheit der Kindheit war längst erloschen, aber er wollte diesen Zustand wieder herstellen, wollte alles Negative aus seinem Leben ausradieren. Irgendwann bemerkte er, dass das nicht zu schaffen war. Hatte er in einem Bereich alles unter Kontrolle, lief der andere vollkommen aus dem Ruder. Und so ging es immer weiter und weiter. Die Unbekümmertheit von einst war hoffungslos verloren.

Abends lag er auf der Couch. Der Fernseher war ausgeschaltet, dafür blickte er lange auf das Terrarium und entschied plötzlich, Enver im Zoohandel abzugeben. Er konnte die Verantwortung für das Tier nicht mehr tragen. Auch die Wohnung wollte er aufgeben. Zuviel war innerhalb dieser Wände geschehen. Zuviel, an das er sich nicht erinnern wollte. Trostlos zockelte er zum Kühlschrank und goss sich ein Glas Gin ein.

Bei Null anfangen, dachte er.

Er schüttete den Alkohol in den Ausguss, nahm das Telefon und rief Kilian an.

ENDE

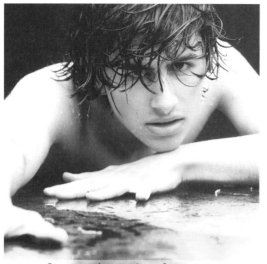

Sascha Leßmann

Besuch der Schatten

352 Seiten
17,90 Euro
ISBN 978-3-940818-32-4

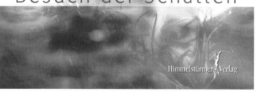

Robin Fox, ein junger ehrgeiziger Kriminalkommissar führt ein turbulentes Leben zwischen Beruf, Beziehung und Bettgeschichten. Während ihn seine altersschwache Mutter auf Trab hält, versucht er seine eingeschlafene Partnerschaft mit Kilian durch eine heiße Affäre mit dem jungen Marius aufzupäppeln. Je häufiger sich die beiden treffen, umso tabuloser wird der Sex zwischen ihnen. Aber nicht nur die Angst vor einer Entlarvung der geheimen Treffen macht Robin zu schaffen, denn in seiner Heimatstadt Seederstedt beginnt plötzlich ein Albtraum, als sich drei Menschen binnen weniger Tage auf grausame Weise umbringen. Robin will von Anfang an nicht recht an Suizide glauben, obwohl die Todesfälle zunächst in keinem Zusammenhang zu stehen scheinen. Die Spuren führen ihn in ein skrupelloses System aus Macht und Profitgier. Doch als er kurz vor der Auflösung des Falls steht, bemerkt er nicht, wie er immer tiefer in einen Sog aus Gewalt und Wahnsinn gerät ···

www.himmelstuermer.de

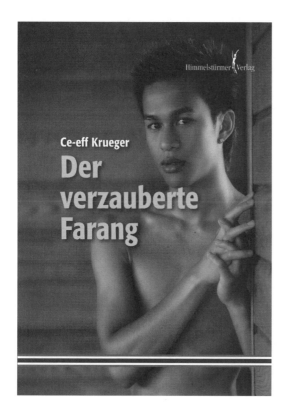

Ce-eff Krueger

Der verzauberte Farang

290 Seiten
15,90 Euro

ISBN 978-3-940818-45-4

„Er wusste, auf Phon war Verlass. Eigentlich hatte er nur einen Fehler: Er war schwul. Oder war das gar kein Fehler? Je länger er darüber nachdachte, umso mehr wurde ihm bewusst, dass er mit einem anerzogenen Vorurteil lebte, ohne es wirklich jemals hinterfragt zu haben".

Damit beginnt für John der lange Weg zu seinem Schwulsein. Gestrandet in einem thailändischen Dorf lernt er erst Phon und dann später auch Anan kennen, der seine erste große Liebe wird, ihn aber bald wieder verlässt.
Die thailändischen Gebräuche, deren Geheimnisse und das Leben der Thais bilden den spannenden Rahmen für die Suche nach der eigenen Identität.

www.himmelstuermer.de

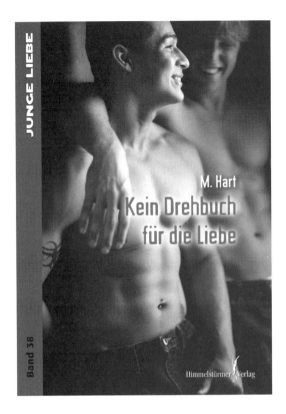

M. Hart

Kein Drehbuch für die Liebe

220 Seiten
15,90 Euro

ISBN 978-3-940818-51-5

Daniel Allen, 15 Jahre, und Thomas Robbins, 17 Jahre, sind zwei junge Schauspieler aus England, die in einem mehrteiligen Film zwei verfeindete Rollen spielen. Dennoch verlieben sie sich ineinander und haben dadurch neben der Presse noch weitere Probleme, die sich ihnen in den Weg stellen – ob Dans Unsicherheit und Unerfahrenheit oder Toms Ex-Freund, Chris, und seine Vergangenheit. Es bedarf in der Blütezeit der Pubertät einiges an Geduld und Stärke, um letztendlich auf das Herz hören zu können und sich die Liebe zum jeweils anderen einzugestehen. – Eine Geschichte über das ewige Auf und Ab der Liebe und Jugend.

www.himmelstuermer.de

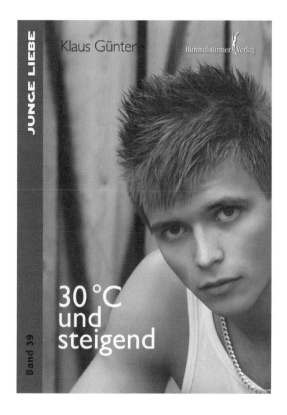

K. Günter

30°C und steigend

160 Seiten
14,90 Euro

ISBN 978-3-940818-46-1

Die Lust anderer zu befriedigen, ist sein Geschäft; zu wenig für Steve! Die 90er Jahre. Es ist der Lockruf Amerikas, dem Steve nicht widerstehen kann. Und er hat gute Gründe: Seinen Vater nach vielen Jahren wiederzusehen. Sein heimliches Leben als Callboy aufzugeben. Die Chance, sich selbst neu zu orientieren.
Angetrieben von der Suche nach Geborgenheit und der Frage nach der eigenen Identität begibt sich Steve auf einen ereignisreichen Weg, der ihn schließlich bis nach Chicago und in ein neues Leben führt.

www.himmelstuermer.de

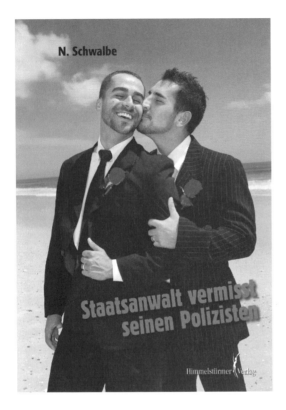

N. Schwalbe

Staatsanwalt vermisst
seinen Polizisten

170 Seiten
14,90 Euro

ISBN 978-3-940818-48-5

Nach bezaubernden Flitterwochen auf Bali holt Marten und Thorsten das Leben mit einem Paukenschlag in die Wirklichkeit zurück: Katja, Martens Schwester, und ihr Mann werden bei einem Autounfall schwer verletzt, sodass Marten und Thorsten deren zwei Kinder zu sich holen. Erst nach eine Vierteljahr ist Katja wieder hergestellt und kann die Kinder wieder zu sich nehmen.
  Nach der ersten Erleichterung stellen Marten und Thorsten fest, dass ihre große Villa verdammt leer ist ohne die beiden Racker und so entschließen sie sich, über eine illegale Organisation die rassige Brasilianerin Maria als Leihmutter zu buchen.
  Was anfänglich ein guter Plan zu sein scheint, entpuppt sich als komplettes Desaster: Maria verliebt sich in Thorsten, bekommt Zwillinge 15,90und überredet Thorsten, sie nach Amerika zu begleiten, während Marten eine bizarre Erbschaft aus Australien namens Stevie ins Haus flattert und sein neues Single-Leben gehörig auf den Kopf stellt.

www.himmelstuermer.de

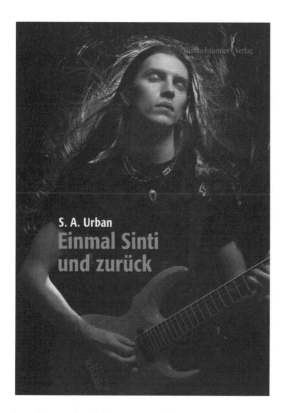

S. A. Urban

Einmal Sinti und zurück

192 Seiten, 15,90 Euro

ISBN978-3-940818-42-3

Der Roman handelt von einem bisexuellen jungen Zigeuner, der versucht aus dem Strichermilieu auszubrechen.
Pedro ist neunzehn Jahre und Mitglied einer umherziehenden Sinti Familie. Abends ist Pedro regelmäßig auf der Suche nach zahlungskräftigen Freiern in Clubs und Diskotheken und verdient damit einen beträchtlichen Lebensunterhalt seiner Sippe. Den direkten körperlichen Kontakt zu seinen Kunden erlebt Pedro, durch eine spezielle Trancetechnik, nie wirklich mit.
Alles ändert sich, als er Carla Jumen kennenlernt. Sie verliebt sich in ihn. Doch für Pedro ist die Begegnung mit ihr nur ein Job. Erst als er Carla zufällig wiedertrifft, merkt er, dass er für sie anders empfindet.
Nach der ersten Euphorie überfallen ihn quälende Zweifel. Könnte er sein Leben für Carla ändern? Schweren Herzens entschließt er sich, Carla noch in dieser Nacht zu verlassen. Hilflos wendet er sich an Julian Hofmüller, eine flüchtige Bekanntschaft. Julian ist überglücklich Pedro wiederzutreffen, da er in ihn verliebt ist.
Als Pedro Carla wiedersieht, denkt er, alles wäre wieder in Ordnung. Doch Carla glaubt, dass Pedro noch immer als Callboy arbeitet. Pedro droht erneut zusammenzubrechen. Doch Julian, der dies alles provoziert hat, ist vorausschauend zur Stelle und nimmt sich seiner an. Gemeinsam machen sie sich auf eine Reise zu Pedros Familie. Doch die Reise ändert anders, als sich das beide vorgestellt haben.

www.himmelstuermer.de

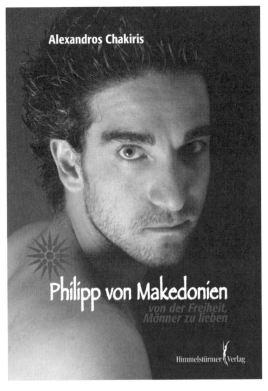

Alexandros Chakiris

Philipp von Makedonien
- von der Freiheit Männer zu lieben -

240 Seiten,
15,90 Euro

ISBN 940818-39-3

Kaum jemand kennt ihn , obwohl er Makedonien zu Wohlstand und Größe führte.
- Philipp II, König von Makedonien, Vater Alexanders des Großen. Ohne seine unermüdlichen und genialen Reformen wäre der Siegeszug des Sohnes erst gar nicht möglich gewesen.

Philipp verbrachte seine Jugend in Theben, wo er das große Glück hatte, Epaminondas kennenzulernen, den fähigsten Staatsmann seiner Zeit. Der Geliebte des Epaminondas, Pelopidas, war der Befehlshaber der "Heiligen Schar". Nur eine reiche Stadt wie Theben konnte sich diese 300 Mann starke Elitetruppe leisten. Es waren die besten Kämpfer Griechenlands. Streng wurde darauf geachtet, dass es sich dabei um 150 Liebespaare handelte.
"...denn wer könnte zwei Liebende mit dem Schwert trennen, wenn Gott Eros selbst sie zusammengeschmiedet hat?" (Gorgidas)
Männerliebe war im Altertum durchaus akzeptiert und nichts Besonderes.
In Theben hatte Philipp also von den Besten gelernt.

www.himmelstuermer.de